Lieselotte Hoeschi Ornellas
Professora Aposentada de Nutrição e Dietética da Universidade Federal
do Rio de Janeiro – Membro Vitalício da British Dietetic
Ass. Decana dos Nutricionistas do CRN da 4ª Região
Cursos de Nutrição na Argentina, Inglaterra e EUA
Membro Emérito da ABAH
(Academia Brasileira de Administração Hospitalar)

TÉCNICA DIETÉTICA
Seleção e Preparo de Alimentos

8ª Edição
(Revista e Ampliada)

Atualizado por:

Shizuko Kajishima
Mestre em Ciência e Tecnologia de Alimentos pela
Universidade Federal Rural do Rio de Janeiro
Professora Adjunta do curso de Nutrição da Universidade Federal Fluminense

Marta Regina Verruma-Bernardi
Doutora em Tecnologia de Alimentos pela Universidade de Campinas
Professora Adjunta do Centro de Ciências Agrárias da Universidade Federal de São Carlos

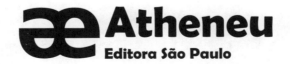

Editora São Paulo

Copyright © 1963 por Lieselotte H. Ornellas
Reservados todos os direitos de publicação em língua portuguesa por ATHENEU EDITORA SÃO PAULO LTDA.

Sem autorização escrita da Editora, nenhuma parte do livro poderá, de forma alguma, ser reproduzida (seja por fotocópia, microfilme ou outro método), nem ser adaptada, reproduzida ou distribuída mediante aplicação de sistemas eletrônicos, estando o infrator sujeito às penalidades previstas no Código Penal, a saber: reclusão de um a quatro anos.

EDIÇÕES ANTERIORES
1ª Edição 1963
2ª Edição 1967
3ª Edição 1979
4ª Edição 1985
5ª Edição 1988
6ª Edição 1995
7ª Edição 2001

Dados Internacionais de Catalogação na Publicação (CIP)
(Câmara Brasileira do Livro, SP, Brasil)

Ornellas, Lieselotte Hoeschl
  Técnica dietética: seleção e preparo de alimentos/ Lieselotte Hoeschi Ornellas/atualizado por Shizuko Kajishima, Marta Regina Verruma-Bernardi,

Marta Regina. III. Título.

06-5345   CDD-641.1
                                           NLM-QU 145

Índices para catálogo sistemático:
  Nutrição aplicada   641.1

ISBN: 85-7454-092-7

PREFÁCIO
À 8ª EDIÇÃO

Como integrante do corpo docente do primeiro curso de nutrição do Serviço de Alimentação da Previdência Social (SAPS), hoje Escola de Nutrição da Unirio, fui titular da disciplina Técnica Dietética desde 1943. Reuni o material das apostilas baseadas em extensa bibliografia, daquela época, inclusive das fontes estrangeiras em que se originaram os cursos de nutrição (Estados Unidos, Argentina e Inglaterra, onde tive oportunidade de realizar minhas especializações); tudo isso foi editado em um livro com o título *Técnica dietética* – ciência e arte na cozinha, de 1963 até 1979 (a 3ª edição). Neste ínterim, a matéria foi regida, em diferentes oportunidades, pela insigne colega Emilia de Jesus Ferreiro, que fora aluna do primeiro curso de nutrição do SAPS, estando hoje entre as eméritas pioneiras da profissão de nutricionista.

Na 4ª edição, de 1985, o trabalho foi revisto e ampliado, contando com a colaboração de cinco compoetentes colegas: professora Neuza Therezinha de Resende Calvacante, professora Titular da UFF; professora Maria da Luz Fernandes Perin, professora Adjunta da UFRJ; professora Alcina Lourdes de Saldanha da Gama, professora assistente da UFRJ; professora Elisa Inês Teixeira, professora assistente da UFRJ; professora Enilda L. Cruz Gouveia, professora adjunta e professora regente da disciplina Nutrição em Saúde Pública da FEFIERJ (Departamento de Medicina Preventiva e Social). Nessa edição, o livro recebeu o título de *Técnica dietética*, seleção e preparo de alimentos.

Novas edições se seguiram, com modificações e acréscimos. O avanço da ciência e da tecnologia vem oferecendo novos recursos tanto de itens "alimentares" quando dos instrumentos mecânicos ou eletroeletrônicos disponíveis para manipulação – transformação no preparo e serviço dos alimentos. Dessa forma estende-se à necessidade da pesquisa nas diferentes áreas do conhecimento abrangendo várias especialidades. Este foi o critério adotado, em princípio, até a 7ª edição.

Atualmente diante de novas modificações, fez-se necessária a atualização de dados e a reformulação do texto básico, para o que convoquei a valiosa colaboração das professoras Shizuko Kajishima, da UFF, e Marta Regina Verruma-Bernardi, da UFSCar, com mestrado e doutorado no assunto. Pretendo, assim, atendendo a pedidos, revitalizar o texto para esta 8ª edição frente à aceitação e à utilização do referido trabalho no ensino de Técnica Dietética.

Agradeço a importante colaboração das professoras Shizuko Kajishima e Marta Regina Verruma-Bernardi, e vejo no uso deste trabalho por quatro décadas, uma forma de prestigiar um trabalho pioneiro, válido na promoção da profissão de NUTRICIONISTA. Meu sincero agradecimento estende-se a todas as pessoas que, de alguma forma, contribuíram para tal êxito e tão longa trajetória.

Lieselotte Hoeschi Ornellas

PREFÁCIO
À 7ª EDIÇÃO

Volto ao convívio dos leitores de *Técnica Dietética* em função do interesse referente à seleção de uso racional do *Alimento*.

O avanço da ciência e da tecnologia vem oferecendo novos recursos, tanto de itens "Alimentares" como de instrumentos, mecânicos ou eletroeletrônicos, disponíveis para manipulação e transformação, no preparo e serviço dos alimentos. Desta forma, se estende a necessidade de pesquisa nas respectivas áreas de conhecimento, abrangendo várias especialidades.

No propósito de atualização e ampliação, foram acrescentados alguns itens ao texto, nesta revisão.

Entretanto, *Técnica dietética* se propõe a manter-se nos conhecimentos básicos, donde parte a informação para facilitar a análise e avaliação dos novos recursos oferecidos, pretendendo apenas indicar caminhos.

O importante é conhecer o *Alimento* e saber preservá-lo, em benefício da sobrevivência saudável de todo ser humano.

Lieselotte Hoeschl Ornellas

PREFÁCIO
À 6ª EDIÇÃO

Com o vigo de sua inteligência e o entusiasmo que lhe são característicos, a Professora Lieselotte Hoeschl Ornellas retoma sua invulgar produção científica oferecendo, aos estudantes de Nutrição, esta reedição revista e atualizada de seu livro *Técnica dietética*.

Ao longo de quatro décadas ele vem contribuindo para a almejada formação de Nutricionistas que elegeram o estudo do Alimento, em todos os seus aspectos, como seu objeto de trabalho, conscientes de sua importância para a saúde.

Na medida da evolução da Nutrição, enquanto ciência e prática profissional, seus leitores têm se beneficiado dos conhecimentos nele registrados, na busca permanente da capacitação técnica e da atualização incessante.

Para tanto, encontram em seu conteúdo os ensinamentos referentes à utilização dos nutrientes – da produção ao consumo – em condições sanitárias adequadas, permitindo-lhes realizar, de acordo com as exigências nutritivas, socioeconômicas e culturais daqueles que o consultarem, uma correta prescrição dietética.

Neusa Therezinha de Rezende Cavalcante
Professora Titular de Técnica Dietética do Departamento
de Nutrição da UFF (aposentada).
Ex-Diretora do Instituto de Nutrição da UFRJ.
Ex-Presidente do Conselho Regional de Nutricionista (CRN – 4ª região).
Coordenadora do Curso de Nutrição da UGF.

PREFÁCIO
À 1ª EDIÇÃO (1963)

Os livros de arte culinária constituem, hoje, verdadeira inflação.

Valem, em sua grande maioria, mais pela riqueza da apresentação que pelo conteúdo. São todos, sem exceção, coletâneas de receitas para os mais diversos paladares, livros que visam, apenas, os aspectos social e artístico da culinária. E nada mais.

O presente livro é diferente, foge das qualificações comuns dos demais. Assim, deve-se acentuar, *b initio*, que possui uma característica que o coloca em situação ímpar: é o primeiro grande livro nacional que se propõe a estudar o aspecto científico da culinária.

Técnica dietética visa oferecer a cada indivíduo o que ele precisa para a manutenção da saúde, levando em consideração os aspectos de composição química dos alimentos, as modificações que sofrem para serem assimilados e aproveitados pelo organismo, sem perder de vista, porém, os aspectos criteriosos de seleção econômica e a preservação das propriedades nutritivas do material alimentar utilizado. Além de cuidar disso tudo, possui o livro outra qualidade digna de menção, a sua extensibilidade nacional, pois trata de alimentos encontrados em todo o território brasileiro.

Um livro desse gabarito vem, no momento oportuno, preencher uma necessidade imperiosa. Nossa escola de nutricionistas e de enfermagem, nossos cursos normais e escolas técnicas estavam a exigir um material desse tipo.

E, por fim, a autoridade inconteste de quem o escreveu. Lieselotte Hoeschl Ornellas é, sem contestação, uma das maiores nutricionistas vivas do Brasil. Discípula dileta do Professor Escudero, da Argentina, com cursos de aperfeiçoamento nos Estados Unidos e na Europa, professora competente e entusiasta, é a autora figura destacada no cenário nutrológico nacional.

Se há tarefas que causam prazer inusitado, uma dela é, sem dúvida, a da apresentação deste livro, em que a alma viva e fremente da autora, nele contida, garante-lhe, de antemão, o almejado sucesso.

Rubens de Siqueira
Catedrático da Escola de Medicina e Cirurgia do Rio de Janeiro
e da Faculdade de Medicina da UFRJ.
Membro titula da Academia Nacional de Medicina.
Professor de Nutrição da Escola Nacional de Saúde Pública.

SUMÁRIO

TÉCNICA DIETÉTICA

Conceituação 1
Alimentos 1
Objetivos 1
    Nutricionais 1
    Higiênicos 2
    Digestivos 3
    Sensoriais 3
    Econômicos 4
Características dos alimentos 6
Fatores que modificam os alimentos 6
Características sensoriais dos alimentos 7
Arte culinária 7
Laboratório dietético 8

ALIMENTOS

Tipo de alimentos 9
    Alimento convencional 9
    Alimento orgânico 9
    Alimento funcional 11
    Alimento transgênico 15
    Alimento *diet* 16
    Alimento *light* 17
    Alimento enriquecido 17

CONDIÇÕES HIGIÊNICO-SANITÁRIAS E CONSERVAÇÃO

Condições sanitárias e higiênicas..19
Conservação..22
Alimentos industrializados...25
Alimentos nocivos e lesivos...28

RACIONALIZAÇÃO DO TRABALHO NA COZINHA

Requisitos gerais da cozinha dietética: laboratório dietético...................31
Funcionamento..32
Cozinha doméstica...32
    Finalidades..33
    Funções...34
    Conservação de equipamentos e utensílios.....................................34
    Ordem e colocação de equipamentos móveis.................................35
Algumas regras a serem observadas na cozinha....................................35
Glossário de termos usados habitualmente na cozinha.........................36

PREPARO DO ALIMENTO NA COZINHA E/OU LABORATÓRIO DIETÉTICO

Objetivo do preparo dos alimentos na cozinha......................................41
Etapas do preparo de alimentos para consumo......................................41
    Pré-preparo..41
        Operações preliminares de divisão do alimento.......................42
        Fator de correção..44
        Operação para união dos alimentos...49
    Cocção – Operações térmicas de preparação..................................50
        Calor..50
        Cocção...51
Comparação entre modificações obtidas na cozinha e aquelas que normalmente ocorrem no aparelho digestório..55
Modificações por processos biológicos..56

DENSIDADE DOS ALIMENTOS

Conceito 59
Densidade dos alimentos 60
    Densidade dos alimentos sólidos 60
    Densidade dos alimentos aerados 61
Utilização em Unidades de Alimentação e Nutrição (UAN) 62

LEITE

Conceituação 67
Composição 67
Características físicas 67
Processamento do leite fresco 69
Tipos de leite 71
Derivados do leite 74
Utilização do leite em preparações culinárias 78
Alterações no armazenamento 78

OVO

Conceituação 79
Composição química 79
Estrutura do ovo 79
Modificações depois da postura 82
Propriedades do ovo 82
Seleção de ovos 84
Preparação de ovos 85
Conservação de ovos 86

CARNES

Carnes 87
    Conceituação 87
    Estrutura da carne 87

- Componentes químicos de cada tecido 88
  - Tecido muscular 88
  - Tecido conjuntivo 88
  - Tecido adiposo 89
- Qualidade da carne 90
- Cortes de carne de vacum 91
- Vísceras ou miúdos 93
- Cocção da carne 93
- Carnes desidratadas 98
- Pescado 98
  - Conceituação 98
  - Classificação 99
  - Sinais de reconhecimento de pescado fresco 100
  - Sinais de reconhecimento de pescado alterado 100
  - Aproveitamento do peixe fresco 101
  - Pré-preparo do pescado 102
  - Cocção de pescado 104
- Aves 104
  - Pré-preparo de aves 104
  - Amaciamento 105
  - Cocção de aves 106
- Relação dos animais comestíveis 106
- Mamíferos, répteis, insetos e moluscos 107
  - Aves 107
  - Ovos 107
  - Leite 107
  - Fauna marítima 107
  - Peixes 107
    - Peixes fluviais 107
    - Peixes marítimos 108
    - Peixes de açudes, tanques e aquários (obtidos por psicultura) 108
    - Peixes importados 108
    - Peixes importados defumados 108
- Partes aproveitáveis de cada animal 108
- Alguns produtos comestíveis industrializados de origem animal 108

Produtos não convencionais.. 109
Preparações culinárias de carne 109
    Bifes 110
    Carnes assada 110
    Carne cozida 111
    Preparação para carne moída 112

LEGUMINOSAS

Conceituação 113
Estrutura 115
Classificação 115
Qualidade do grão 115
Valor nutritivo 115
Fatores antinutricionais 119
Variedades de feijão (de uso no Brasil) 119
Feijão-soja 120
Cocção de leguminosas 122
Formas de preparação de leguminosas 123

CEREAIS

Conceituação 125
Estrutura 125
Composição química 126
    Proteínas dos cereais 127
    Carboidratos dos cereais 128
        Amido 128
        Glicídeos não amiláceos 134
        Fibras 134
        Lipídios dos cereais 134
        Vitaminas e minerais 135
Farinhas 135
Trigo 136
    Valor nutritivo 136

Moagen 137
Farinha de trigo 139
Aveia 139
Centeio 139
Cevada 139
Arroz 139
Classificação comercial 141
Composição química 142
Vitaminas e sais minerais 142
Utilização em técnica dietética 143
Recebimento e armazenamento 145
Recebimento 145
Grãos 145
Farinhas 145
Armazenamento 145
Cocção de cerais 146
Preparação com farinhas 148
Confecção de massas 148
Massas alimentícias e panificações 151
Formação de glúten 153
Bolo 153
Proporção de substâncias para bolos 153
Método para fazer bolo 154
Modificações durante a cocção do bolo 155
Formas para assar bolos 155
Tabela de equivalência de peso e volume 156

HORTALIÇAS

Conceituação 157
Estrutura 157
Senescência ou deterioração 158
Valor nutritivo 158
Fatores antinutricionais 164
Outros componentes 165
Ácidos orgânicos 165

Constituintes odoríferos 165
Enzimas 165
Pigmentos 166
Produção (safra) 168
Classificação botânica 168
Classificação segundo o teor de glicídios 171
Recebimento e armazenamento 172
Recebimento 172
Armazenamento 174
Utilização 175
Desperdícios ou perdas 175
Preparação preliminar (pré-preparo) 176
Métodos de cocção de hortaliças 180
Calor úmido 180
Calor seco 182
Cor e forma de cocção 183
Consistência e cocção 184
Regras para cocção de hortaliças 186
Hortaliças frescas 186
Formas de preparação 188
Hortaliças conservada 189

FRUTAS

Conceituação 191
Tipos de frutas 191
Valor nutritivo 191
Sabor e aroma 192
Consistência 192
Pectina 193
Pigmentos 193
Amadurecimento 194
Amadurecimento natural 194
Amadurecimento artificial 194
Produção (safra) 195
Classificação segundo teor de glicídios 195

Cuidados 198
Armazenamento (conservação pelo frio) 199
Preparação de frutas cruas 200
Cocção das frutas 200
Formas de preparação de frutas 202
Produtos industrializadas 203
Produtos *diet* e *ligth* 203

GORDURAS E ÓLEOS

Conceituação 205
Classificação 205
Gorduras comestíveis.. 206
Teor de ácidos graxos, colesterol e índice de iodo............................. 208
Decomposição das gorduras (rancificação) 208
Temperatura e métodos de cocção 210
Proporção de gordura... 212

Açúcares e Açucarados

Açucares.. 213
    Classificação 213
    Propriedades.. 214
Mel... 218
Gelatina... 218
    Propriedades.. 218
    Preparações 219
Geléias... 220
Sorvetes... 220
    Ingredientes básicos 220
    Corpo, estrutura e aumento do volume 221
    Tipos de sorvetes... 222

INFUSOS E BEBIDAS

Infusos.. 223
Bebidas.. 226
    Bebidas não alcoólicas 226
    Bebidas alcoólicas... 227

CONDIMENTOS

Conceituação 229
Classificação 229
    Essências ou aromatizantes 229
    Salgados 230
    Potencializador de sabor 230
    Picantes 230
    Ácidos 231
    Especiarias 231
    Ervas aromáticas frescas, secas ou em pó (simples ou em misturas) 232
    Bulbos 233
    Gorduras 233
    Corantes 233
    Extratos 234
    Edulcorantes 234
        Edulcorantes calóricos 235
        Edulcorantes de baixa caloria 236
Utilização 239

CALDOS, MOLHOS E SOPAS

Caldos 243
    Conceituação 243
    Preparação e utilização 243
Molhos 244
    Conceituação 244
    Bases para molhos 244
        Bases extrativas 244
        Bases para molhos ligados 245
        Molho de tomate 246
        Molhos à base de gordura em emulsão e ovo 246
        Molhos não ligados e vinagrete 247
        Molho para massa 247

Edulcorantes 234
    Edulcorantes calóricos 235
    Edulcorantes de baixa caloria 236
Utilização 239

CALDOS, MOLHOS E SOPAS

Caldos 243
    Conceituação 243
    Preparação e utilização 243
Molhos 244
    Conceituação 244
    Bases para molhos 244
        Bases extrativas 244
        Bases para molhos ligados 245
        Molho para massa 247
        Molhos regionais 247
        Molho doce 248
Sopas 248
    Conceituação 249
    Tipos de sopa 249
    Valor nutritivo 249
    Aplicação 250
    Produtos industrializados para sopas 250

PLANEJAMENTO DE CARDÁPIOS

Objetivo 251
Controle 254
    Planejamento de receita 254
    Planejamento de cardápios 254
    Controle inventarial 254
    Análise nutricional 255
Cardápios 255

Bibliografia 263

TÉCNICA DIETÉTICA

CONCEITUAÇÃO

Técnica Dietética é a disciplina que, baseada em ciências exatas, estuda as operações às quais são submetidos os alimentos depois de cuidadosa seleção e modificações que estes sofrem durante os processos culinários e de preparação para o consumo.

ALIMENTOS

Alimento é toda substância ou mistura de substâncias, no estado sólido, pastoso, líquido ou qualquer outra forma adequada, destinada a fornecer ao organismo vivo os elementos necessários à sua formação, desenvolvimento e manutenção. Muitas vezes, os alimentos cumprem ainda um importante papel social, no âmbito cívico, religioso e familiar.

OBJETIVOS

Os principais objetivos da preparação técnica dos alimentos são:

1) Nutricionais.
2) Higiênicos.
3) Digestivos.
4) Sensoriais.
5) Econômicos.

Nutricionais

A preparação de alimentos na cozinha doméstica é feita geralmente de forma empírica, obedecendo a normas tradicionais e tendo como finalidade maior agradar.

A cozinha dietética aplica os conhecimentos científicos de física, química, biologia, economia etc., adotando os métodos mais exatos, seguros e econômicos, os quais se baseiam em rigorosa experimentação, e procura preservar os nutrientes dos alimentos, pois é sabido como se perdem.

É muito mais importante conhecer a condição em que o alimento é ingerido do que se deixar impressionar pela composição química deles, segundo consta nas tabelas. Não colocamos em dúvida a exatidão das tabelas de composição química de alimentos; o que não podemos precisar é quanto do alimento é estragado na mão de cozinheiras desinteressadas e incompetentes. Não é que seja difícil cozinhar corretamente; é necessário, apenas, aplicar as regras básicas da técnica dietética. Cozinhar bem, no sentido de saber preparar pratos complicados, não significa cozinhar corretamente. O ideal é poder aliar uma coisa a outra: técnica e arte.

Há uma tendência cada vez maior de analisar os alimentos já preparados, prontos para serem ingeridos, pois estes, sim, dirão da qualidade e quantidade dos nutrientes que o organismo de fato recebe.

Higiênicos

Para que os alimentos sejam adquiridos de fonte segura de produção e apresentem boas condições higiênicas, deve-se ter cuidado ao escolhê-los, pois podem ser veículo de germes patogênicos capazes de produzir tifo, difteria, tuberculose, disenteria, brucelose, Ascaris lumbricoides, bem como podem conter certas substâncias tóxicas utilizadas para sua preservação ou encontradas em sua própria composição.

Certas precauções na cozinha são aconselháveis: ferver o leite quando este não é pasteurizado; lavar cuidadosamente os vegetais e frutas, principalmente os que são consumidos crus; submergi-los em solução adequada ou escaldá-los quando houver indicação.

Há um grupo de alimentos perecíveis (alimentos chamados frescos) que, mesmo quando adquiridos em boas condições sanitárias e higiênicas, deterioram-se facilmente por serem ótimo meio de cultura, ou porque se decompõem naturalmente quando desligados da fonte de origem. Os alimentos são substâncias vivas e, como tais, vão se deteriorando aos poucos, dependendo dos fatores a que são submetidos.

Vários são os recursos e métodos modernos para deter ou estacionar a ação de enzimas e microrganismos comuns dos alimentos, prolongando o período de sua utilização. No entanto, quando o alimento já sofreu contaminação e nele se desenvolveram germes capazes de produzir substâncias tóxicas, nem a cocção pode reverter o processo. Os alimentos deteriorados devem ser recusados, porque mesmo cozidos produzem intoxicação alimentar. Ao analisarmos cada alimento em particular, no capítulo próprio, estudaremos a forma de reconhecer os alimentos frescos e os deteriorados.

Digestivos

Cada alimento representa uma fonte, em potencial, de nutrientes. Alguns podem ser consumidos ao natural, cru, dada sua estrutura, estado físico e composição química. Por exemplo, o leite é um alimento livre de estrutura celular, em estado líquido e cujos nutrientes encontram-se em condições que permitem o ataque imediato dos sucos digestivos. A gordura do leite está emulsionada, a proteína está parcialmente em suspensão e outra parte em solução, a lactose dissolvida, bem assim os minerais e as vitaminas. Ainda em relação ao leite, pode-se, na cozinha, antecipar uma etapa digestiva, acidificando-o (coalhada, iogurte).

Os outros alimentos, tais como as frutas, necessitam geralmente que se lhes removam as cascas. Às vezes, é necessário subdividi-las, esaprmê-las, para obter o suco e a parte comestível, com métodos puramente mecânicos que não alteram o conteúdo nutritivo do alimento.

Há alimentos que, além de terem de ser descascados e subdivididos, necessitam ser submetidos à cocção para tornarem-se comestíveis. É o caso do aipim, da batata, das carnes.

A digestibilidade do alimento depende também das condições do aparelho digestório, que pode ser imaturo como o das crianças, lesado como o do doente ou desgastado como o do idoso, sendo preciso antecipar os processos digestivos na cozinha. A subdivisão mecânica pode substituir a mastigação; a cocção e a ação enzimática podem substituir a ação de sucos digestivos. Com o liquidificador podemos dar ao alimento a consistência do quimo gástrico e mesmo do quilo intestinal. A ação hidrolisante da cocção prolongada em meio ácido pode desdobrar o amido até a última etapa digestiva, que é a glicose.

Sensoriais

Nutrição é uma ciência e também uma arte. Não basta conhecer a composição química dos alimentos, as modificações que se podem obter pelos processos culinários para facilitar sua digestão, nem é suficiente que se lhes assegurem as condições sanitárias e higiênicas, sendo necessário, em última instância, torná-los apetitosos, ou, pelo menos, aceitáveis.

Cada alimento possui características sensoriais próprias em relação ao aspecto, cor, sabor, aroma, consistência. Quando os alimentos são utilizados ao natural, ficam preservadas suas propriedades, desde que sejam inicialmente boas: frutas maduras, hortaliças em salada. O sabor dos alimentos é ativado pelo acréscimo de açúcar ou sal. Para alimentos mais insípidos, utilizam-se molhos, que têm o objetivo de lhes favorecer o sabor. Quando há necessidade de cozinhar os alimentos em meio úmido (água), eles se expõem a perdas, maiores ou menores, das substâncias que lhes conferem sabor e valor nutritivo, e à modificação dos elementos que mantêm sua forma inicial. Também a cocção por calor seco pode desidratar o alimento a ponto de torná-lo inadequado como substância alimentícia, como é o caso de frituras prolongadas em temperatura muito alta e de alimento parcialmente carbonizado, por exemplo.

Escolher hortaliças novas e tenras, cozinhá-las em pouca água e servi-las tão logo estejam preparadas é, na opinião do técnico, a melhor forma de apresentá-las. Muito embora sobre gostos não existam leis – cada qual gosta do que gosta, por uma infinidade de causas e motivos –, é necessário ensinar-se a gostar daquilo que é bom.

A arte culinária é complexa e muitos recursos são utilizados, sem prejuízo dos alimentos, para torná-los atraentes: cortes variados, formas de cocção, molhos diversos, acompanhamentos diferentes, combinações de cores e sabores etc., dando margem à criação de receitas e à adaptação das já existentes em profusão. O importante é que obedeçam às regras básicas de preparo dos alimentos e atendam às exigências nutricionais individuais. É, então, que os conhecimentos de técnica dietética são de grande valia.

Econômicos

Economia é, em técnica dietética, o emprego correto e rendoso de dinheiro, energia e tempo.

O alimento vale pelo que representa em valor nutritivo, pelas possibilidades de aproveitá-lo e pela facilidade de prepará-lo e conservá-lo.

Quanto mais se mantiver do valor inicial do alimento e maior for sua contribuição na conservação da saúde, maior será o proveito tirado do dinheiro que nele se aplicou. Por este motivo, cuida também a técnica dietética de simplificar as operações usadas, empregando menor esforço para o alcance de um mesmo fim. O auxílio de equipamento mecânico adequado pode compensar um gasto maior de mão-de-obra.

O custo do alimento é quanto ele representa depois de pronto, incluindo gastos de preparação e considerando-se o resultado obtido. Este é o preço real, e deve valer o que custou.

Para melhor aquisição, devem-se fazer os cardápios com antecedência, planejando e calculando na base do per capita, para saber exatamente que alimentos e quanto se deve comprar. O cálculo certo reduz as sobras e restos.

Nos cardápios, devem constar alimentos nacionais, ou mais acessíveis, da estação do ano. Os alimentos devem estar em boas condições de conservação, para evitar muitas aparas e grande desperdício na hora do preparo. Também é aconselhável escolher preparações simples, que tomem menos tempo e gastem poucos materiais, selecionar as receitas corretas e pré-calculadas de acordo com as preferências dos clientes e prepará-las bem, para não haver rejeições, pois os restos são fator negativo de economia. Já dizia Pedro Escudero, notável cientista da nutrição: "É na lata de lixo que se pode julgar da eficiência de um Serviço de Alimentação". Exato, porque para o lixo vão as aparas de alimentos mal comprados, cascas muito grossas, alimentos que, por falta de planejamento, estragaram-se na geladeira, sobras de alimentos preparados em excesso e restos dos alimentos rejeitados nos pratos. Do enfoque social, é obrigação evitar desperdício de alimentos.

A economia mal compreendida é a de restringir alimentos protetores indispensáveis, por serem mais caros. É necessário manter a relação calórico-protéica da dieta para melhor utilização das proteínas. Pelos protetores se tem de pagar o que custam, sob pena de prejudicar a saúde e ter-se de gastar mais depois, com remédios.

No momento em que se rediscute a fome, ainda cerca de 850 milhões de pessoas sofrem deste mal, em face das crises de abastecimento e distribuição de alimentos; assim, cabe analisar alguns aspectos econômicos com mais profundidade.

São atualmente palavras de ordem: ecologia e desenvolvimento sustentável. O objetivo é renovar a cultura de fontes primitivas e naturais de alimentos, como o plantio da araucária (pinhão), castanheiras (castanha-do-pará, caju e outras), palmeiras (açaí, pupunha, buriti, palmito), motivando os meios rurais na recuperação das espécies em extinção, como perspectiva de alimentação para o futuro.

Outra questão importante é a alimentação alternativa, que se refere ao uso de partes de alimentos comumente descartadas, por desconhecimento do seu valor, devido à tradição baseada em conceitos errôneos de seu uso e preparo; por comodismo; e até mesmo por visar a diminuir a mão-de-obra e o gasto em combustível necessário para poder aproveitá-los. Exemplos:

☐ parte da folhagem da beterraba, brócolis, cenoura, couve-flor, mandioca etc.;
☐ caules e talos de couve, acelga, couve-flor etc.;
☐ sementes (torradas e moídas) de abóbora, girassol, linhaça e gergelim em paçoca ou sobre outras preparações;
☐ casca de ovo socada ou pulverizada;
☐ ossos, carcaças de aves, cabeças de pescados e aparas de carne para base de caldos, molhos e sopas.

Outro ponto refere-se ao lixo versus poluição. O lixo representa um fator importante no balanço econômico e na poluição ambiental. Sua redução depende da colaboração individual e da atuação de grupos da comunidade, no sentido de efetuar a coleta diversificada de material reciclável (vidros, metais, papel, papelão, plástico); outros restos orgânicos podem ser enterrados para formação de adubo orgânico ou encaminhados para produção de biogás etc.

As medidas citadas como exemplo pretendem firmar o conceito do que é desperdício, tão comum na cozinha doméstica e também na institucional, em que se escoam valores significativos da economia alimentar.

CARACTERÍSTICAS DOS ALIMENTOS

Para poder apreciar as modificações operadas nos alimentos, é necessário conhecer suas características próprias e os fatores que as alteram.

1) **Características físicas:** aspecto, cor, aroma, sabor, consistência e estrutura.

2) **Estado físico:** emulsão, suspensão, solução, estado líquido, estado sólido, estado viscoso.

3) **Características biológicas:** propriedade de modificar-se por ação de fermentos, enzimas ou bactérias, adquirindo características novas de sabor, aroma, digestibilidade e valor nutritivo.

4) **Composição química:** os nutrientes que integram os alimentos podem alterar-se fundamentalmente pelas operações e pelos tratamentos empregados na cozinha, e determinam os processos a serem executados no alimento.

5) **Características físico-químicas:** solubilidade; termolabilidade; termoestabilidade; propriedades especiais de embebição, hidratação, gelatinização; coagulação; hidrólise por ação de cocção, enzimas, bactérias ou ácidos; propriedades relacionadas aos condimentos; poder edulcorante dos açúcares; intensidade de sabor picante; ação estimulante sobre a mucosa digestiva de purinas, sais, ácidos; temperatura alta em que é ingerido o alimento; ação inibidora sobre a mucosa digestiva produzida pela ingestão de gorduras e outros fatores que interferem em processos fisiológicos e metabólicos.

FATORES QUE MODIFICAM OS ALIMENTOS

1) **Físicos:** subdivisão, dissolução, união e temperatura.

2) **Químicos:** cocção, ação das enzimas e ação de ácidos e álcalis; reações e combinações químicas.

3) **Biológicos:** fermentos, bactérias e fungos.

CARACTERÍSTICAS SENSORIAIS DOS ALIMENTOS

Os alimentos afetam nossos sentidos das mais variadas formas: pela aparência, aroma, sabor, temperatura, consistência, estado físico, composição química. Tais fatores influem isoladamente ou podem ter sua ação exaltada pela combinação de dois ou mais fatores. Por exemplo, o aumento da temperatura de uma preparação fará que se perceba melhor o sabor doce ou amargo. No entanto, se elevarmos a temperatura além de 60°C, o sabor é substituído por uma sensação dolorosa.

Influem na apreciação do alimento as sensações táteis, o aspecto viscoso, o suave, o crocante, cada um na sua oportunidade, e, principalmente, a variedade de sabores e aromas.

Gostamos de pepino com polpa rija, o que seria condição desagradável no melão. Apreciamos urna abóbora compacta e preferimos a melancia aguada.

Algumas vezes, procura-se um sabor definido: o amargo do jiló; o docinho do milho verde, da cenoura, da beterraba; o ácido, do limão; o aroma da jaca, o cheiro do repolho. Outras vezes, é nas complicadas combinações de sabores que o gourmet encontra seu paraíso: o agridoce, o amargo-salgado-picante. O sabor concentrado de substâncias extrativas, adicionadas a certos alimentos, imprimem a característica da preparação.

As apresentações com variedades de formas e cores constituem também apelo poderoso para a aceitação do alimento.

ARTE CULINÁRIA

Segundo os grandes mestres da cozinha francesa, a arte culinária tem por objetivo modificar os alimentos, tornando-os mais apetitosos e de mais fácil digestão.

Parece, no entanto, que a cozinha clássica empírica preocupou-se mais em tornar os alimentos apetitosos do que em facilitar sua digestão ou fornecer nutrientes adequados. Assim é que os incontáveis folhetos, livros e compêndios de arte culinária oferecem-nos uma profusão de receitas que traduzem hábitos alimentares de todos os rincões da terra, demonstrando os espíritos imaginativos, artísticos, de quantos se dedicaram ao complexo mister de agradar "pela boca". Já dizia um velho ditado chinês que o amor passa pelo estômago. Convenhamos que, com a preocupação maior de agradar, muitas vezes apresentam-se variações e combinações novas dos alimentos básicos, sem dispor de conhecimentos científicos necessários, com receitas extravagantes e mesmo nocivas incluídas nos receituários.

É bem verdade que a experiência substitui, às vezes, a ciência dogmática, no sentido de que, se alguma preparação culinária fazia mal, era abandonada. Neste particular, até se criaram muitos tabus em relação a alimentos que, em determinadas circunstâncias, fizeram mal a alguém. Portanto, existe muito empirismo nas receitas da cozinha clássica. Como muitas delas já foram incorporadas aos nossos hábitos e patrimônio tradicional, merecem uma nova análise, à luz da técnica dietética, para corrigir possíveis falhas. É muito difícil modificar gostos profundamente estruturados, e, portanto, é mais sábio inspirar-se nas receitas consagradas e adaptá-las aos cardápios de alimentação racional.

LABORATÓRIO DIETÉTICO

Considerando que a nutrição é uma ciência e uma arte, procura o laboratório dietético utilizar a experiência artística da cozinha clássica e adaptá-la às exigências dos modernos conhecimentos científicos de nutrição. Assim sendo, o laboratório dietético estabelece critérios exatos:

1) **Critério quantitativo:** as receitas são fixas nas proporções de seus ingredientes, permitindo que se obtenham resultados constantes.

2) **Critério seletivo:** escolhem-se os alimentos para atenderem a uma dieta racional, bem assim as formas de preparação para conservar o valor dos alimentos, suas boas condições sanitárias e higiênicas, tornando-os de mais fácil digestão e biodisponibilidade.

3) **Critério individual:** baseia-se nas exigências nutricionais individuais dos clientes, na quantidade total de alimentos a preparar, na qualidade dos alimentos que devem integrar o cardápio diário e na forma como eles devem ser preparados.

4) **Critério econômico:** os mesmos nutrientes podem ser encontrados em alimentos diferentes, que apresentam preços diversos segundo a época, o lugar de origem, o local em que são adquiridos. A escolha cuidadosa permite comprar o necessário pelo melhor preço. Também as formas de preparação mais elaboradas ou mais simples influem sobre o custo final do alimento servido.

Há de se considerar a perspectiva social nos critérios de melhor aproveitamento do alimento, enquanto "bem" devido a todo ser humano.

ALIMENTOS

A nossa saúde depende muito de nossa alimentação. Por isso, é importante sabermos a origem dos nossos alimentos e conhecermos a sua qualidade biológica, ou seja, o potencial que eles têm para proteger a nossa saúde. Essa qualidade biológica é influenciada pela maneira com que esses alimentos são produzidos.

TIPOS DE ALIMENTOS

Os tipos de alimentos encontrados no mercado são: alimento convencional, orgânico, hidropônico, funcional, transgênico, diet, light e enriquecidos.

Alimento convencional

É aquele produzido com o uso do solo, de adubos químicos altamente solúveis e com o uso de agrotóxicos (inseticidas, fungicidas, acaricidas, bactericidas, nematicidas, herbicidas etc.).

Alimento orgânico

Geralmente, o alimento orgânico é conhecido somente como um produto isento de fertilizantes químicos e agrotóxicos. No entanto, é aquele produzido com o uso do solo equilibrado (química, física e biologicamente), ou seja, um solo vivo, com boas condições para que a planta se desenvolva bem e produza alimento sadio e sem resíduos tóxicos.

Para a produção do alimento orgânico, não é permitido o uso de agrotóxicos e adubos químicos de alta solubilidade e de nenhum produto que deixe resíduo no solo, na água, no animal e nos alimentos. Para a nutrição e para o tratamento fitossanitário das plantas, são utilizados produtos naturais, dos quais muitos podem ser produzidos pelo próprio produtor.

O alimento traz em sua embalagem o "selo verde" como garantia de sua qualidade. Para o produtor conseguir esse selo, há um processo de certificação no qual o sistema de produção é monitorado por um fiscal do órgão certificador que exige análises laboratoriais periódicas do solo, da água utilizada para irrigação e lavagem dos produtos e dos alimentos produzidos. Essas análises comprovam a ausência de resíduos tóxicos como garantia da qualidade biológica e a segurança do consumidor.

No Brasil, a Instrução Normativa n. 007, de 17/5/1999, do Ministério da Agricultura, dispõe detalhadamente sobre as normas de produção, tipificação, processamento, envase, distribuição, identificação e certificação da qualidade para os produtos orgânicos de origem vegetal e animal. Nela, destacam-se os seguintes pontos:

- exclusão do emprego de organismos geneticamente modificados (OGM's) da produção orgânica;
- detalhamento das etapas de conversão e transição dos produtos convencionais para orgânicos;
- criação de um órgão colegiado nacional e dos respectivos órgãos estaduais responsáveis pela implementação da Instrução Normativa e fiscalização das entidades certificadoras;
- exigência de que a certificação seja feita por entidades nacionais e sem fins lucrativos.

O selo de certificação de um alimento orgânico é uma garantia de que o sistema de produção está sendo acompanhado, em visitas rotineiras, por técnicos especializados na área, que fiscalizam, orientam e realizam análises residuais para verificar o nível de contaminação dos alimentos.

Os principais produtos brasileiros exportados são: café (Minas Gerais); cacau (Bahia); soja, açúcar mascavo, erva-mate, café (Paraná); suco de laranja, açúcar mascavo e frutas secas (São Paulo); castanha de caju, óleo de dendê e frutas tropicais (Nordeste); óleo de palma e palmito (Pará); guaraná (Amazônia); arroz, soja e frutas cítricas (Rio Grande do Sul); arroz (Santa Catarina) e gado (Mato Grosso).

O mercado de produtos orgânicos processados tem apresentado um grande crescimento nos últimos dois anos, e já encontramos itens como sucos, geléias, laticínios, óleos, doces, palmito, pães, biscoitos, molhos, especiarias, cerveja, vinho, cachaça, mel, tofu, pratos prontos congelados, frutas desidratadas, óleos essenciais, açúcar branco e açúcar mascavo, café, guaraná em pó, barra de cereais, hortaliças processadas, extratos vegetais secos, camarão, frango e carnes.

Geralmente, grande parte da população do mercado de produtos orgânicos esbarra em obstáculo como alto preço desses alimentos, que são, em média, 40% mais elevados que os dos produtos convencionais, chegando o trigo a custar 200% a mais.

Alimento hidropônico

É aquele produzido em ambiente protegido (estufas) sem o uso de solo e com o uso de adubos químicos de fácil solubilidade em água. As plantas são cultivadas dentro de tubos plásticos perfurados, ou em recipientes com substrato, e nutridas com solução de água e adubos químicos. As raízes absorvem os nutrientes diretamente da solução que circula dentro dos tubos ou do meio de cultivo do recipiente utilizado.

Como o cultivo é feito longe do solo, as plantas não têm contaminantes como bactérias, fungos, lesmas, insetos ou vermes. E, por serem criadas em um ambiente controlado, elas crescem mais saudáveis.

Isso reduz muito o risco de contaminação, que fica restrito ao momento do manuseio. As pragas provenientes do solo, em plantas produzidas por hidroponia, são eliminadas totalmente, sem precisar usar agrotóxicos para combatê-las – quando há necessidade, os agrotóxicos são utilizados.

O mais cultivo da agricultura hidropônica hoje é o de alface (crespa e lisa), que, junto com hortaliças como agrião e hortelã, são responsáveis por 80% da produção brasileira.

Alimento funcional

Um novo grupo de alimentos tem sido alvo de diversas pesquisas e considerado capaz de propiciar efeitos benéficos à saúde quando consumidos com freqüência. Esses alimentos que, ao mesmo tempo, nutrem e previnem doenças, conforme suas propriedades, são chamados de alimentos funcionais.

Alimento funcional é definido como "todo aquele alimento ou ingrediente que, além das funções nutricionais básicas, quando consumido como parte da dieta usual, produz efeitos metabólicos e/ou fisiológicos e/ou efeitos benéficos à saúde, devendo ser seguro para consumo sem supervisão médica" (Resolução n. 18, de 30/4/1999, da Agência Nacional de Vigilância Sanitária – Anvisa).

Os alimentos funcionais podem ser divididos em três categorias, segundo o efeito que produzem no organismo:

☐ reduzem o risco de doença;

☐ modulam funções do sistema imunológico;

☐ melhoram ou modulam a disposição e/ou desempenho físico.

Essas alegações de propriedades funcionais devem ser comprovadas através de pesquisas científicas e, para registro no Ministério da Saúde, deve haver demonstração da eficácia e da segurança do produto. Além disso, as alegações podem fazer referência à manutenção geral da saúde, ao papel fisiológico e à

Tabela I Fontes alimentares, substâncias, componentes com atividade fisiológica – fotoquímicos – e benefícios sugeridos para a saúde.

Fontes alimentares	Substâncias	Componentes com atividade fisiológica – fotoquímicos	Benefícios sugeridos para a saúde humana
Cenouras	Carotenóides	α-caroteno	Agente antioxidante
Várias frutas e vegetais		β-caroteno	Agente antioxidante
Vegetais verdes		Luteína	Manutenção da visão saudável
Tomates e derivados		Licopeno	Redução do risco de câncer de próstata
Ovos, frutas cítricas e milho		Zeaxatina	Manutenção da visão saudável
Farelo de trigo	Fibras dietéticas	Fibra insolúvel	Redução do risco de câncer de mama e/ou de cólon
Aveia		β-glucano	Redução do risco de doença cardiovascular
Psílio		Fibra solúvel	Redução do risco de doença cardiovascular
Frutas	Flavonóides	Antocianidinas	Agente antioxidante e redução do risco de câncer
Chás		Catequinas	
Frutas cítricas		Flavanonas	
Frutas/vegetais		Flavonas	
Vegetais crucíferos e rábano-picante	Glicosinolatos, Isotiocianatos e indóis	Sulforafano	Agente antioxidante e redução do risco de câncer
Frutas, vegetais e frutas cítricas	Fenóis	Ácido caféico	Agentes antioxidantes, redução dos riscos de doença ocular, doenças degenerativas e doenças cardíacas
		Ácido fenólico	

Continua

Continuação

Tabela I   Fontes alimentares, substâncias, componentes com atividade fisiológica – fotoquímicos – e benefícios sugeridos para a saúde.

Fontes alimentares	Substâncias	Componentes com atividade fisiológica – fotoquímicos	Benefícios sugeridos para a saúde humana
Milho, soja, trigo	Esteróis vegetais	Éster estanol	Redução dos níveis plasmáticos de colesterol
Alcachofra de Jerusalém, cebolinha, pó de cebola	Pré-bióticos	Inulina, frutooligos, sacarídeos	Melhoria da saúde gastrointestinal, prevenção de câncer, redução dos níveis de colesterol plasmático
Soja e derivados, alimentos que contêm proteínas		Saponinas	Redução do colesterol LDL; contêm enzimas anticâncer
Grãos de soja e derivados da soja	Fitoestrogênios e proteínas da soja	Isoftavonas	Redução dos sintomas da menopausa
		Daidzeína	Proteção contra doenças cardíacas e alguns tipos de cânceres, redução do colesterol LDL, colesterol total e triglicerídeos
		Genisteína	
Cebolas, alho, azeitonas, alho-porró, cebolinha-verde	Sulfetos, tióis	Dialilsulfeto	Redução do colesterol LDL, manutenção do sistema imunológico saudável
Vegetais crucíferos		Alilmetiltrissulfeto	
		Ditioltionas	
Oxicoco e cacau e chocolate	Taninos	Proantocianidinas	Saúde do trato urinário e redução do risco de doença cardiovascular

Fonte: KRAUSE (2002).

redução de risco às doenças. Não são permitidas alegações de saúde que façam referência à cura ou à prevenção de doenças. Dessa forma, os alimentos funcionais não são destinados a tratar ou a curar doenças, mas a melhorar a qualidade de vida de quem os consome. A Tabela 1 apresenta, de maneira geral, algumas propriedades funcionais e os alimentos que as propiciam.

A seguir, as diretrizes básicas para análise e comprovação de propriedades funcionais e/ou de saúde alegadas na rotulagem de alimentos segundo a Anvisa (Anvisa/MS n. 18, 1999):

- a alegação de propriedades funcionais e/ou de saúde é permitida em caráter opcional;

- o alimento ou ingrediente que alegar propriedades funcionais ou de saúde pode, além de funções nutricionais básicas, quando se tratar de nutriente, produzir efeitos metabólicos e/ou fisiológicos e/ou efeitos benéficos à saúde, devendo ser seguro para consumo SEM supervisão médica;

- são permitidas alegações de função para nutrientes e não nutrientes e podem ser aceitas aquelas que descrevam o papel fisiológico do nutriente ou não nutriente no crescimento, desenvolvimento e funções normais do organismo, mediante demonstração da eficácia. Para os nutrientes com funções plenamente reconhecidas pela comunidade científica, não será necessária a demonstração de eficácia ou análise dela para alegação funcional na rotulagem;

- no caso de uma nova propriedade funcional, há necessidade de comprovação científica da alegação de propriedades funcionais e/ou de saúde e da segurança de uso;

- as alegações podem fazer referência à manutenção geral da saúde, ao papel fisiológico dos nutrientes e não nutrientes e à redução de risco às doenças. Não são permitidas alegações de saúde que façam referência à cura ou à prevenção de doenças;

- a comprovação da alegação de propriedades funcionais e/ou de saúde de alimentos e/ou ingredientes deve ser conduzida com base em: consumo previsto ou recomendado pelo fabricante; finalidade, condições de uso e valor nutricional, quando for o caso; evidência(s) científica(s).

Após a regulamentação da Resolução n. 18/1999, verificou-se um aumento de solicitações de análise de alegações funcionais em documentos para avaliação e em processos de pedido de registro. Também se observou o aumento da utilização de alegações funcionais em rótulos de produtos dispensados da obrigatoriedade de registro no comércio, e existe uma maior preocupação com o marketing do produto, e não com questões de Saúde Pública. Esse é um panorama que pode vir a se tornar uma tendência para categorias de produtos que não fazem parte da dieta regular da população brasileira e cujo consumo não deve ser incentivado.

Diante do exposto, as alegações para nutrientes com função plenamente reconhecida pela comunidade científica devem cumprir os seguintes critérios (Informe Técnico Anvisa/MS n. 9, 2004):

- estarem relacionadas a nutrientes intrínsecos ao produto, os quais devem estar presentes ao menos na quantidade estabelecida para o atributo "fonte";
- serem específicas quanto à função do nutriente objeto da alegação;
- estarem vinculadas ao alimento de consumo habitual da população, o qual não deve ser de consumo ocasional nem estar apresentado em cápsulas, comprimidos, tabletes ou outras formas farmacêuticas.

As informações sobre os produtos, veiculadas por qualquer meio de comunicação, não podem ser diferentes daquelas aprovadas para constar dos dizeres de rotulagem e não devem induzir o consumidor a erro ou engano. O atendimento aos critérios estabelecidos para uso das alegações funcionais (previstas no item 3.3 da Resolução n. 18/1999), de responsabilidade da empresa fabricante, dispensa o envio de documentação para avaliação técnica da Anvisa, ressaltando que as alegações não podem fazer referência à prevenção, tratamento e cura de doenças.

Alimento transgênico

Os genes presentes no núcleo das células e que contêm todas as informações necessárias à vida é chamado de código genético. A engenharia genética permite transferir um gene de um organismo para outro, podendo ser da mesma espécie ou não.

Os alimentos transgênicos são aqueles que tiveram introduzido entre seus genes um novo gene ou fragmento de ácido desoxirribonucléico (DNA), pelo processo de DNA recombinante ou engenharia genética. A tecnologia do DNA recombinante permite a transferência específica de novos genes para uma planta, alterando, portanto, a sua composição. Essa alteração envolve efeitos intencionais, relacionados à característica do gene introduzido, e efeitos não intencionais, decorrentes dessa inserção ou da manipulação genética conduzida.

Os riscos potenciais estão, portanto, associados ao novo DNA introduzido, ao produto de expressão desse DNA (proteína) ou a efeitos não intencionais. A simples ingestão de DNA adicional não é considerada perigosa, já que os DNA/RNA são ingeridos normalmente através de dietas. Essas proteínas formadas nos alimentos transgênicos é que podem ser tóxicas, ter ação antinutricional ou causar algumas mudanças no valor nutricional do alimento.

Um outro fator é que a inserção de um DNA nos cromossomos pode alterar a expressão de outro gene, produzindo possivelmente uma substância indesejável.

As pesquisas com transgênicos visam, principalmente, ao enriquecimento dos produtos, como a soja transgênica com alta composição em gordura. Na Ásia, estuda-se a agregação de vitaminas A e E no arroz, já que há uma deficiência destas na população. As pesquisas têm sido intensas: criação de óleo com maior nível de estearato, o que tornaria a margarina e seus derivados mais saudáveis; tomate com maior teor de licopeno, entre outras.

No Brasil, vêm-se testando genes para melhor ia do milho, principalmente para controle de insetos. O objetivo é reduzir as mitoxinas e fungos que atacam a plantação.

O fator a ser levado em conta é a falta de estudos em nutrição experimental com alimentos transgênicos, a fim de averiguar ou descartar prováveis riscos à saúde dos consumidores.

É ainda muito polêmica a liberação comercial dos alimentos transgênicos. Não se trata de opção gastronômica ou nutricional. Mesmo que estes alimentos não trouxessem nenhum risco à saúde, ainda assim, existem aspectos éticos e ambientais que podem influenciar a decisão do consumidor.

O Decreto n. 3.871, de 18 de julho de 2001 (BRASIL, 2001), disciplina a rotulagem de alimentos embalados que contenham ou sejam produzidos com organismos geneticamente modificados, e dá outras providências. Estabelece que deverão ser rotulados os alimentos embalados, destinados ao consumo humano, que contenham ou sejam produzidos com organismos geneticamente modificados, cuja presença seja superior a 4% do produto. É importante ressaltar que esse limite refere-se à presença não-intencional de organismo geneticamente modificado. Para alimentos constituídos de mais de um ingrediente, o nível de intolerância estabelecido será aplicado para cada um dos ingredientes considerados na composição do alimento. O rótulo deverá apresentar a expressão "(tipo do produto) geneticamente modificado" ou "contém (tipo de ingrediente) geneticamente modificado".

Alimento *diet*

É regulamentado pela Portaria SVS/MS n. 29, 13 de janeiro de 1998, regulamento técnico para fixação de identidade e qualidade de alimentos para fins especiais (Diário Oficial da República Federativa do Brasil, Brasília, DF, 15 de janeiro de 1998).

Alimentos dietéticos são aqueles especialmente formulados e/ou padronizados de forma que sua composição atenda às necessidades dietoterápicas especiais de pessoas com exigências físicas, metabólicas, fisiológicas e/ou patológicas particulares. São geralmente utilizados em dietas de restrição, devendo ter a total ausência de um determinado ingrediente, como carboidrato (sacarose), proteína, gordura ou sódio.

Os termos que substituem o diet são: não contém, livre, zero, sem, isento de, free, no e without. Os exemplos de alimentos são doces dietéticos (sem sacarose, adoçado com edulcorantes sem caloria ou de baixa caloria) e pão isento de glúten.

É importante que fique claro que nem todos os produtos denominados diet apresentam diminuição significativa na quantidade de calorias e, portanto, devem ser evitados pelas pessoas que desejam emagrecer. Um exemplo clássico é o chocolate diet (±535kcal), que apresenta teor calórico próximo ao do chocolate normal (+565kcal). Aquele é indicado para as pessoas diabéticas, pois é isento (restrito) em açúcar (carboidrato), mas não para as pessoas que desejam reduzir o peso, já que nele há uma maior adição de gordura, o que faz que seu valor calórico aproxime-se ao do chocolate normal.

Alimento *light*

É regulamentado pela Portaria SVS/MS n. 29, 13 de janeiro de 1998, regulamento técnico para fixação de identidade e qualidade de alimentos para fins especiais (Diário Oficial da República Federativa do Brasil, Brasília, DF, 15 de janeiro de 1998).

São alimentos com redução mínima de 25% de qualquer de seus atributos, como calorias, açúcar, sal, gordura, carboidrato e colesterol.

Os produtos possuem teor reduzido de nutrientes ou de valor energético quando comparados aos alimentos similares de mesmo fabricante ou de valor médio de três produtos similares conhecidos no mercado. São exemplos de produtos desta categoria em mercado: pão light, maionese light (redução de gordura ou caloria), sal light (cloreto de sódio adicionado de cloreto de potássio).

Alimento enriquecido

É regulamentado pela Portaria SVS/MS n. 31, 13 de janeiro de 1998, regulamento técnico para fixação de identidade e qualidade de alimentos adicionados de nutrientes essenciais (Diário Oficial da República Federativa do Brasil, Brasília, DF, 16 outubro de 1998).

Enriquecer/fortificar é adicionar um ou mais nutrientes essenciais contidos naturalmente ou não no alimento, com o objetivo de reforçar o seu valor nutritivo e/ou prevenir ou corrigir deficiências demonstradas em um ou mais nutrientes na alimentação da população ou em grupos específicos.

O enriquecimento aplica-se, em geral, a um alimento que contém ou não vitaminas e minerais antes do beneficiamento, e estes nutrientes são suplementados para suprir uma fração das necessidades diárias, que dependem da legislação vigente no país.

No Brasil, o enriquecimento de alimentos é regulamento pela Portaria n. 31, 13/1/1998, do Ministério da Saúde, sendo assim considerados, quando, no produto final, em 100 mL de produto líquido, a quantidade de cada elemento adicionado corresponder, no mínimo, a 15% da Ingestão Diária Recomendada, e, em 100 g de produto sólido, a 30% (BRASIL, Portaria SVS/MS n. 33, 1998) (vitaminas, minerais, fibras etc.).

Na tecnologia de fortificação, devem ser observados itens como:

- o produto não deve ser afetado negativamente em suas características tecnológicas e sensoriais;
- os nutrientes adicionados devem ter sua adição superestimada para prever as perdas durante o processamento e armazenamento;
- o processo de enriquecimento deve ser economicamente viável;
- a formulação do produto, pH, umidade, temperatura e tempo do processo, bem como embalagem e tempo de armazenamento.

Minerais e vitaminas mais estáveis (niacina, riboflavina, vitamina B_6 e vitamina E) podem ser diretamente adicionados na etapa de formulação do produto ou pulverizados; quanto às vitaminas mais instáveis (A, D e C), em produtos como cereais matinais, recomenda-se a aplicação com spray junto com antioxidantes, já no produto elaborado.

A quantidade de sais de cálcio empregada no enriquecimento pode ser um problema, pois são necessárias de 2,2 g a 3,5 g de sais para se alcançar a IDR deste mineral. Grandes quantidades podem alterar a qualidade sensorial dos produtos, como sabor e odor de giz, sensação de areia na boca, mudança na cor e na textura.

CONDIÇÕES HIGIÊNICO-SANITÁRIAS E CONSERVAÇÃO

CONDIÇÕES SANITÁRIAS E HIGIÊNICAS

As condições sanitárias e higiênicas em que se encontram os alimentos podem ser fator de doença nas seguintes circunstâncias:

1) **Se estiverem infectados** por organismos patogênicos ao homem, por exemplo: o bacilo de Koch, da brucelose, vírus filtráveis de febre aftosa adquirida de vacas contaminadas etc. Outros germes podem contaminar alimentos expostos a insetos, poeira e vento, tais como germes da escarlatina, difteria, febre tifóide, disenteria. Os pescados podem veicular salmonelosis, infecção por Vibro parahaemolyticus e shigellosis, além de enfermidades por vírus (hepatite infecciosa) etc. Os alimentos também podem veicular parasitos intestinais, ovos de áscaris e certas espécies de protozoários. A carne de porco pode conter Trinchinella spiralis e Taenia solium, e a de boi pode conter Taenia saginata.

2) **Se contiverem toxinas** como o Clostridium botulinum, germe anaeróbico que, por si só, não é patogênico, produzindo, em meio alcalino de conservas de carne e vegetais, graves toxinas (neurotoxina botulínica), de efeitos semelhantes ao curare. Os alimentos também podem ser contaminados pelo fungo Aspergillus flavus, que produz a aflotoxina, uma substância cancerígena.

3) **Constituintes tóxicos naturais** de plantas e animais, por exemplo: cogumelos tóxicos (Amanita muscari, que contém muscarina, e Amanita phalloides, que contém falina, esta de grande toxidade); mandioca brava (contém ácido cianídrico); batata grelhada (contém solanina, cuja toxicidade desaparece com o aquecimento); fava, espinafre, ruibardo etc. (contêm ácido oxálico, o qual, em altas doses, pode ser nocivo); brócolis e repolho (isocianato), chá de ervas (alcalóides perolizidínicos), plantas em geral (taninos); churrasco (ben-

zopireno, que é cancerígeno). Algumas espécies de mariscos (mexilhões da Califórnia, do México e do Alasca) são tóxicos, de junho a outubro, quando ingerem plâncton, que causa no homem paralisia respiratória; alguns peixes tropicais (esferóides da Ásia, África e Japão) possuem alcalóides paralisantes; papagaio ou bodião do Brasil pode eventualmente ser tóxico. Segundo testes de mutagenicidade, nenhum tipo de alimentação humana está inteiramente livre de substâncias eventualmente mutagênicas e/ou cancerígenas e alérgenos potenciais. Felizmente, o organismo humano é munido de mecanismos individuais mais ou menos eficientes de defesa imunológica (Ig E) ou de neutralização de radicais nocivos livres por nutrientes (selênio, vitaminas A, E e C etc.), estabelecendo-se conceito de "níveis de risco", após exaustiva pesquisa biológica.

4) **Aditivos intencionais:** a inclusão de aditivo, apesar de muita polêmica, é necessária para evitar deterioração de natureza química, enzimática e microbiana. Objetiva também intensificar e/ou conferir características sensoriais relativas à aparência, aroma, sabor e textura. O importante é estabelecer-se o equilíbrio entre risco versus benefício, firmando o conceito de "risco aceitável". O consumidor é conquistado por atributos sensoriais, independentemente do valor nutricional, e, para nutrir, é decisivo que o alimento seja ingerido.

5) **Substâncias químicas:** adicionadas aos alimentos com o fim de conservá-los ou adulterá-los, podem ser prejudiciais e devem ser fiscalizadas. Por exemplo: corantes de balas e sorvetes; sais de arsênico e de chumbo usados em pulverizadores, como inseticidas, podem contaminar as frutas e os vegetais, penetrando profundamente no alimento (por isso, é imprescindível lavá-los e descascá-los antes de usar); certas substâncias usadas como detergentes, venenos para ratos e inseticidas contêm tóxicos químicos (arsênico, carbonato de bário, fluoreto de sódio, chumbo, mercúrio, nitrato, zinco, DDT etc.) e podem ser misturados erroneamente aos alimentos, mormente quando se apresentam familiares para crianças; agentes usados para branquear a farinha (tricloreto de nitrogênio) podem causar intoxicações pelo pão.

6) **Utensílios de cozinha:** também podem ser fonte de intoxicação. Quando alimentos ácidos são colocados em vasilhame folheado com cádmio, aqueles dissolvem o cádmio, que pode ser absorvido em quantidades suficientes para produzir fenômenos tóxicos. As soldas de chumbo em utensílios e os canos de chumbo para água quente podem ocasionalmente produzir envenenamento.

Na escolha do material da panela, deve ser levado em conta o tipo de alimento, da preparação e o próprio material, pois este pode desencadear várias enfermidades – ou ser benéfico para o organismo. Tudo isso decorre do processo de migração, que, no caso das panelas de vidro, não acontece, sendo a única panela que não transfere resíduos para os alimentos. As panelas de ferro comprovadamente atuam no combate à anemia; quanto às de pedra-sabão, apesar de transferirem ferro para o alimento, ainda não há estudos conclusivos que abordem o aproveitamento deste pelo organismo. Mesmo que não esteja comprovada a relação da migração do alumínio com o desencadeamento de doença de Alzheimer, autores recomendam que se evitem essas panelas como forma de prevenção.

Quanto ao aço inoxidável, a inexistência de uma padronização da quantidade dos componentes da liga metálica pode acarretar uma menor ou maior liberação de níquel para o alimento, não havendo como quantificá-lo – o que se torna prejudicial ao organismo. As panelas de cobre devem ter o revestimento interno de estanho ou aço inox para que não sejam nocivas ao organismo, e as de Teflon® requerem um cuidado maior na utilização e higienização, a fim de não danificar seu revestimento de tetrafluoretileno.

7) **Contaminação por manipulação** de utensílios ou louça mal lavados, especialmente quando servirem a portadores de moléstias infectocontagiosas. O próprio manipulador pode apresentar infecções secundárias da pele devidas a lesões mecânicas (infecções estreptocócicas, estafilocócicas, erisipelóides) e reações alérgicas por contato com pescados e mariscos ou pela ação dos produtos de limpeza.

Todas as medidas devem ser tomadas para afastar os fatores capazes de tornar os alimentos nocivos.

Em muitos casos, a indústria da alimentação apresenta embalagens higiênicas, que protegem o alimento – por exemplo, invólucros impermeáveis, caixas, latas etc. É muito mais prudente comprar leite em recipiente selado do que a granel em pipas; é muito mais seguro comprar a carne previamente retalhada e acondicionada em invólucro plástico do que recebê-las das mãos do açougueiro depois de ter estado exposta às moscas e ao exame dos fregueses, sobre o balcão; também o pão deve ser embrulhado por vendedor que não manipule dinheiro e tenha as mãos limpas.

8) **Deterioração** pela continuação dos processos naturais enzimáticos de amadurecimento ou envelhecimento, acelerados por fatores ambientais (calor e umidade) e ativados por agentes de contaminação (fungos e bactérias) do meio,

que se alojam nas superfícies expostas dos alimentos. São mais suscetíveis à deterioração os alimentos perecíveis (leite, ovos, carne, hortaliças e frutas), pela elevada porcentagem de água que contêm.

Certos tipos de fungos causam mofo ou bolor. Quando este aparece em tênue camada superficial, é inócuo; se há maior penetração, modificando a cor, odor, sabor e contextura do alimento, deve-se rejeitá-lo.

Fungos do gênero Saccharomyces, como o S. cerevisiae (lêvedo de cerveja), o S. galacticolus (fermentação do leite), o S. ellipsoideus (fermentação do vinho) etc., geralmente modificam os glicídios em meio ácido, desprendendo anidrido carbônico (bolhas) e formando álcool. São empregados propositadamente para obter sabor mais ativo (fermentação do leite) ou mais excitante (produção de bebida alcoólica), ou agentes proteolíticos (maturação de queijos), que favorecem a digestão, além de ativar o sabor. Estes agentes de fermentação estão presentes também no ar e na poeira, podendo desenvolver-se em alimentos e contaminá-los (frutas, doces, geléias, vegetais etc.), produzindo modificações não desejáveis, quando não, nocivas.

As alterações produzidas por bactérias são menos evidentes e mais nocivas. Latas de conserva estufadas, alimentos com alterações na cor, sabor, odor e contextura, comparadas com as características do alimento fresco, devem ser recusados. É indispensável, portanto, conhecer o alimento fresco primeiro para saber selecioná-lo, baseando-se em suas características sensoriais. O exame bromatológico físico-químico é exigido para verificar a qualidade dos alimentos e da toxicidade, excepcionalmente.

CONSERVAÇÃO

Afastadas as hipóteses de alteração dos alimentos e tomadas as medidas para assegurar suas condições higiênicas, analisemos rapidamente os meios frequentemente usados para conservá-los.

Os alimentos frescos, de origem vegetal ou animal, separados de suas fontes naturais, não perecem de imediato. Vão lentamente se modificando, e passam da vida latente para um estado de menor ou maior deterioração. Conservá-los é saber deter os processos de deterioração e de amadurecimento, alterando as condições do meio que os favorecem. Estas condições ambientais são: a temperatura, a umidade, o pH (as bactérias patogênicas dificilmente se desenvolvem em meio ácido, de pH inferior a 4,5), o oxigênio (aeróbios) ou a ausência de oxigênio (anaeróbios) e a luz (favorece reações químicas e biológicas), necessárias para a ação de enzimas e das bactérias.

Os métodos de conservação mais usados são:

1) **Calor:** ferver os alimentos por três minutos ou mais, para destruir enzimas e germes. É necessário evitar contaminação posterior à fervura, o que pode acontecer se os alimentos fervidos forem colocados em vasilhas mal lavadas. O alimento cozido deteriora-se mais facilmente quando contaminado, porque já está parcialmente desintegrado. Industrialmente, são usadas a pasteurização e a apertização.

2) **Desidratação:** remover a água, diminuindo a atividade de água até o ponto em que não prejudique o aspecto e o sabor peculiar do alimento, para obter-se um produto menos exposto à deterioração (hortaliças e frutas seca, leite em pó). Este processo reduz até 80% do volume inicial do alimento, solucionando o problema de espaço para seu armazenamento e transporte. A desidratação pode, ainda, ser associada à defumação, com ação antisséptica obtida por meio das substâncias empireumáticas.

3) **Adição de substâncias químicas:** sais de cobre, sal de cozinha, salitre, açúcar (carne seca, doces de corte e compotas), substâncias altamente higroscópicas, atuam por osmose reversa, também diminuindo a atividade de água.

Nos processos mais modernos, são utilizados antibióticos, como a tetracilina e a estreptocimina na conservação de frutas e hortaliças e a clorotetracilina na conservação de pescados, misturada a carne moída ou inoculada no animal após a matança. Nos pescados ela é colocada em grande diluição na água que fará o gelo onde será armazenada a carne. Constatou-se que nestes casos a taxa bacteriana é 60 vezes menor que nos controles em gelo comum. O efeito do antibiótico cessa depois de cozido o alimento, o que afasta os perigos de efeitos secundários aos consumidores de alimentos conservados com antibióticos. Ressalta-se que a utilização destes produtos deve atender a limites máximos, sendo a competência para estabelecê-los do Ministério da Saúde.

O aspecto negativo de tal prática é o possível desequilíbrio da flora intestinal pela diminuição de *Lactobacillus*, reduzindo progressivamente o valor do antibiótico como recurso terapêutico para o homem.

4) **Alteração de pH:** geralmente é adicionado vinagre (pickles).

5) **Radiações ionizantes:** vários países tentam aplicar este meio físico na conservação dos alimentos. São principalmente as radiações gama oriun-

das dos radioisótopos (cobalto 60 ou césio 137), utilizadas com fim bactericida.

O método é aplicado com êxito à batata, trigo, arroz, milho (alimentos ricos em amido); cebola, champignon, mamão, morangos (principalmente para prolongar o período de armazenamento); pescados frescos; e também frangos eviscerados e conservados a temperatura inferior a 10°C.

6) **Vácuo:** na ausência de oxigênio, a vida de germes aeróbios estaciona (conservas e compotas).

7) **Frio:** a temperatura baixa inibe o crescimento microbiano e desacelera as ações enzimáticas. Este é um processo largamente utilizado em meios comerciais e domésticos, para a conservação dos alimentos frescos. A temperatura varia para cada tipo de alimento e para o tempo que se deseja conservá-lo. Os agentes de deterioração (bactérias, bolores e leveduras) têm comportamento diverso com relação à temperatura: mesófilos agem entre 20 e 45°C; algumas bactérias termófilas crescem entre 45 e 70°C; já as psicrófilas têm ótimo crescimento entre 20 e 25°C (temperatura de refrigeração).

A temperatura de conservação para carnes que serão utilizadas dentro de vários dias é de - 12 a - 18°C, que corresponde à temperatura de congelador.

A temperatura de conservação para leite e derivados é de 4°C, e para vegetais e frutas é de 10°C.

Algumas regras devem ser observadas em relação aos alimentos mantidos em refrigerador: limpar cuidadosamente os alimentos, removendo partes deterioradas antes de colocá-los no refrigerador; acondicionar os alimentos em envoltórios plásticos ou recipientes fechados para que mantenham o sabor próprio e não ressequem; distribuir os alimentos no refrigerador de acordo com as temperaturas exigidas: carne, leite e derivados na parte superior; vegetais e frutas nos gavetões ou na parte inferior; alimentos cozidos nas prateleiras centrais; ovos, manteiga e outros na parte interna da porta em dispositivo especial. Além disso, nunca se deve amontoar os alimentos no refrigerador, pois o princípio da refrigeração consiste na permanente circulação do ar. Deve-se abrir as portas do refrigerador o menor número de vezes possível e verificar se fecham hermeticamente. Também é preciso controlar a temperatura interna do refrigerador para ver se corresponde à média das temperaturas exigidas – senão o refrigerador será uma farsa e não cumprirá seu verdadeiro objetivo, que é o de conservar alimentos.

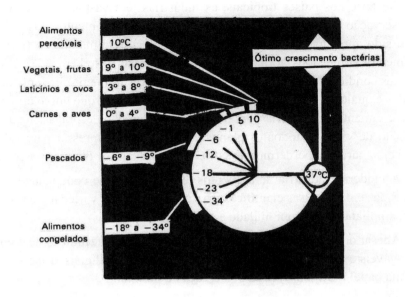

Figura I Temperaturas (°C) recomendadas para armazenamento de alimentos.

8) **Ambiente adequado:** os alimentos secos apresentam condições favoráveis à conservação pelo seu baixo grau de umidade. Basta conservá-los em vasilhame de metal, em ambientes arejados e frescos, livres de insetos e animais daninhos, para se manterem por vários meses em boas condições. Em um clima tropical como o nosso, em que os recursos técnicos ainda são limitados e é deficiente a educação do povo, vale lembrar a importância de se ensinar hábitos higiênicos pessoais e gerais, como lavar devidamente os utensílios e vasilhames de cozinha; proteger os alimentos contra moscas e poeira, conservando-os tapados; evitar o contato de alimentos estragados com alimentos sãos (frutas, hortaliças); não misturar alimentos frescos com alimentos velhos.

ALIMENTOS INDUSTRIALIZADOS

As condições climáticas no Brasil e as distâncias tornam um imperativo recorrer a recursos tecnológicos para prolongar a vida útil de alimentos que tenham de se deslocar de um lugar para outro. Isso porque "a perda pode representar 15 a 20% do total da produção e se eleva, em certas zonas tropicais úmidas, às extravagantes cifras de 50 a 60% e para as frutas pode atingir 90%. Que aberração!". São palavras do representante da FAO no IV Congresso Internacional de Dietética.

De fato, nos países tropicais, as indústrias têm vastos campos de ação, na conservação e preservação do valor nutricional de alimentos. Os métodos que têm sido aprovados nos países desenvolvidos e de clima ameno (por exemplo, alimentos congelados) tornam-se de aplicação mais difícil em nosso clima e para nossas condições econômicas. Os mesmos fatores influem sobre enlatados, ensacados e qualquer outra forma de acondicionamento, porque nosso clima favorece o crescimento de bactérias, insetos, animais daninhos e pragas. Está acelerado o ciclo de vida em todos os planos e temos de nos apressar para salvar nossa colheita, para não perdermos as safras e não deixarmos dizimar nossos estoques.

A moderna indústria de alimentos tem se valido de conquistas tecnológicas baseadas em pesquisas científicas para oferecer grande variedade em seus produtos, ampliando a disponibilidade e as opções.

Apesar de acarretar problemas de perdas e/ou de distribuição de componentes desejáveis e a adição de aditivos eventualmente prejudiciais, a indústria desempenha papel indispensável na preservação do alimento.

1) **Alimentos secos:** cereais, grãos, farinhas e derivados, açúcar etc., com vida mais longa nas prateleiras, têm merecido ampla promoção e cobertura da indústria, há muitos anos e em todo o mundo. Há também amido e açúcar, com as mais variadas cores e essências, em sacos, em caixas, em frascos, em invólucros os mais atraentes. Tomaria páginas enumerá-los por categorias e marcas comerciais. O uso abusivo de refinamento representa calorias, quase sempre vazias. Para o pobre, significam carências; para o rico, cáries, obesidade, enfermidades cardiovasculares, diabetes etc., se ingeridas em excesso, predominando na dieta. A utilização de grãos integrais, que poderiam representar aporte energético acessível ao pobre, utilizando corretamente proteínas disponíveis, corrigiriam o NDpCal. No entanto, esta prática torna-se impraticável devido ao seu alto custo.

2) **Alimentos enriquecidos:** (ver capítulo sobre alimentos).

3) **Alimentos perecíveis:** a qualidade final de produtos perecíveis depende das condições de transporte em caminhões refrigerados, da temperatura em que são mantidos em geladeiras e/ou freezers de supermercado, do manuseio de consumidores que eventualmente furam e lesam embalagens, elevando a 85% as causas de produtos deteriorados etc. Donas de casa não têm hábito de ler rótulos e não sabem detectar imperfeições originadas na indústria (15%), o que requer fiscalização.

4) **Alimentos de conveniência:** alimentos preparados pela indústria de produtos alimentares vêm simplificando o trabalho da cozinha doméstica e também institucionais, adquirindo alimentos em adiantado grau de processamento, como

massas congeladas de pães e tortas, bastando colocá-las no forno; preparações feitas de alimentos semicozidos que recebem aquecimento final em forno elétrico, em poucos minutos. E o que dizer das conservas de hortaliças e frutas em latas e frascos minimamente processadas e congeladas? O mesmo é feito com a carne.

O alimento submetido a este processo de conservação deteriora-se com mais facilidade que o alimento preparado fresco, por isso exige cuidados adequados, estando contra-indicado seu reaproveitamento. O importante é saber selecionar, mantendo o critério de que só deve ser aceito como alimento o que corresponde a especificações científicas em padrões nutricionais. Deve-se rejeitar panacéias e evitar erros e distorções alimentares, que têm causado danos aos que, na fartura, abusam da mesa, de iguarias que agradam a paladares, mas não favorecem a saúde.

5) **Alimentos a quilo:** muito difundidos em estabelecimentos do tipo restaurante, oferecem grande variedade de preparações expostas em bufê. Requerem fiscalização de qualidade e podem induzir a um excesso ou erro o cliente não orientado nutricionalmente. Atende ao baixo custo e à pressa da vida atual.

6) **Alimentos supergelados:** o congelamento propicia características de preservação mais desejáveis que os demais processos, desde que se obedeçam às normas técnicas exigidas para obtenção de cristais pequenos de gelo que evitam o rompimento das células que dão textura ao alimento.

O método consiste em um resfriamento brusco à temperatura de - 30°C a- -50°C e manutenção a - 18°C até - 40°C, ininterruptamente, até o momento do degelo e consumo.

Aplica-se a alimentos naturais, alimentos pré-preparados ou prontos para servir (pratos isolados ou refeições).

As alterações mais importantes de qualidade que podem ocorrer nos alimentos supergelados são: oxidação de gorduras, desnaturação das proteínas, descoloração, recristalização do gelo e sublimação do gelo. Existe um índice TTT (tempo, temperatura e tolerância) que indica as condições de qualidade relativas a cada produto.

O tempo pode variar de 30 a 180 dias de estocagem; entretanto, as variações de temperaturas de armazenamento podem gerar sérios prejuízos aos produtos. Nestas condições, uma mostra de filé de peixe apresentou perda total de qualidade em 61% da amostra.

7) **Alimentos liofilizados:** o alimento congelado é transformado diretamente em substância seca, pelo processo de desidratação em ambientes de alto vácuo.

Permite a estocagem em tempo indeterminado e aplica-se a alimentos como carne, ovos, leites e sucos, camarões, lagostas e bebidas estimulantes, como o café e mate.

ALIMENTOS NOCIVOS E LESIVOS

Os alimentos nocivos e lesivos são controlados pela Divisão Nacional de Fiscalização e Vigilância Sanitária do Alimento (Dinal), Ministério da Saúde, Câmara Técnica de Alimentos (CTA).

Cabe às autoridades sanitárias fiscalizar e controlar os alimentos liberados ao público, mas o consumidor deve estar esclarecido quanto às condições de alimentos que não se enquadram na padronização estabelecida pela legislação correspondente, com o objetivo de desenvolver padrões para alimentos em caráter internacional e regional, facilitando o intercâmbio.

1) **Alimentos adulterados:** contendo substâncias deletérias venosas e outras prejudiciais à saúde, substâncias em decomposição, pútridas ou sujas; acondicionados em más condições sanitárias; provenientes de animais enfermos; embalados em material de natureza tóxica; destituídos de componentes nutritivos que deveriam possuir; acrescidos de aditivos para mascarar sua inferior qualidade; contendo aditivos intencionais além daqueles que a lei permite (corantes, conservantes, aromatizantes, estabilizadores, antiumectantes, umectantes, edulcorantes e espessantes); contendo doses excessivas de aditivos incidentais, como pesticidas ou praguicidas (chumbo, cobre, cromo, enxofre, mercúrio, DDT etc.); contendo resíduos industriais constituintes da fumaça – 3.4 benzopireno, conhecido cancerígeno, produzido por ação da defumação prolongada; contendo gorduras superaquecidas (acroleína), naftalenos clorados, fatores de fontes desconhecidas (que produzem edema de aves) e mercuriais (enfermidade designada "mini-mata"); compostos de origem biológica; componentes normais de plantas (gossipol da semente de algodão, o inibidor de tripsina encontrado na soja, a cicasina em nozes) e de animais (tetrodotoxina do puffer fish, peixe esferóide); compostos produzidos por bactérias (toxina botulínica e enterotoxina), por fungos (afrotoxina do amendoim, esporidesmina, toxinas causadoras da aleuquia tóxica alimentar – ATA – e alcalóides do fungo Ergota, tais como a ergotina etc.).

2) **Envases e envoltórios:** os alimentos industrializados são apresentados, na sua maioria, em envases próprios (papelão, fibras prensadas, folhas de flandres, vidros, plásticos) e envoltórios (vários tipos de papel, folhas de alumínio, sacos plásticos) para proteger os alimentos na sua comercialização. No entanto, é preciso ter atenção, pois eles podem estar furados e lesados.

3) **Alterações dos alimentos industrializados:** são devidas a defeito de processamento térmico, recontaminação, presença de oxigênio nas embalagens, estocagem inadequada, agentes expoliativos, oxidação e escurecimento. São constatadas por latas de conserva estufadas ou com presença de furos e ferrugem na face exterior, frascos de vidro com presença de espumas, vazamento na tampa, perdas de vácuo.

4) **Imprecisão de rótulos:** uso de nome de produtos que o alimento não contém; imitação de produtos não claramente indicados; embalagem que engana quanto à qualidade que encerra; omissão do nome do fabricante ou distribuidor na embalagem; omissão da indicação do peso ou volume do alimento contido em determinada embalagem; alimentos de qualidade inferior (ervilha dura, pêssego miúdo) não indicados no rótulo do recipiente; ausência de especificação do conteúdo vitamínico, mineral, protéico em alimentos especiais para uso dietético; omissão, no rótulo, da inclusão de aditivos intencionais ou da presença de aditivos incidentais. Os rótulos devem ser informativos e claros.

5) **Alimentos não submetidos à inspeção prévia à distribuição ao público:** é o caso de animais destinados ao abate; carcaça de animais abatidos; leite fresco; manteiga e gorduras em geral; queijos; hortaliças; frutas; alimentos vendidos sem embalagem, como cereais, farinhas etc.

6) **Panacéias:** atribuindo-se, no rótulo ou na promoção de determinado produto alimentar, virtudes ou qualidades que ele não possui; exorbitando o preço de outros que realmente possuem qualidades especiais (misturas de farinhas vegetais cientificamente dosadas), mas que se originam de alimentos de baixo custo de obtenção, como soja, fubá, farinha de caroço de algodão etc. – apesar de os atuais processos de industrialização para produção de alguns derivados concentrados em proteínas para uso comercial serem ainda onerosos. A informação correta e o preço justo aumentarão o crédito de produtos oferecidos ao público, que vai se tornando mais exigente e esclarecido.

7) **Poluição ambiental:** existe o perigo de contaminação progressiva do ar, da água e do solo, como decorrência de avanços tecnológicos sem o devido controle (material radioativo, metais tóxicos, defensores agrícolas, detergentes não biodegradáveis etc.), matéria de enfoque científico e de preocupação de órgãos legislativos em vários países. Cresce a tendência de se produzir "alimentos orgânicos" em solo livre de agrotóxicos e também pelo sistema da hidroponia (raízes banhadas em soluções nutritivas), que tem tido grande aceitação do consumidor.

8) **Metas emergentes:** ciência e tecnologia deram-se as mãos, conferindo credibilidade aos objetivos de preservar, tanto quanto possível, as característi-

cas nutricionais, em condições inócuas à saúde, na qualidade dos produtos oferecidos.

O uso de aditivos como nitrito de sódio pode representar riscos de câncer, mas reduz o perigo de botulismo. O consumidor não necessita do acréscimo de açúcar, adoçantes, aromatizantes e corantes que ressaltam o sabor e dão cores vibrantes, melhorando a aparência e prolongando a vida de prateleiras dos alimentos. Entretanto, é uma opção para o consumidor e reflete mais do que necessidades reais orgânicas, condicionamentos criados por injunções culturais, psicológicas e/ou pressões comerciais. Cabe aos órgãos governamentais fiscalizar as condições sanitárias e higiênicas dos produtos oferecidos, para mantê-los dentro das especificações aprovadas por lei.

À medida que os conhecimentos científicos avançam, como na biogenética, surgem novos produtos, como os alimentos transgênicos, que suscitam polêmicas, em face da promoção a uma aceitação geral.

Publicado o Código de Defesa do Consumidor, e instalados órgãos do Porcon nas municipalidades, o consumidor esclarecido representa elemento importante na fiscalização dos alimentos e no controle de preços, respaldado em seus estabelecidos direitos pela lei, que agora controla o consumo.

RACIONALIZAÇÃO DO TRABALHO NA COZINHA

Para a execução do que ensina a técnica dietética, não basta a teoria: são necessários meios materiais, instrumentos adequados de trabalho, ambiente sadio e agradável e treinamento especializado para assegurar o êxito de cada operação exigida no preparo dos alimentos.

A instalação da cozinha deve obedecer a rigoroso planejamento, considerando suas finalidades e as atividades que nela se desempenham, visando sempre à economia de espaço, energia e tempo.

REQUISITOS GERAIS DA COZINHA DIETÉTICA: LABORATÓRIO DIETÉTICO

Não discutiremos com detalhes planta física, instalações e equipamentos de uma cozinha dietética, porque é matéria longa, que merece por si um livro. Citaremos alguns requisitos básicos para possibilitar um funcionamento eficiente:

1) **Espaço suficiente para a execução das tarefas previstas** de pré-preparação, cocção e distribuição.
2) **Facilidade de abastecimento**.
3) **Facilidade de remoção de lixo**.
4) **Boa iluminação, ventilação e exaustão**.
5) **Área de refrigeração** (geladeira ou câmara frigorífica) para conservação de alimentos perecíveis.
6) **Fonte de energia térmica limpa, segura e de fácil controle**.
7) **Água encanada**, quente e fria.
8) **Material de limpeza** (detergentes) biodegradável.
9) **Equipamento de cozinha de fácil limpeza e resistente** ao desgaste por atrito, choque etc.

10) **Instalações** de móveis e aparelhos em alturas cômodas e acessíveis ao operador.

11) **Lugar de fácil acesso e apropriado para guardar os utensílios de cozinha**.

12) **Utensílios de cozinha com tamanho e capacidade** correspondentes às quantidades totais de alimentos que devem ser preparados (a capacidade de panelas e caldeiras é calculada para preenchimento máximo a 2/3 do bordo).

13) **Equipamento mecânico que ofereça toda a segurança** ao operador, evitando acidentes.

14) **Verificação da real utilidade de cada peça de equipamento**, antes de adquiri-la, para não incorrer no erro de superequipar a cozinha, com gasto inútil e ocupando espaço precioso para resolver problemas de circulação.

15) **Colocação do equipamento em ordem**, de acordo com a sequência das operações efetuadas na cozinha para economia de tempo e movimento.

FUNCIONAMENTO

Os cardápios da cozinha dietética baseiam-se em receitas preestabelecidas com as quantidades exatas dos vários ingredientes, se possível também com a temperatura e o tempo de cocção determinados para cada tipo de alimento. As receitas preestabelecidas devem dar resultados constantes e uniformes, e, para tanto, exigem planejamento. Vimos anteriormente como se planeja a compra dos alimentos, pois também as tarefas que se desempenham na cozinha devem ser planejadas. Para maior facilidade, deve haver rotinas escritas detalhando a sequência das tarefas técnicas de como operar esta ou aquela peça de equipamento. Desta forma, haverá um relativo controle e maior eficiência.

As cozinhas modernas, quer domésticas, quer de grandes instituições, instaladas com equipamento mecanizado, exigem pessoal treinado para o seu funcionamento. Por isso, deveria haver maior preocupação em ministrar cursos, em todos os níveis, para preparar donas de casa, cozinheiras e outros profissionais especializados de modo a melhorar a alimentação, seja qual for o lugar onde é preparada e seja qual for o comensal a quem se destina.

COZINHA DOMÉSTICA

Vivemos em uma época de mudanças rápidas e grande dinamismo, em que se multiplicam as atribuições de cada membro da comunidade. A dona de casa, que antigamente dispunha de largo espaço para movimentar-se e dividia suas tarefas com serviçais e parentes, vê-se hoje, nos grandes centros, comprimida em cozinhas cada vez menores e assoberbada de encargos cada vez maiores.

A primeira medida a tomar é examinar quais são as suas responsabilidades e planejar a execução de seu trabalho, de maneira que, com ou sem ajuda, ela o possa desempenhar. O fato de ter suas tarefas planejadas facilita muito a orientação da cozinheira/dona de casa, no caso de se dispor de ajuda.

Figuremos o exemplo de uma cozinha para quatro pessoas, detalhando as finalidades e funções, com especificações de equipamento e material necessário.

Finalidades

1) **Armazenar gêneros secos:** armário com latas ou outros recipientes para conterem de 1 a 3 quilos de alimentos – café, açúcar, arroz, farinha, feijão etc., dependendo dos cardápios –, se a compra for semanal, e recipientes menores para condimentos.

2) **Depositar alimentos que não necessitam ficar na geladeira:** dispositivos arejados, como cesto de arame ou carro de feira, para colocar batatas, aipim, beterrabas, cenouras etc; lugar para pendurar carne-seca, linguiça etc.; e lugar para colocar frutas que ainda não estão bem maduras.

3) **Conservar gêneros altamente perecíveis:** geladeira de 7 pés cúbicos, que é muito útil quando tem congelador separado.

4) **Guardar panelas etc.:** prateleiras, sob o balcão da pia, para panelas com capacidades de 1, 1,5 e 2 litros; cafeteira para ½ litro e fervedor de leite de 2,5 litros (se todo o leite for usado fervido). Tábua de carne, rolo de massa, peneira, ralo, tampas etc. (pendurados em ganchos ou pregos nas portas ou paredes do armário).

5) **Guardar garrafas:** sob o balcão ou em armário próprio.

6) **Guardar talheres** (em caixa apropriada ou dentro da gaveta com as divisões para cada tipo de talher), escumadeiras, colheres de pau, espátulas, macetes etc. (pendurados ao alcance da cozinheira ou em gaveta própria).

7) **Guardar panos de copa e cozinha:** gaveta ou prateleira em um armário.

8) **Guardar peças de equipamento** (batedeira, liquidificador, máquina de moer carne, torradeira etc.) no armário.

9) **Guardar louça, cristais, bandejas:** armário com prateleiras e divisões verticais para separar as bandejas e travessas rasas.

10) **Guardar material de limpeza** (vassouras, panos, rodos, sabão e outros detergentes, inseticidas etc.) no armário.

11) **Depositar reserva de pouco uso:** conservas, reservas de louças e panos etc.) em depósito menos acessível.

12) **Receber aparas e restos de alimentos:** dispositivo para colocar lixo, de preferência com tampa automática.

13) **Fornecer água filtrada** (litro).

Funções

1) **Pré-preparo dos alimentos** (balcão de mármore ou aço inoxidável com pia e água corrente) e subdivisão (máquina de moer, liquidificador). Instituições coletivas vêm adotando a terceirização, objetivando redução no espaço de instalações e tempo de operação com remoção de aparas e lixo.

2) **Cocção dos alimentos:** chapa com duas ou quatro bocas e uma panela de pressão.

3) **Assar alimentos** (fornos de fogão) utilizando formas e tabuleiros; forno do microondas.

4) **Serviço e apresentação dos alimentos:** mesinha ou balcão.

5) **Lavagem de copos e louças:** duas pias, uma para colocar utensílios em solução de detergente biodegradável e lavar, outra para enxaguar em água quente.

6) **Lavagem de panelas:** as mesmas pias usadas, depois de lavar a louça.

7) **Remoção do lixo:** despejar a lata de lixo na lixeira.

8) **Limpeza do equipamento:** limpar e lavar liquidificador, batedeira, geladeira, máquina de moer carne, fogão, forno, mesas, pias etc. utilizando material adequado; detergentes biodegradáveis.

9) **Limpeza da cozinha:** lavar paredes, teto, piso, coifa etc. utilizando material adequado.

Conservação de equipamentos e utensílios

O equipamento pode inutilizar-se por desgaste, descuido ou desconhecimento em manejá-lo, falta de manutenção e consertos necessários, limpeza inadequada.

A seguir, algumas recomendações que podem ser úteis:

1) Evitar atritos e fricção desnecessária de superfícies de materiais que riscam e desgastam.

2) Secar superfícies de material que enferruja, evitando ambiente úmido.

3) Não aquecer chapas além do necessário, gastando inutilmente o combustível e expondo o metal à fusão (acontece com chapas de ferro, com o uso inadequado de óleo como combustível).

4) Controlar o fechamento de portas de refrigeradores, para não comprometer sua eficiência (portas que não fecham hermeticamente ou que são mantidas abertas por tempo muito prolongado prejudicam a temperatura interna).

5) Limpar cuidadosamente o equipamento elétrico depois de usá-lo, seguindo as instruções do fabricante, sem molhar comutadores e pontos de ligação.

6) Dar preferência ao alumínio para utensílios de cozinha, por ser bom condutor de calor, durável e fácil de limpar.

7) Colocar panelas de alumínio em chapa alta, ao iniciar a cocção, porque retêm o calor. Estando aquecidas, ao começar a fervura, diminuir o fogo.

8) Não deixar a panela secar, nem queimar, no fogo, pois mancha e se deforma.

9) Nunca adicionar água fria em panela muito quente; pode deformar-se e até rachar. Usar água quente em panela quente.

10) As tampas devem ajustar-se perfeitamente ao bordo das panelas.

11) Remover nódoas de panelas de alumínio, fervendo-as com uma solução de vinagre ou cremar de tártaro (2 colheres das de sopa para 1 litro de água), durante 15 minutos.

12) Para utensílios novos de ferro fundido, deve-se aquecê-las primeiro untados com gordura, em toda a sua superfície, em forno brando, por várias horas. Lavar depois sem remover completamente a gordura que, obstruindo os poros, impede a ferrugem.

13) Limpar imediatamente após o uso os utensílios de madeira, para evitar que se impregnem do odor de alimentos. Não deixá-las imersos; lavá-las logo.

Ordem e colocação de equipamentos e móveis

1) Devem obedecer à sequência das tarefas que se executam na cozinha.

2) Devem ficar em alturas e distâncias acessíveis ao operador.

3) Devem visar à economia de espaço e à estética.

ALGUMAS REGRAS A SEREM OBSERVADAS NA COZINHA

1) Lavar as mãos com sabão antes de iniciar qualquer tarefa.

2) Planejar o trabalho cuidadosamente. Ler as instruções da rotina ou da receita que irá executar.

3) Reunir todo o material necessário e ingredientes (quando se tratar da preparação de uma receita) antes de começar o trabalho. Usar o míniimo de utensílios. Medir os ingredientes secos primeiro.

4) Não carregar alimentos na mão, mas em pratos, tabuleiros e em carros próprios se as quantidades forem muito grandes.

5) Todo equipamento pesado da cozinha deve movimentar-se sobre rodas.

6) Escolher panelas com capacidade de acordo com a receita a preparar. Preferir materiais resistentes (alumínio, aço inoxidável) de boa espessura, porque são aquecidos mais facilmente e cozinham mais uniformemente o alimento. As tampas devem ser bem ajustadas e devem possuir pegadores com material isolante que não aqueça, para facilitar o manejo. As frigideiras devem possuir fundo resistente para que permaneça plano e não se tome abaulado pelo calor, facilitando a aderência do alumínio.

7) Colocado o alimento na panela para cozinhar e iniciada a ebulição da panela tampada, diminuir o fogo, pois o alimento continuará fervendo, abafado, a menor temperatura. Não deixar a chama ultrapassar os bordos externos da panela, pois, assim, o calor da chama azul, mais quente, perde-se.

8) Não abrir o forno, a não ser depois do tempo necessário (verificar tabelas) provável para a cocção do alimento – do contrário, perdem-se calorias do forno e a temperatura não é mantida no nível desejado.

9) Mexer o alimento em cocção em panela metálica com colher de pau. Seguir em movimentos circulares no fundo da panela, começando pela periferia e indo até o centro. Remover também as partículas aderidas aos bordos da panela.

10) Submergir utensílios e panelas na água, tão pronto termine o seu uso. Os utensílios com restos de alimentos protéicos (carne, ovo, leite etc.) devem ser colocados em água fria, e aqueles com amido e gordura em água quente. Empilhar o material para ficar espaço livre para trabalhar.

11) Lavar objetos de vidro, depois talhares, depois a louça e finalmente as panelas, exceto em cozinhas de grande movimento, em que há um local especial para lavar cada tipo de utensílio, usando-se máquinas adequadas.

12) Cada objeto deve ter seu lugar próprio onde deve ser colocado depois de desocupado e limpo.

GLOSSÁRIO DE TERMOS USADOS HABITUALMENTE NA COZINHA

1) **À cocote:** ovo assado com molho (tomate ou outros) em forminha individual, no forno.

2) **Aferventar:** cozinhar rapidamente na água em ebulição.

3) **À la coque:** termo empregado para ovo quente (três minutos na água em ebulição).

4) **Amassar:** movimento brusco usado para unir os componentes da massa de pão, pastéis, macarrão etc.

5) **À milanesa:** alimento revestido de uma envoltura de ovos e farinha de pão ou rosca, antes de fritar.

6) **À romana:** alimento revestido de uma envoltura de ovos e farinha de trigo, antes de fritar.

7) **Assado ao espeto ou rotissage:** em espeto giratório ou fixo.

8) **Assar ao forno:**

   Forno baixo.. 120 a 180°C

   Forno moderado... 180 a 200°C

   Forno quente.. 200 a 230°C

   Forno muito quente...................................... 230 a 290°C

   Não dispondo de termômetro ou termostato, há uma forma empírica de constar a temperatura do forno: colocar dentro do forno aceso um papelzinho branco, por três/quatro minutos, e verificar a cor:

   ☐ **forno baixo:** cor amarelada (para suspiros, pastéis, pão-de-ló);

   ☐ **forno moderado:** marrom-claro (para empadas, bolo pequeno, carne assada e aves);

   ☐ **forno muito quente:** marrom-escuro (para massa folhada e pão).

9) **Assar na panela:** passar o alimento em gordura quente, abafar a panela com a tampa e acrescentar, aos poucos, água para obter cocção mista (calor seco e úmido).

10) **Banhar:** colocar gordura ou molho sobre a carne que está assando.

11) **Bater:** movimento feito com a pá de bolo ou batedeira para obter a união de substâncias dificilmente miscíveis ou para incorporar uma substância na outra (azeite na gema para maionese e ar na clara).

12) *Bouquet garni:* amarrado de cheiros-verdes.

13) *Baisé ou braisage:* cocção mista de alimentos (assar na panela com leito de vegetais: cebola, cenoura, tomate, alho, louro, pimenta etc.).

14) **Calda:** solução de açúcar que ferveu até engrossar.

15) **Caldo:** de carne e temperos, preparação básica para sopas.

16) **Caldo apurínico:** de vegetais (sem carne) para sopas de dietas.

17) **Caramelizar:** submeter o açúcar à desidratação até formar-se o pigmento escurecido e o sabor de caramelo.

18) **Clarificar:** adicionar clara de ovo batida ao caldo concentrado de carne para retirar da superfície partículas de proteína coagulada.

19) *Concassé:* molho de tomate concassé (polpa concentrada e azeite).

20) *Consommé:* caldo concentrado de carne.

21) **Corar:** acentuar a coloração superficial do alimento, obtida por ação do calor seco. Refere-se a alimento cozido no forno.

22) **Cozer ou cozinhar:** a fogo brando ou fogo lento; por ebulição etc.

23) **Croquete:** preparação com envoltura de massa, feita com alimento subdividido (geralmente sobras), passado por farinha de rosca e frito.

24) **Dourar:** o mesmo que corar. Refere-se ao alimento passado na gordura.

25) **Empanar:** passar o alimento na farinha de pão antes de cozer.

26) **Ensopar:** passar o alimento na gordura e cozer, com adição de pequenas porções de água.

27) **Escaldar:** adicionar ao alimento água em ebulição.

28) **Escalfado (ovo):** cozido rapidamente na água (em frigideira), assemelhando-se na apresentação ao ovo frito.

29) **Espumar:** retirar a espuma superficial da preparação (calda ou caldo).

30) **Estufado:** assado de panela (cocção mista).

31) *Fondant:* preparação açucarada, semi-amorfa, obtida pela adição de cremor-de-tártaro ou karo, ou glicose, na calda concentrada, no ponto de pasta.

32) *Fricassê:* carne cozida e picada com molho parisiense.

33) **Fritar:** submeter o alimento à cocção em gordura aquecida. Imersão em fritura, se está imerso; dourado, se uma face apenas está em contato com a gordura.

34) **Galantina:** preparação salgada feita com gelatina.

35) **Gelatina:** preparação obtida pela hidrólise de tecido protéico de carcaça de aves, peixe, mocotó etc.

36) **Gelatinizar:** embebição das micelas protéicas de gelatina (substância existente nos ossos e tecidos fibrosos animais) formando géis mais ou menos consistentes.

37) **Geléia:** preparação doce feita com pectina de vegetais e frutas.

38) **Geleificar:** modificação da parede celular vegetal, pela embebição de água, convertendo-se em mucilagem.

39) **Glacê:** cobertura de bolo, geralmente açucarada e transparente.
40) *Gratin:* corado superficial obtido na grelha ou forno em preparação que leva molho branco e queijo ralado.
41) **Grelhar:** cozer o alimento na grelha, sobre brasas, ou na grelha elétrica ou a gás.
42) **Guarnição:** acompanhamento de um prato básico (hortaliças ao prato de carne).
43) **Guisado:** refogado de carne cozida picada, simples ou com hortaliças.
44) **Lardear:** introduzir em uma carne tiras de toucinho temperado.
45) **Ligar:** engrossar uma preparação com farinha e água, submetidas à cocção.
46) *Mousse:* iguaria doce ou salgada, de consistência cremosa e leve, feita de um ingrediente básico e gelatina, a que se adicionam claras batidas. Servida fria.
47) **Pasta (de sanduíche):** preparação de consistência pastosa para ser usada sobre ou entre duas fatias de pão.
48) **Pincelar:** adicionar, com pincel apropriado, manteiga ou gema de ovo à superfície de pastelões ou pastéis.
49) **Poché:** alimento cozido na água acidulada (ovo), obtendo-se a coagulação superficial.
50) **Polvilhar:** espalhar substância pulverizada sobre a preparação.
51) **Pudim:** preparação doce ou salgada que leva ovo. Por sua coagulação no forno, a preparação toma a consistência característica.
52) **Purê:** preparação de alimento amassado ou passado na peneira.
53) **Rechear:** introduzir ingredientes diversos nos alimentos (carne recheada com linguiça ou ovo; chuchu recheado com carne picada etc.).
54) **Refogar:** passar o alimento na panela quente (com ou sem gordura; com ou sem tempero) para dourar a superfície.
55) **Regar:** despejar na superfície gordura, caldo ou tempero.
56) **Remolho:** permanência do alimento por várias horas na água, para amolecer ou perder sal.
57) **Revestir:** cobrir com massa etc.
58) **Revolver:** misturar ingredientes, com movimentos vagarosos.
59) **Salpicar:** temperar, espargindo o condimento na superfície.
60) *Sauté:* o mesmo que dourar, em pouca gordura.
61) *Soufflé:* preparação semelhante ao pudim, feita no forno, que leva clara batida, dando-lhe característica esponjosa.

62) **Tornedos:** bife grosso (2 cm de espessura), redondo (5 a 7 cm de diâmetro), contornado por uma fatia de toucinho presa por um barbante.

63) **Tostar:** obter o escurecimento da superfície por ação do calor (dextrinização do amido).

64) **Untar:** passar gordura.

65) **Vinha-d'alhos:** remolho em temperos para ativar o sabor de carnes.

PREPARO DO ALIMENTO NA COZINHA E/OU LABORATÓRIO DIETÉTICO

A utilização correta dos alimentos é uma ciência e uma arte. É na combinação de ambas que se encontra o equilíbrio capaz de oferecer uma alimentação sadia de forma agradável.

OBJETIVO DO PREPARO DOS ALIMENTOS NA COZINHA

1) **Permitir o aproveitamento** de alimentos que não poderiam ser consumidos em seu estado natural – por exemplo, cozinhar o arroz, feijão, aipim e descascar e fatiar o coco inteiro.
2) **Tornar os alimentos de mais fácil digestão**, acessíveis também a aparelhos digestivos imaturos como o das crianças, lesados como o de enfermos e desgastados como o de idosos.
3) **Melhorar as características sensoriais dos alimentos:** aparência, aroma, sabor e textura.
4) **Aumentar a absorção dos nutrientes**, inativando os fatores antinutricionais dos alimentos e melhorando a biodisponibilidade dos nutrientes.

ETAPAS DO PREPARO DE ALIMENTOS PARA CONSUMO

Para que os alimentos possam ser consumidos e utilizados pelo organismo, estes devem sofrer, na cozinha, várias modificações.

Pré-preparo

Chama-se de pré-preparo as operações preliminares a que se submetem os alimentos antes de sua cocção final ou não, compreendendo: limpar, separar, lavar, descascar, picar, misturar;

Operações preliminares de divisão do alimento

1) Subdivisão simples, em que cada fragmento contém os componentes do todo. Por exemplo: dividindo-se uma maçã em quatro partes (gomos), cada parte tem casca, polpa, miolo e semente, sendo uma amostra do todo.

O que pode variar é o grau de subdivisão ao se cortar, picar, moer, triturar ou homogeneizar o alimento. Logo, é uma operação mecânica simples, que não altera a constituição do alimento em princípio, porém o expõe a perdas e alterações por oxidação. Em relação à higiene, torna-o mais vulnerável aos agentes de contaminação e deterioração, enquanto do ponto de vista de digestibilidade, antecipa o ato mecânico da mastigação, favorecendo o aproveitamento do alimento. Quanto ao aspecto econômico, exige mão-de-obra ou utilização de equipamentos e utensílios (liquidificador, máquina de moer, facas, cortador de legumes), que representam um determinado custo de operação.

2) As subdivisões com separações de partes podem ser:

Separação de dois líquidos
- decantar
- centrifugar
- destilar

Separação de dois sólidos
- descascar
- tamisar (passar pela peneira ou tamis, sem comprimir)

Separação de um sólido e um líquido
- espremer
- sedimentar
- coar
- filtrar

São operações, às vezes complexas, efetuadas por métodos caseiros ou com auxílio de aparelhos (centrifugador, destilador, espremedor). Apesar de serem operações mecânicas, separam determinadas partes do alimento, o que influi na sua constituição e valor nutritivo. Inclui-se nestas operações o tratamento industrial dado aos cereais, removendo-lhes a cutícula e, com ela, parte considerável de seu valor vitamínico e mineral (ver capítulo sobre cereais). Também a separação da gordura do leite por centrifugação, ou outro processo, é uma separação mecânica de duas partes do leite (ver capítulo sobre leite). No entanto, ambas são aproveitadas, mas cada uma representa um valor nutritivo diferente. Logo, na subdivisão do alimento com separação de partes, há modificação do valor nutritivo quando uma parcela é desprezada, como no caso de cascas e aparas.

Preparo do Alimento na Cozinha e/ou Laboratório Dietético

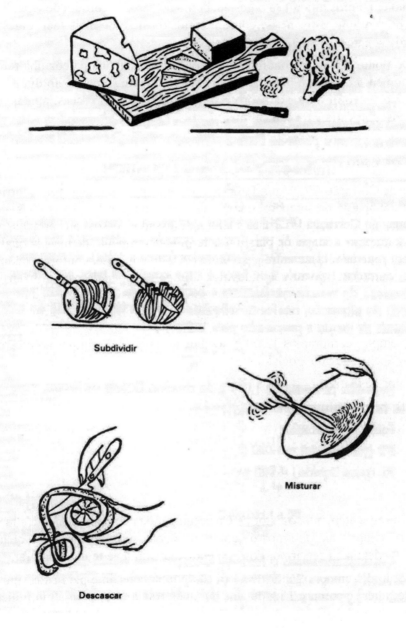

Figura 2   Operações preliminares de divisão e união dos alimentos.

Quanto ao ponto de vista higiênico, tal como no caso da subdivisão simples, o alimento fica mais exposto às contaminações, à oxidação e também sujeito à exposição à luz, acelerando a deterioração.

Em alguns casos, facilita a digestão dos alimentos (descascar, espremer), enquanto em outros dificulta a digestão, como no caso da gordura do leite. No componente do leite, a forma de gordura emulsionada é de mais fácil digestão que quando separada em forma de manteiga.

Do ponto de vista econômico, toda operação efetuada na cozinha representa um aumento do custo, pelo tempo e trabalho empregados. Além disso, deve-se somar o preço do Fator de Correção (FC), perdas com cascas, aparas, ossos e caroços, que varia para cada alimento.

Fator de Correção

Fator de Correção (FC) é um fator que prevê as perdas inevitáveis ocorridas durante a etapa de pré-preparo, quando os alimentos são limpos (folhas murchas, queimadas), descascados (casca e talos), desossados (ossos) ou cortados (aparas). Este fator é uma constante para um determinado alimento de mesma qualidade e é decorrente da relação entre peso bruto (PB) do alimento, conforme adquirido, e peso líquido (PL) do alimento depois de limpo e preparado para utilizar.

$$FC = \frac{PB}{PL}$$

Exemplo: compramos 1.000 g de chuchu. Depois de limpo, verificamos que temos apenas de 500 g de chuchu.

Fator de Correção:

PB (peso bruto) = 1.000 g

PL (peso líquido) = 500 g

$$FC = \frac{1.000 \text{ g}}{500 \text{ g}} = 2 \qquad FC = 2$$

Consequentemente, o Fator de Correção para aquela qualidade de chuchu é 2. Assim, sempre que tivermos de comprar chuchu multiplicaremos a quantidade total prevista para servir por dois, obtendo a quantidade total a comprar.

Como dissemos, o Fator de Correção é uma constante para cada tipo de alimento; quer se compre 1 kg de chuchu, quer 100 kg, dever-se-á multiplicar pelo Fator de Correção 2.

Cada Unidade de Alimentação e Nutrição (UAN) deve estabelecer sua tabela de Fator de Correção de acordo com o tipo de alimento que adquire (qualidade do alimento), mão-de-obra do serviço (se são treinados para evitar desperdício), utensílios (a faca afiada evita desperdício, pois tem melhor controle para tirar somente as partes que se deseja) e equipamentos (descascador regulado) utilizados, para maior segurança a respeito das quantidades a comprar. Na Tabela 2, consta o Fator de Correção de alguns alimentos para servir de orientação. As hortaliças estão agrupadas em A, B e C (classificação segundo a concentração de glicídios) para facilitar a substituição nos cardápios por sua equivalência calórica.

Tabela 2 Fator de Correção de alimentos.

HORTALIÇAS Grupo A (5% Carboidratos)	
Alimentos	FC
Abobrinha	1,33 – 1,38
Acelga	1,54 – 1,66
Agrião	1,78
Aipo	1,11 – 1,58
Alface	1,09 – 1,33
Alho	1,08
Alho-porro	1,35 – 2,22
Aspargo	2,00
Beldroega	
Benincasa	1,44
Berinjela	1,04 – 1,08
Bredo	
Brócolos	2,12
Broto de bambu	3,33
Caruru	2,00
Chicória crespa	1,40
Chicória lisa	1,12 – 1,15
Coentro	1,1
Couve	1,60 – 2,22
Couve-flor	2,22 – 2,46
Dente-de-leão	
Escarola	1,92
Escorcioneira	
Espinafre	1,78
Funcho	1,07
Jambu	
Pepino	1,42
Rabanete	1,10
Repolho	1,72
Salsa	1,10
Serralha	
Taioba	1,15
Tomate	1,25

Continua

Continuação

Tabela 2 Fator de Correção de alimentos.

HORTALIÇAS Grupo B (10%)	
Alimentos	FC
Abóbora	1,15- 1,64
Alcachofra	2,08
Bardana	1,51
Beterraba	
Calabura	1,61- 1,88
Cebola	1,03- 2,44
Cenoura	1,17
Chuchu	1,47
Ervilha fresca	1,81- 2,20
Fava fresca	2,94
Jiló	1,09
Maxixe	1,03
Nabo	1,08- 1,15
Pimentão	1,26
Quiabo	1,22
Rábano	2,04
Vagem	1,41

HORTALIÇAS Grupo C (20%)	
Alimentos	FC
Batata-doce	1,13- 1,33
Batata-inglesa	1,06
Cará	1,35
Inhame	1,40
Mandioquinha	1,15
Mandioca	1,39
Milho verde	2,63

AVES	
Alimentos	FC
Codorniz	1,49
Faisão	1,81
Frango	2,38
Galinha	1,72
Ganso	1,69
Pato	1,56
Perdiz	2,56
Peru	1,64
Pombo	1,66

CRUSTÁCEOS	
Alimentos	FC
Camarão	4,10
Caranguejo	8,33
Lagosta	2,78

Continua

Continuação

Tabela 2   Fator de Correção de alimentos.

Alimentos	FC
MARISCOS	
Mexilhão	3,45
Ostra	5,52 – 10
OVOS	
Ovo de galinha	1,12
Ovo de pato	1,15
Ovo de peru	1,13
Ovo de tartaruga	1,10
PEIXES	
Arenque	1,78
Bacalhau	2,52
Bonito	1,72
Carpa	2,56
Enguia	1,31
Esturjão (defumado)	1,17
Hipoglosso	1,23
Linguado	2,56
Merlusa	1,66
Peixe-rei	1,81
Pescadinha	2,00
Robalo	2,08
Salmão	2,17
Surubi	1,57
Truta	2,04
TARTARUGA	
Tartaruga de mar	4,16
Tartaruga de rio	4,76
VACUM (Carne)	
Acém	1,11- 1,28
Alcatra	1,12- 1,20
Chã-de-dentro	1,10- 1,13
Filé mignon	1,01- 1,20
Pá	1,61- 1,69
Patinho	1,10- 1,13
Peito	1,10- 1,15
Lagarto	2,22- 2,44

Continua

Continuação
Tabela 2   Fator de Correção de alimentos.

FRUTAS FRESCAS	
Alimentos	FC
Abacate	1,33- 1,68
Abacaxi	1,89
Abiu	
Ananás	1,68- 1,88
Anona	2,44
Araçá	1,16
Banana-d'água	1,66
Banana-maçã	1,58
Banana-de-são-tomé	131
Banana-ouro	122
Banana-prata	1,51
Caju	1,28
Caqui	1,06
Cereja	1,06- 1,31
Coco maduro	1,79
Coco verde	7,40
Damasco	1,06
Figo de cacto	1,27
Fruta-de-conde	1,33
Fruta-pão	1,30
Goiaba	1,22
Jaca	4,13
Laranja	1,39- 2,13
Lima	2,26
Maçã	1,14- 1,35
Mamão	1,47- 1,79
Manga-espada	1,55
Melancia	2,17
Melão	1,04
Morango	1,04- 1,20
Pêra	1,20
Pêssego	1,25
Pitanga	1,23
Tamarindo	2,08
Tangerina	1,30- 1,43
Tâmara	1,15
Uva branca	1,21
Uva preta	1,28- 1,33

Continua

Continuação
Tabela 2   Fator de Correção de alimentos.

FRUTAS SECAS	
Alimentos	FC
Ameixa	1,17- 1,22
Amêndoa	1,81
Avelã	2,08- 2,10
Azeitona	1,19- 1,37
Castanha	1,31
Castanha-do-pará	2
Coco	1,88
Figo	1,03
Nozes	2,50- 6,14
Pinhão	1,72
Uva	1,11
LEGUMINOSAS SECAS	
Alimentos	FC
Amendoim c/casca	2,69
Amendoim s/casca	1,33- 1,38
Ervilha seca	1,03
Fava	1,03
Grão-de-bico	1,03
Lentilha	1,03
Soja	1,88

Fonte: SAPS e Instituto Nacional de la Nutricion – Buenos Aires- CNP 25 año 1943.
Nota: As variações nos índices (FC) decorrem da qualidade inicial de cada alimento.

Operações para união dos alimentos

1) **Misturar:** na confecção de várias receitas culinárias, adicionam-se ingredientes facilmente miscíveis, tais como farinha e açúcar. Esta operação exige pouco esforço e tempo.

2) **Bater:** quando se deseja reunir substâncias dificilmente miscíveis, emprega-se movimento mais rápido e enérgico, que pode ser feito por batedeira (juntar manteiga e açúcar ou manteiga e gema de ovo, por exemplo). Esta operação exige mais trabalho.

3) **Amassar, sovar:** operações empregadas na confecção de massas, quando, pela adição de água à farinha de trigo, desenvolve-se o glúten, substância elástica que exige movimentos bruscos para tornar-se homogênea. Daí usar-se em operações maiores, para coletividades, equipamento mecânico.

Como resultado das operações citadas, obtém-se uma preparação de valor nutritivo equivalente à soma dos alimentos empregados na receita. A limpeza de utensílio e o cuidado de manipulação influem nas condições higiênicas da preparação, e a complexidade das operações reflete no seu custo final.

Cocção – Operações térmicas de preparação

Depois das operações preliminares de pré-preparo, alguns alimentos estão prontos para serem submetidos a diferentes processos de cocção, que conferem a ele, características novas, modificando suas características sensoriais e, às vezes, suas composições químicas, por ação do calor.

Calor

As formas de transmissão de calor são:

1) **Convecção:** é a transmissão do calor pelo deslocamento de moléculas aquecidas, que se tornam menos densas e sobem à superfície do líquido, substituindo-se pelas mais frias e mais densas, que descem ao fundo (assim se aquecem os líquidos e gases).
2) **Condução:** é a transmissão do calor de uma molécula a outra por contato (é a forma como se aquecem os metais).
3) **Irradiação:** é a transmissão de calor através de ondas ou partículas (ar e mesmo através do vácuo, raios solares, microondas, raios infravermelhos); ocorre transmissão de energia, não havendo necessidade de suporte material.

Mudanças revolucionárias têm aparecido no campo da técnica dietética, atingindo também os processos de preparo do alimento. Em algumas instituições, são empregados raios infravermelhos para manter os alimentos quentes nos balcões de distribuição, ao mesmo tempo em que lhes imprimem uma coloração agradável.

Também são utilizadas as ondas eletromagnéticas para cozinhar os alimentos. Um forno de microondas usa um gerador de microondas do tipo magnetron para produzir microondas (ondas eletromagnéticas) em uma frequência de aproximadamente 2,45 GHz. As microondas cozinham os alimentos, fazendo que as moléculas de água e outras substâncias presentes nos alimentos vibrem. Esta vibração cria um calor que aquece o alimento, e, já que a maior parte dos alimentos orgânicos é composta de água, este processo cozinha-os facilmente.

Geralmente, as microondas são utilizadas não somente para cozinhar os alimentos, mas também para reaquecer as preparações, quando são servidas, devido à praticidade de ser realizado no próprio recipiente em tempo bastante reduzido. Tanto na cocção como no reaquecimento por microondas, as perdas vitamínicas são bem menores que em outros métodos.

Os metais não devem ser usados como recipientes no preparo e aquecimento dos alimentos em tais fornos, pois atuam como guia de ondas elétricas no interior do forno, impedindo a penetração destas no alimento. Assim, devem ser utilizados materiais de fibra, plástico, vidro, cerâmica refratária, porcelana e papéis, que permitem a penetração. Neste processo, a superfície do alimento não doura, o que é um inconveniente para certas preparações.

Cocção

O tratamento térmico, simples ato de cozinhar, fritar ou outras formas de aquecimento empregadas nos alimentos antes do seu consumo, imprime ao alimento modificações químicas que alteram suas estruturas, podendo comparar-se aos fenômenos digestivos (hidrólise do amido), e suas características sensoriais e cargas microbianas, bem como inativam as enzimas e os fatores antinutricionais.

A capacidade de calor impressa ao alimento pode variar de acordo com a fonte de calor ou combustível (combustão do álcool, querosene, carvão, lenha, gás, ação da eletricidade, raios infravermelhos e energia atômica) utilizado. Na escolha do combustível, convém levar em conta o rendimento e o custo da operação, que dependem de:

- preço inicial;
- rendimento calórico;
- resíduos a remover (cinza);
- combustão incompleta, produzindo fumaça ou fuligem, sujando panelas e paredes (carvão e querosene);
- toxidade (gás);
- facilidade de controle térmico e possibilidade do uso de termostatos.

As qualidades desejáveis para um combustível são: que seja de aquecimento rápido, com facilidade de controle de temperatura, limpo, sem toxidade e que não ocupe muito espaço de armazenamento. Daí a preferência dada à eletricidade e ao gás – usado com o devido cuidado para evitar escapamento.

Os dois processos básicos de cocção são: calor úmido e calor seco.

1) **Calor úmido:** utiliza a água como meio de cocção, concentrando as substâncias extrativas do alimento e, geralmente, hidratando-o. Os métodos mais usados são:

    - água em ebulição;
    - fervura a fogo lento;
    - cocção a vapor propriamente dito;
    - cocção a vapor sob pressão.

    Variam, para cada método, a temperatura e o tempo de cocção, e tem indicação diferente para alimentos de menor ou maior consistência.

    Os métodos de cocção pelo calor úmido são dissolventes. A dissolução será tanto maior quanto maior for a quantidade de água e mais prolongado for o tempo de cocção do alimento. Por exemplo: na cocção a vapor e a vapor sob pressão, a dissolução é menor e o tempo de cocção pode ser reduzido; na cocção de alimentos mais consistentes, cozidos em fogo lento, prolonga-se o tempo e aumenta-se a quantidade de água, determinando perdas ao máximo, por dissolução. Portanto, o método de cocção a fogo lento é indicado para alimentos tenros, tais como os vegetais novos (chuchu, abobrinha, cenoura, couve-flor), que devem ser colocados em um mínimo de água, já em ebulição. Pela coagulação da superfície, diminuem as perdas por dissolução de carboidratos (oses, ósides e uma parte do amido), de proteínas (albuminas e globulinas), de vitaminas hidrossolúveis e de minerais em geral, os quais passam para o meio de cocção.

Pela cocção por calor úmido, os alimentos que contêm amido (cereais, massas, leguminosas etc.) e colágenos (tecidos conectivos dos animais) aumentam duas ou três vezes seu volume e massa inicial, porque absorvem água. Já os alimentos de origem animal (carnes) reduzem seu volume e massa, devido à retração das fibras musculares pela coagulação das proteínas e pela fusão das gorduras.

2) **Calor seco:** geralmente, neste processo, os alimentos se desidratam. Os métodos mais usados são:

☐ meio indireto
- aquecimento do ar livre (grelha e espeto)
- ar confinado (forno)
- gordura (imersão em fritura e dourado)

☐ meio direto
- prancha
- chapa, raios infravermelhos,
- microondas

Os métodos de cocção pelo calor seco concentram as substâncias extrativas do alimento, favorecendo seu sabor. As proteínas coagulam-se; o amido dextriniza-se, o açúcar carameliza-se; as gorduras em temperaturas muito elevadas, geralmente, decompõem-se; bem assim as viitaminas hidro e lipossolúveis podem destruir-se em maior ou menor proporção. É necessário controlar a temperatura e o tempo de cocção para preservar ao máximo o valor nutricional do alimento.

Em todos os alimentos submetidos ao calor seco, há redução de volume e de massa devido à perda de água e à fusão das gorduras.

Nas cocções ao forno, usam-se muitas vezes as cocções mistas, adicionando-se pequenas quantidades de água ao assado.

O método de cocção por banho-maria tem a particularidade de favorecer uma distribuição uniforme de calor. A vasilha em que é colocada a preparação para cozinhar é submersa em outra com água em ebulição. O calor em temperatura aproximada de 100°C atinge igualmente toda a superfície da vasilha imersa na água. A cocção propriamente dita será calor úmido se houver água na vasilha interna; se não, poderá ser calor seco, produzindo-se evaporação da água do alimento.

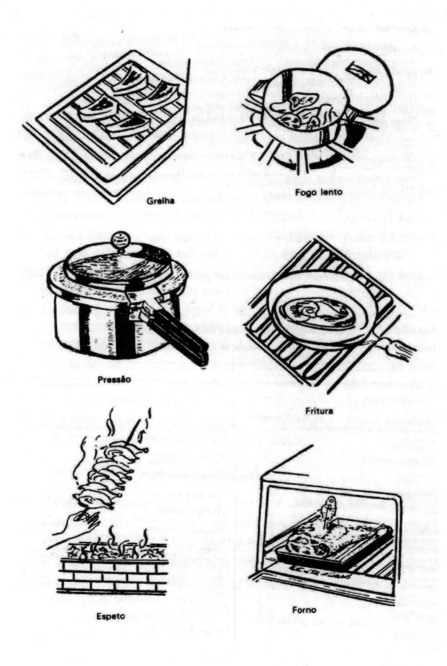

Figura 3 Operações térmicas de preparo.

Fator Térmico

O tratamento térmico pode causar alterações da massa do alimento, podendo este diminuir ou aumentar, dependendo da sua composição química e da forma de calor utilizado. O Fator Térmico (FT) é o fator que determina estas alterações de massa, sendo a relação entre o peso do alimento cozido e o peso do alimento cru.

Este fator desempenha uma função importante dentro da Unidade de Alimentação e Nutrição, pois determina a porção da preparação (quantidade de preparação a ser servida) a partir da per capita (quantidade de alimento cru e limpo para uma pessoa, base de cálculo para análise da dieta). Geralmente, os alimentos de origem vegetal ricos em amido apresentam alto fator térmico (> 1) e alimentos de origem animal ricos em proteínas apresentam baixo fator térmico (< 1).

Fator Térmico = rendimento/peso líquido ou porção/per capita

Tabela 3 Tabela de perda térmica.

Alimento	Fator Térmico	Alimento	Fator Térmico
Arroz polido	2,5	Carne assada	0,6
Arroz parboilizado	3	Cenoura cozida	0,9
Arroz papa	5	Chuchu refogado	0,9
Almôndegas	0,7	Frango frito	0,6
Angu	4	Frango assado	0,7
Bife de panela	0,8	Frango ensopado	0,8
Bife acebolado	0,7	Feijão com caldo (leguminosa)	3
Batata cozida	1	Feijão salada (leguminosa)	3
Batata sauté	0,9	Massa (espaguete, talharim)	3
Batata frita palito	0,6	Peixe frito	0,7
Batata Chip	0,5	Chicória e couve refogada	0,9
Batata palha	0,4	Peixe ensopado	0,8
Carne moída refogada	0,7	Purê de batata	1,2
Carne ensopada	0,7		

Fonte: Laboratório de Alimentos e Dietética da Faculdade de Nutrição da Universidade Federal Fluminense (UFF).

COMPARAÇÃO ENTRE MODIFICAÇÕES OBTIDAS NA COZINHA E AQUELAS QUE NORMALMENTE OCORREM NO APARELHO DIGESTÓRIO

Cozinha

1) **Ósides (sacarose, lactose e maltose):** dissolvem-se e desdobram-se em oses (glicose e levulose).

2) **Amido:** pelo calor úmido, gelatiniza-se dos 60°C aos 90°C, depois hidrolisa-se produzindo dextrinas, maltose e glicose. Pelo calor seco, dextriniza-se.

3) **Celulose:** a cocção prolongada em meio ácido desintegra a celulose.

4) **Protídios solúveis (albumina, globulina e substâncias nitrogenadas):** coagulam-se as primeiras e podem desdobrar-se em peptonas e ácidos aminados.

5) **Tecido fibroso e tendinoso:** retrai-se pela cocção prolongada em calor seco e hidrolisa-se sob calor úmido, produzindo gelatina.

6) **Caseína de leite:** precipita-se em meio ácido e sob a ação de fermento, fenômeno acentuado pelo calor.

7) **Lipídios:** quando em estrutura celular (toucinho), libertam-se pela desintegração das fibras. Livres, hidrolisam-se pela cocção, produzindo ácidos graxos e glicerina. O calor seco desidrata a glicerina, formando acroleína.

8) **Vitaminas:** as lipossolúveis acompanham o desdobramento dos lipídios, destruindo-se em temperaturas muito elevadas. As hidrossolúveis perdem-se em parte na água de cocção e destroem-se pelo calor.

9) **Minerais:** perdem-se em parte formando sais insolúveis (oxalato de cálcio) e podem perder-se na água de cocção.

Aparelho digestório

1) O mesmo por ação das enzimas entéricas (invertase, lactase e maltase).

2) Depois de cozido, é atacado pela ptialina, sendo desdobrado até virar glicose. Não cozido é atacado pela amilase, que também o desdobra.

3) O homem digere-a excepcionalmente; se não, constitui resíduo intestinal.

4) O mesmo por ação do HC1 e enzimas (pepsina, erepsina e tripsina) do estômago e intestino.

5) O aparelho digestivo não o desdobra. Assim, ele se constitui em resíduo de origem animal.

6) Coagula-se por ação do labfermento ou renina gástrica; desdobra-se, então, por ação das proteases.

7) Com a desintegração digestiva do tecido protéico, as gorduras livres são emulsionadas pela bílis e depois hidrolisadas por ação da lipase, produzindo

ácidos graxos e glicerol. Os sucos digestivos alcalinos saponificam os ácidos graxos.

8) São absorvidas como os alimentos que as contêm – esta absorção depende da biodisponibilidade.

9) São absorvidos como os alimentos que os contêm, salvo quando formam sais insolúveis e são eliminados.

MODIFICAÇÕES POR PROCESSOS BIOLÓGICOS

São modificações de alimentos (substrato) pela ação de microorganismos (bactérias ou mofos). São chamadas de fermentação e modificações por enzimas (catalisadores de natureza protéica). Podem ser citados como exemplos de fermentação no alimento: a produção de iogurte a partir do leite, o crescimento da massa de pão e a conversão de açúcares e amidos em álcool. O resultado da fermentação é a quebra de uma substância mais complexa em compostos mais simples.

A química das fermentações é uma ciência nova, que ainda está em suas fases mais iniciais. É a base de processos industriais que convertem matérias-primas como grãos, açúcares e subprodutos industriais em muitos produtos sintéticos diferentes.

A levedura comum é um fungo composto de minúsculas células. Suas enzimas (invertase e zimase) quebram açúcar em álcool e gás carbônico. Elas fazem o pão crescer e transformam suco de uva em vinho.

Algumas bactérias azedam o leite produzindo ácidos lácticos e butíricos.

As bactérias utilizadas industrialmente são as anaeróbias e microaerófilas. Elas atuam na produção de ácido acético, lático, glucônico, propiônico e outros para a produção de alimentos como queijos, picles, chucrutes, vinagres, leites fermentados e outros.

Os fungos também são usados na produção de ácidos por via fermentativa. Os principais ácidos são: cítrico, glucônico, fumárico, lático, gálico e outros.

Há de se distinguir o fenômeno da contaminação indesejável dos alimentos (flora deterioradora), o qual torna os alimentos perecíveis, e o da proliferação microbiana proposital, como a ação de bactérias proteolíticas, produtoras de amido-ácido, que favorecem o sabor e o aroma de queijos, e outros que contribuem para o amadurecimento e o amaciamento de carnes, bem como produtos alimentares e bebidas de fermentação tradicionais: cerveja, vinho, vinagre, iogurte, chucrute, pão, licores, bombons etc.

Alguns produtos são típicos de certas regiões: kaffir e ogi (cerveja do sorgo e do milho), da África; ortjour (torta de amendoim fermentada), da Indonésia; idi e khamon (mistura de arroz e feijão fermentados), da Índia; shoyu, miso, hama-na-tto, su-fu, natto e tempeh (derivados de soja por via microbiana), da China e Japão.

Como modificações enzimáticas podemos citar as proteases vegetais: papaína do mamão, bromelina do abacaxi e ficina do figo, que atuam sobre as proteínas, abrandando as carnes e engrossando as misturas destas frutas com o leite.

DENSIDADE DOS ALIMENTOS

CONCEITO

Segundo os físicos, a densidade ou massa específica de um corpo (representada pela letra d ou pela letra grega p) foi definida como a relação entre a massa (m) e o volume (V) ocupado por esta, sendo expressa na forma d = m/V.

A densidade exprime a quantidade de massa que está contida em um volume de 1 m^3. É uma propriedade escalar, cuja unidade no Sistema Internacional (SI) é representada em kg/m^3. Logo, a quantidade de massa está contida em um volume de 1 m^3.

A definição da densidade, dada pela equação d = m/V, somente pode ser aplicada aos corpos homogêneos, isto é, corpos que possuem composições iguais, em toda sua extensão. Para corpos heterogêneos, ela dá apenas as densidades médias, que variam ponto a ponto. Pode-se obter esta densidade em uma posição, medindo-se a variação da massa (Δm) contida em uma pequena variação de volume (ΔV), localizada em torno daquela posição. Sua variação, dentro de uma determinada faixa, vai depender do comportamento do alimento ao ser processado e da composição da fórmula da preparação.

A densidade de uma substância depende, em geral, da pressão a que é submetida, em uma pequena amostra de volume: se a pressão aumentar, o volume da amostra diminuirá; se a mesma quantidade de matéria ocupar um volume menor, a densidade aumentará. A densidade também depende da temperatura, pois, à medida que a temperatura diminui, a densidade aumenta, como pode ser visto na Tabela 4.

Em relação à água, a sua densidade também varia com a temperatura. Como pode ser observado na Tabela 4, a 0°C a água tem uma densidade de 0,999 kg/m3, enquanto o valor correspondente para o gelo a - 10°C é de 0,998 kg/m^3. Conforme a temperatura do gelo se reduz, a sua densidade diminui. O valor máximo da água (1.000 kg/m^3) ocorre a 4°C. Ressalte-se que quando um corpo tiver uma densidade maior que a da água, não flutuará; quando a densidade do corpo for menor que a da água, flutuará.

Tabela 4 Efeito da temperatura sobre a densidade de alguns fluidos.

Temperatura (ºC)	Densidade (kg/m³) dos fluidos						
	Água	Álcool etílico	Óleo de milho	Óleo de girassol	Óleo de gergelim	Óleo de soja	Óleo de algodão
-10	0,998		0,940	0,937	0,939	0,941	0,942
0	0,999	0,806	0,933	0,930	0,932	0,934	0,935
4	1,000	0,803	-	-	-	-	-
10	0,999	0,793	0,927	0,923	0,925	0,927	0,928
20	0,998	0,789	0,920	0,916	00,918	0,920	0,921
40	0,992	-	0,906	0,903	0,905	0,907	0,908
60	0,983	-	0,893	0,899	0,891	0,893	0,894
80	0,972	-	0,879	0,876	0,878	0,879	0,881

Fonte: LEWIS (1993).

A utilização da densidade é de grande importância nas diversas áreas da Nutrição. Nas Unidades de Alimentação e Nutrição, é utilizada para calcular o volume de alimentos e preparações, determinando, assim, o tamanho dos utensílios e equipamentos necessários para o pré-preparo, preparo e distribuição; na Nutrição Clínica, é utilizada na elaboração de dietas enterais, determinando o volume adequado para uma quantidade de calorias; e, na Bromatologia, é utilizada no controle de qualidade dos produtos, como o leite, para observar se está ocorrendo fraude ou não durante seu processamento.

DENSIDADE DOS ALIMENTOS

Há uma dificuldade em se obter a densidade dos alimentos, visto que eles possuem três estados físicos: líquidos, sólidos e aerados.

O conceito de densidade nos líquidos é de fácil compreensão, mas os sólidos, de modo particular, têm uma densidade global, assim como uma densidade própria, que deve ser considerada. Alguns alimentos, como chantilly e sorvetes, incorporam ar durante sua preparação, e suas densidades podem ser medidos a partir do aumento de volume.

Densidade dos alimentos sólidos

Segundo LEWIS (1993), a densidade dos sólidos define-se como a relação da massa das partículas e o seu volume.

A maioria das frutas e hortaliças frescas apresenta uma densidade maior que as congeladas, enquanto a densidade do pescado fresco é menor que a do congelado, como pode ser visto na Tabela 5. Este fato, porém, não está suficientemente explicado. Obviamente, os alimentos sofrem uma diminuição drástica em sua densidade conforme a água neles presente vai congelando.

A densidade dos sólidos é importante nos processos de separação, como a sedimentação e a centrifugação, e no transporte pneumático e hidráulico de pós e partículas. As condições do processamento, em particular durante a desidratação e aglomeração, podem afetar de maneira notável a extensão e a natureza da formação dos poros e, portanto, a densidade do produto.

Tabela 5   Densidade (peso específico) de alguns alimentos.

Alimento	Densidade (kg/m3)
Fruta fresca	0,865- 1,067
Fruta congelada	0,625- 0,801
Hortaliça fresca	0,801- 1,095
Hortaliça congelada	0,561- 0,977
Pescado fresco	0,967
Pescado congelado	1,056

Fonte: LEWIS (1993).

Densidade dos alimentos aerados

A densidade dos alimentos sólidos ou das partículas refere-se à densidade de um alimento que pode ou não conter poros internos. Alguns alimentos bem conhecidos são produzidos por incorporação de ar em um líquido produzindo espuma, sendo, então, denominados alimentos aerados. Em tais sistemas, o ar é a fase dispersa, o líquido é a fase contínua, e a espuma fica estabilizada por agentes tensoativos. Obviamente, a inclusão de ar reduzirá a densidade do produto. Merengue, chantilly e sorvetes são exemplos de alimentos que contêm espuma.

O rendimento, quantidade de ar incorporado, expressa-se normalmente como porcentagem, sendo:

$$\text{Rendimento} = \frac{\text{aumento em volume}}{\text{volume original}} \times 100$$

Por exemplo, no caso dos sorvetes, o volume de espuma refere-se ao seu volume final, e o volume do líquido, ao volume da mistura original. Na prática, o rendimento é determinado mais facilmente tomando um recipiente de volume fixo e pesando-o cheio do líquido original e cheio da espuma final. Neste caso, o rendimento determina-se do seguinte modo:

$$\text{Rendimento} = \frac{\text{Peso do líquido original} - \text{peso de igual volume de espuma}}{\text{peso de igual volume de espuma}} \times 100$$

Pode-se notar que os sorvetes são vendidos por volume mais que por peso. Portanto, é de interesse do fabricante obter o máximo de rendimento possível.

UTILIZAÇÃO EM UNIDADES DE ALIMENTAÇÃO E NUTRIÇÃO (UAN)

O dimensionamento dos equipamentos utilizados em uma UAN constitui tarefa que requer experiência do profissional nutricionista, pois as informações necessárias a esta fase variam de acordo com o tipo de equipamento e, sobretudo, com a clientela.

Informações como número de refeições, tempo de cocção, fator de cocção, per capita (quantidade individual de alimento cru e limpo) e densidade são imprescindíveis a estes cálculos específicos para cada tipo de equipamento e utensílio (caldeiras e panelas).

Conhecendo a massa total (porção x número de clientes) e a densidade das preparações, obteremos os volumes que estas ocuparão. Com esses dados, saberemos quantificar e dimensionar as cubas ideais para o balcão, de modo a evitar excesso de reposição ou falta destes utensílios, comprometendo o ritmo da distribuição.

Aplicando-se a fórmula V= m/d (uma vez que a densidade (d) é a relação entre a massa (m) e o volume (V)), se alcançará o volume que cada preparação ocupará. Com o conhecimento desses volumes, poderão ser escolhidos a capacidade ideal das cubas e o número necessário destas para operacionalizar racionalmente a distribuição.

Para se obter o volume dos utensílios, de formato retangular, aplica-se a fórmula comprimento x altura x largura, que nos dará o volume em cm^3, dm^3 ou m^3 – sabe-se que destas unidades é o dm^3 que equivale a um litro. No caso de vasilhame cilíndrico, aplica-se a fórmula $V = \pi r^2 h$, em que π é uma constante (3,14), r é o raio (metade do diâmetro) e h a altura. A partir da relação volume da preparação ou alimento e volume do utensílio, obtém-se o número de cubas necessárias para a distribuição.

Por exemplo, em um serviço de alimentação que fornece um total de 1.000 refeições, para se obter o número de cubas necessárias, para arroz à grega, de densidade igual a 0,64 kg/m³, com porção de 120 g, obtém-se o volume da preparação da seguinte forma:

$m = 120\text{g} \times 1.000 = 120.000 \text{ g } (120 \text{ kg})$

$d = 0{,}64 \text{ kg/m}^3$

$V = 120/0{,}64 = 187{,}51$

Sabendo-se o volume da preparação e as dimensões da cuba retangular, obtém-se o número de cubas:

Dimensão da cuba: 0,50 m x 0,35 m x 0,40 m = 0,070 m³ (70 l)

Número de cubas = 187,5 l/70 l

Número de cubas = 2,63 ?? 3 cubas

Tabela 6   Lista de densidade de alimentos in natura e industrializados.

Alimentos	Densidade (kg/m³)	Alimentos	Densidade (kg/m³)
Achocolatado	0,52	Farinha de trigo	0,52
Açúcar cristal	0,92	Feijão fradinho cru	0,80
Açúcar mascavo	0,80	Feijão preto cru	0,81
Açúcar refinado	0,84	Fermento em pó (biológico)	0,84
Agrião	0,41	Fermento em pó (químico)	0,56
Alface	0,36	Fubá	0,71
Alsoy	0,42	Leite condensado	1,37
Amido de milho	0,46	Leite em pó desnatado	0,37
Arroz parboilizado cru	0,82	Leite em pó integral	0,36
Arroz cru polido	0,84	Macarrão	0,37
Aveia em flocos	0,48	Milho verde (conserva)	0,72
Aveia farinha	0,45	Mucilon de arroz	0,26
Azeite	0,86	Mucilon de milho	0,25
Beterraba	0,89	Neston	0,24
Cenoura	0,39	Novo milk	0,66
Chá mate	0,27	Óleo de soja	0,83
Chocolate em pó	0,66	Oligossac	0,46
Creme de leite	0,91	Pepino	1,20
Dextrosol	0,61	PÓ de café	0,37
Ervilha (conserva)	0,86	Polpa de tomate	0,98
Farinha de mandioca crua	0,65	Sal refinado	0,99
Farinha de mandioca torrada	0,68	Sustagen	0,52
Farinha de rosca	0,50	Tomate	1,34

Fonte: Laboratório de Alimentos e Dietética da Faculdade de Nutrição da Universidade Federal Fluminense (UFF).

Tabela 7 Lista de densidade de preparações.

Preparações	Densidade (kg/m³)	Preparações	Densidade (kg/m³)
Abóbora cozida	1,10	Carré frito	2,00
Abobrinha refogada	0,85	Cenoura refogada	0,82
Aipim cozido	0,97	Chicória refogada	0,97
Aipim frito	0,86	Chuchu refogado	0,99
Almôndega bovina ao molho	0,94	Couve-flor à milanesa	1,26
Almôndega bovina frita	1,46	Couve-flor ao molho branco	0,82
Almôndega de frango ao molho	1,22	Couve-flor cozida	1,30
Almôndega de frango frita	0,97	Couve refogada	1,03
Angu	0,97	Creme de espinafre	1,05
Arroz à grega	0,64	Dobradinha	0,91
Arroz doce	0,95	Doce de abóbora c/coco	1,08
Arroz parboilizado cozido	0,78	Doce de mamão c/coco	1,10
Arroz polido cozido	0,66	Espaguete à bolonhesa	0,85
Bacalhau com batata	1,04	Espaguete ao sugo	1,04
Batata inglesa cozida	1,17	Espaguete cozido s/molho	0,78
Batata inglesa frita	0,38	Espinafre refogado	0,94
Batata inglesa sauté	0,90	Farofa	0,57
Beringela refogada	1,02	Farofa de linguiça	0,56
Bertalha refogada	0,93	Feijão preto cozido	1,00
Beterraba cozida	1,30	Filé de peixe empanado	1,22
Bife de fígado acebolado	1,00	Filé de peixe ensopado	0,73
Bife frito	1,95	Filé de peixe frito	1,20
Bife rolé	1,05	Flan de baunilha	0,82
Brócolis refogado	0,85	Frango assado (coxa)	1,20
Canja	1,01	Frango assado (peito)	1,48
Canjica	1,58	Frango empanado (peito)	1,28
Carne assada	0,86	Frango frito (peito)	1,03
Carne ensopada	0,94	Gelatina	0,94
Carne ensopada c/batata	0,93	Goiabada	2,04
Carne moída refogada	0,86	Hambúrguer bovino ao molho	1,49
Carne seca frita	1,70	Hambúrguer bovino frito	1,55
Carne seca refogada	1,12	Hambúrguer de frango ao molho	0,85

Continua

Continuação

Tabela 7 Lista de densidade de preparações.

Preparações	Densidade (kg/m³)	Preparações	Densidade (kg/m³)
Hambúrguer de frango frito	1,65	Polenta	0,94
Iogurte	1,03	Purê de batata (10% de leite)	0,92
Isca de fígado	0,96	Purê de batata (30% de leite)	1,03
Jiló refogado	0,92	Purê de inhame	1,04
Lasanha	1,01	Quiabo refogado	0,95
Leite enriquecido c/banana	0,90	Quibebe	0,98
Leite enriquecido c/banana e pêra	0,78	Refresco de laranja	0,70
Leite enriquecido c/maçã	0,78	Repolho refogado	0,75
Leite enriquecido c/mamão	0,82	Risoto de frango	0,93
Leite enriquecido c/mamão, banana e maçã	0,90	Rocambole de carne moída	0,93
		Salada de agrião e tomate	0,53
Linguiça ao molho	0,93	Salada de alface e agrião	0,39
Linguiça frita	1,55	Salada de alface, tomate e pepino	0,48
Mingau de aveia	0,76	Salada de maionese batata e maçã	0,89
Mingau de creme de arroz (5%)	0,92	Salada de brócolis	0,66
Mingau de farinha láctea (5%)	0,94	Salada de feijão fradinho c/bacalhau	0,82
Mingau de maisena (5%)	1,02	Salada de frutas	1,02
Molho à campanha	0,92	Salada de maionese (batata, cenoura e chuchu)	0,75
Molho de carne moída	0,92		
Mousse de maracujá	1,04	Salpicão de frango	0,96
Omelete de queijo	1,26	Salsicha ao molho	2
Panqueca de carne moída	1,07	Strogonoff de carne	1,06
Panqueca de frango	1,08	Strogonoff de frango	1,04
Pasta de cebola	0,86	Suco de laranja c/cenoura	0,84
Pasta de queijo	0,71	Suco de laranja, cenoura e tomate	0,90
Pasta de sardinha	0,84	Suco de laranja com mamão	0,88
Pastel de carne	1,40	Suflê de espinafre	0,81
Pastel de frango	1,33	Suflê de queijo	0,96
Pastel de queijo	1,35	Salada de vagem	0,78
Pavê de chocolate	0,80	Talharim ao sugo	0,80
Pirão	1,06	Vagem refogada	0,96

Fonte: Laboratório de Alimentos e Dietética da Faculdade de Nutrição da Universidade Federal Fluminense (UFF).

LEITE

CONCEITUAÇÃO

O leite é o produto da secreção da glândula mamária dos mamíferos. O leite e o mel são as únicas substâncias na natureza destinadas, exclusivamente, a servir de alimentos. O leite não específico mais usado na alimentação humana é o leite de vaca, seguindo-se o de cabra.

COMPOSIÇÃO

A composição do leite é diferente para cada raça e varia também de acordo com a alimentação do animal, a individualidade, a estação do ano, a época de lactação e muitos outros fatores. Por exemplo, em relação às oscilações na composição do leite de vaca, por 100 mL, as variações podem ser: proteínas de 3 a 4 g (caseína 2,87 e albumina 0,56); lipídios de 3 a 6 g; glicídios de 4,6 a 5 g; minerais de 0,7 a 0,75 g; vitaminas A de 97 a 785 U.I., C de 0,5 a 6,6 mg, B_1 de 0,10 a 2,5 mg, B_2 de 0,65 a 100 mg e niacina de 0,05 a 0,5 mg (segundo diferentes tabelas).

CARACTERÍSTICAS FÍSICAS

O leite é um alimento líquido que contém cerca de 86% de água. Está constituído por mistura de várias substâncias: lactose e minerais em solução; proteínas em forma coloidal (estando a caseína dispersa e a albumina e globulina em solução); gorduras em forma de emulsão, também dispersas no líquido; vitaminas e gases também em solução.

Depois da ordenha, ficando o leite em repouso, os glóbulos de gordura, que são de baixa densidade, tendem a subir, formando um depósito na superfície (camada de nata). O creme de leite ou nata pode ser separado batendo-se ou, então, por centrifugação.

O aquecimento do leite à pressão atmosférica normal produz a coagulação da albumina e da globulina, enquanto a caseína, que representa a maior fração protéica, não se coagula. Em condições especiais de cocção, isolada, fervendo a 130°C por uma hora e modificando-se o pH do leite por ação de ácido ou fermento para menos de 4,8, a caseína coagula prontamente.

A cor esbranquiçada do leite deve-se à caseína e aos fosfatos de cálcio. O tom verde-amarelo do soro deve-se à lactoflavina (vitamina B_2) e a cor amarela da manteiga ao caroteno (pró-vitamina A).

O sabor do leite cru modifica-se pela fervura, porque a globulina e o lactato de albumina, coagulados, aderem ao fundo da panela, podendo queimar-se; a lactose pode caramelizar-se pelo calor excessivo; os gases, que muito favorecem o sabor, perdem-se e, pela evaporação da água, concentram-se os demais elementos. Por outro lado, a fervura destrói certas enzimas que podem alterar o sabor do leite (a lipase, ao desdobrar a gordura, produz gosto amargo).

A reação do leite após a ordenha é neutra (pH 6,6); em seguida, pela perda progressiva de CO_2, torna-se alcalino. O leite contém flora microbiana própria, os lactobacilos acidófilos, que desdobram a lactose, produzindo ácido láctico. A acidez que se desenvolve é neutralizada inicialmente pelo sistema buffer do leite. No entanto, a produção de ácido aumenta e, ao atingir pH 4,8 (ponto isoelétrico da caseína), o leite coagula-se, pois a caseína perde a estabilidade e precipita-se em forma de caseinato de cálcio. Parte do ácido láctico combina-se com o cálcio, dando lactato de cálcio. A formação de ácido é tanto mais intensa quanto maior for a contagem de germes (muitos adquiridos por contaminação e nocivos), os quais farão que o leite coalhe mais rapidamente.

A fervura destrói os germes em geral, porém não destrói os espórulos. Os lactobacilos acidófilos são mais facilmente destruídos quando o pH do leite fervido torna-se alcalino, dando margem ao desenvolvimento de germes pelos espórulos ou por contaminação. Daí a necessidade de mantê-lo na vasilha em que foi fervido, coberto, e, tão logo atinja temperatura adequada, colocá-lo no refrigerador.

O leite cru coagula-se facilmente pelo aquecimento quando seu pH é 4,6 a 4,8 (muito ácido).

Pelo aquecimento, forma-se na superfície do leite uma película constituída de albumina e globulina coaguladas, as quais englobam sais de cálcio, gordura e uma pequena fração de caseína, que também adere àquelas substâncias. Iniciando o processo de fervura, dilatam-se os gases dissolvidos no leite e formam espuma, cuja pressão é capaz de levantar a película superficial que impede seu desprendimento, fazendo entornar o leite. Para impedi-lo, untam-se os bordos do fervedor de leite com manteiga, ou bate-se o leite com um garfo ou batedor apropriado.

O tratamento térmico altera o teor de nutrientes de qualquer alimento, principalmente o das vitaminas hidrossolúveis. No entanto, só o tratamento térmico do leite torna-o próprio para o consumo humano.

Dependendo da temperatura a que o leite é submetido, a digestibilidade de suas proteínas é mais ou menos afetada, sendo as principais consequências as seguintes: alterações físico-químicas; reação de Maillard; desnaturação e coagulação. O leite longa vida sofre maior desnaturação das proteínas que o pasteurizado; contudo, isso não necessariamente implica a diminuição da digestibilidade das proteínas, nem a diminuição do seu valor biológico.

PROCESSAMENTO DO LEITE FRESCO

O método caseiro de esterilização é a fervura por três minutos, o que modifica o teor de vitamina C e o sabor do leite, pelos motivos anteriormente descritos. O leite processado (pasteurizado ou esterilizado) apresenta características diferentes do leite cru em sabor e digestibilidade, sem, no entanto, estar prejudicado no seu valor nutricional, exceto quanto a algumas vitaminas.

O método de pasteurização usado na industrialização do leite tem duas modalidades: pasteurização baixa, que consta do aquecimento de leite a 63°C mantido por 30 minutos e resfriamento em seguida; pasteurização em placas, aquecimento de 71,1 – 75°C durante 15 segundos e resfriamento em seguida. Ambos os processos são feitos em ambiente fechado para que não escapem os gases dissolvidos no leite e não se alterem suas características sensoriais iniciais. A albumina não coagula, os minerais não precipitam e a perda de vitaminas é mínima. O coágulo de leite pasteurizado tende a formar grumos menores na sua digestão, especialmente depois de fervido.

Asseguradas as condições sanitárias e higiênicas, o leite, servido ao natural ou gelado, é um excelente alimento. É necessário cuidar para que o leite, engarrafado ou não, mantenha seu teor vitamínico inicial, principalmente de riboflavina, da qual é importante fonte. Quando exposto à luz, perde vitaminas: 50% de vitamina C e 3 a 8% de riboflavina.

O leite é distribuído em recipientes de cartão impermeabilizado e forrado com folha de alumínio e em sacos plásticos, opacos, de 1 litro, com indicação da data para o uso e o tipo de leite contido.

1) **Tipo A:** leite natural, obtido por ordenha mecânica, obedecendo-se a todas as regras de higiene no seu processamento: extração, pasteurização, engarrafamento mecânico, distribuição com prioridade de tempo.

2) **Tipo B:** leite natural, integral, pasteurizado.

3) **Tipo C:** obtido de leite em pó desengordurado, reconstituído, e parte de leite natural, para elevar o teor de gordura (leite parcialmente desengordurado).

4) **Leite longa vida:** com o advento dos envases de cartão, especiais, que asseguram proteção perfeita contra os efeitos da luz, permitem enchimento asséptico e prolongam o tempo de conservação do leite, iniciou-se a exploração de novo método de esterilização. O leite de ótima qualidade, homogeneizado, é submetido à temperatura ultra-elevada (UHT - ultra high temperature), 135 a 150°C, durante dois a quatro segundos. É distribuído em embalagens de 1 litro ou individual (em forma de tetraedro) com leite puro ou enriquecido, sabor chocolate, baunilha ou morango. A conservação é assegurada por meses, se mantido em lugar fresco.

Tabela 8 Composição química por 100 mL de leite.

Alimento Leite de:	Calorias	Glicídios g	Protídios g	Lipídios g	Cálcio g
Vaca	65,5	4,5	3,5	3,5	0,113
Cabra	93,8	5,2	4,3	6,0	0,200
Jumenta	41,0	6,4	1,7	0,9	0,083
Ovelha	108,6	5,5	5,6	7,0	0,207
Mulher	66,3	6,8	1,5	3,6	0,034
Vaca (desnatado)	37,0	5,2	3,6	0,1	0,124
Búfala	106,0	4,4	4,7	7,9	0,164
Égua	47,0	6,0	2,2	1,6	0,090
Camela	70,0	4,1	3,7	4,2	
Yac	100,0	4,6	5,2	7,0	
Lhama	65,0	5,3	3,9	3,2	
Rena	250,0	2,4	10,3	22,5	
Baleia	256,0	1,79	11,95	22,24	

Fonte: Dados da tabela de P. Franco e FAO (Roma 1972).

O tratamento por bactocentrifugação, a velocidade muito elevada, possibilita eliminar grande porção de germes, tornando ainda mais seguro o processo UHT e o processo contínuo HTST (high temperature, short time) de pasteurização. A aplicação de radiação ionizante, irradiação ultravioleta e tratamento com ondas ultra-sônicas são aventados para suprimir a contaminação microbiana.

O uso do leite e do subproduto do soro enriquecido (com banana, ovos etc.) é uma opção para grupos vulneráveis em substituição aos refrigerantes comerciais. Deveria ser incentivado nos restaurantes escolares, proporcionando a crianças e adolescentes, em uma idade em que o necessitam, esplêndido alimento por preço igualou inferior.

TIPOS DE LEITE

1) **Leite evaporado:** consiste na evaporação de 50% da água do leite, no vácuo, à temperatura de 54 a 60°C, para evitar que se coagulem as proteínas. A preparação final tem duplicada a concentração dos elementos nutritivos, porque reduziu à metade seu volume inicial.

2) **Leite homogeneizado:** leite submetido a um processo mecânico de subdivisão dos corpúsculos de gordura. A mistura dos elementos do leite toma-se muito estável e a nata não se separa quando o leite fica em repouso.

3) **Leite desengordurado:** leite do qual foi retirada a gordura. Muito empregado em dietas de emagrecimento por ser ótima fonte de proteína, cálcio, vitamina B_1 e, principalmente, B_2.

4) **Leite condensado:** corresponde ao leite submetido à evaporação até 1/3 do volume inicial e adicionado de 40% de açúcar. Para reconstituí-lo, basta acrescentar-lhe duas vezes seu volume em água: terá, então, a composição de leite fresco com 13% de açúcar.

5) **Leite em pó:** é obtido pela retirada total da água por processos industriais (câmara de vácuo, processo de cilindros aquecidos e, mais modernamente, pulverização do leite e secagem em uma corrente de ar quente, método chamado spray). O leite em pó pode ser integral, desengordurado, maternizado, hiperprotéico, acidificado, leite em pó instantâneo, de fácil dissolução pela inclusão de lecitina etc., para determinadas aplicações. A quantidade de substâncias sólidas em 100 mL de leite integral é de 13 a 14 g; portanto, na sua reconstituição, exige-se que, em 100 mL de leite reconstituído, estejam contidos 14 g de leite em pó.

 ❏ estocagem do leite em pó: a qualidade do leite em pó depende de condições de estocagem: tempo de 6 a 18 meses; temperatura desde + 40°C até - 18°C; umidade relativa (UR) de 60%. O desenvolvimento de mofo indica sério risco de formação de toxinas. Outra importante mudança é o bronzeamento enzimático (reação de Maillard) por reação entre aminoácidos, redução de lactose e de lisina, tomando-o indigesto. Manter o produto à baixa temperatura minimiza estas reações.

As condições mais práticas e comuns são: temperatura + 20°C e UR de 60%, com alteração mínima de proteína no período de 6 meses, enquanto aumenta a 1/3 no fim de 18 meses. A estocagem pode durar até 25 meses a - 18°C, quando deve sofrer operação de descongelamento adequado à modalidade de consumo.

6) **Leite acidificado ou fermentado:** a coagulação espontânea do leite com a acidez pH 4,8 produz a coalhada comum. Obtém-se mais rapidamente a coagulação do leite acrescentando-se fermento láctico ao leite morno. A ação enzimática opera-se em poucos minutos, sem aumento de acidez. Produzem-se fermentações especiais pelo acréscimo de floras fermentativas especiais típicas. O kumis é um leite com fermentação alcoólica produzida pelo uso de fermento búlgaro e lêvedo de cerveja, com ausência de bacilos proteolíticos. Originalmente preparado com leite de égua ou camelo, pode ser feito também com leite de vaca. O kumis é um leite fluido que pode conter até 4% de álcool.

O kephir também é leite com fermentação alcoólica produzida pelos grãos de kephir (constituídos de Lactobacillus caucasicus, Streptococcus lactis guntheri, Enterococus lactis e Sacharromyees kephir). De origem caucasiana, preparado com leite de ovelha, cabra ou vaca, pode conter um teor de álcool entre 0,7 e 2,0%, dependendo do tempo de fermentação a que foi submetido.

O iogurte é obtido pela fermentação pronunciada de leite reduzido a 1/3 por ebulição, ao qual se acrescenta o fermento búlgaro (Diplostreptococcus yogourte Lactobacillus bulgaricus). No iogurte, a caseína apresenta-se quase totalmente peptonizada, sendo de fácil digestão. O grande índice de acidez que contém confere-lhe ação anti-séptica e, particularmente, antipútrida. O teor alcoólico do iogurte é quase nulo, não devendo exceder a 0,25%. Existe, atualmente, grande variedade de produtos de iogurte, natural ou acrescido de mel ou frutas (maçã, pêssego, morango, abacaxi, ameixa etc., em pedacinhos), e acredita-se que em breve tempo substituirão o sorvete na preferência popular. É, de fato, preparação mais indicada para a proteção da flora intestinal, principalmente nos climas tropicais.

Para uso pediátrico, o leite pode ser acidificado por diferentes processos: ácido láctico (solução de ácido láctico a 75%: 8 mL em 1l); suco de limão (20 mL em 1l); ácido cítrico (4,5 g em 1l); ácido clorídrico etc. Os mais usados são o ácido láctico e o limão.

A acidificação do leite constitui antecipação de uma etapa digestiva, daí ser melhor tolerado que o leite natural.

Ao leite fresco ou em pó parcialmente desnatado e acidificado dá-se o nome de leitelho.

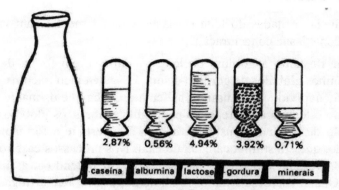
Composição química do leite de vaca

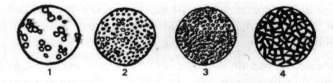
Estrutura da gordura 1. Leite fresco, 2. Leite homogeneizado
3. Creme de leite e 4. Manteiga

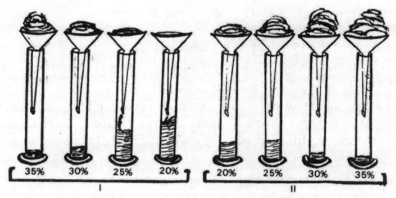
Efeito do batido e depósito de soro depois de 18 horas
I. Creme de leite fresco II. Creme de leite com 24 horas

Figura 4

7) **Leite hidrolisado:** desdobrando a lactose, melhora a tolerância em caso de hipersensibilidade.

DERIVADOS DO LEITE

São substâncias isoladas do leite e usadas separadamente, com valor calórico correspondente à sua concentração.

1) **Creme de leite:** a gordura do leite encontra-se em forma de emulsão de pequeninos glóbulos de gordura de um, três, até cinco mícrons. Cada glóbulo está envolvido por finíssima película protéica que os mantém separados. Quando o leite fica em repouso por algumas horas, os glóbulos de gordura, que são de pequena densidade, sobem à superfície e formam um conglomerado, que constitui a camada de nata. Nos processos caseiros, retira-se a camada de nata com uma colher grande e rasa, obtendo-se assim o creme de leite. Quando se deseja maior rendimento, usa-se a centrifugadora, que faz uma extração mais perfeita da gordura.

    O creme de leite pode variar no seu conteúdo de gordura, segundo seja de maior ou menor concentração, isto é, de 10, 20 e 40% de gorduras; Contém também apreciável quota de cálcio, 90 a 98 mg%, e ferro, 0,80 mg%, além de glicídios e proteínas em pequena proporção.

    Ele pode ser submetido ao processo de homogeneização, que consta de sua passagem, por pressão, através de orifícios muito pequenos. Os glóbulos de gordura homogeneizada têm o diâmetro de 1/10 a 1 mícron.

    Creme de leite batido (creme chantilly) consiste na incorporação de ar ao creme, pelo batido. O tipo de creme de leite mais apropriado é o mais concentrado (mais de 30% de gordura), que tem maior porcentagem de proteína (2,2 a 2,5 g), que tenha certo grau de acidez (não seja muito fresco) e que esteja bem frio (5 a 7ºC). O acréscimo de muito açúcar dificulta o batido. O creme homogeneizado não é próprio para fazer creme batido, porque não retém ar.

    O creme de leite é empregado como elemento gorduroso em várias preparações, como sopas, molhos, pratos de aves e peixes. Também é usado para sobremesas de frutas, doces, sorvetes etc. Em alguns países, é servido com café e chá.

2) **Manteiga:** é obtida batendo-se continuamente o creme de leite. A maneira de bater o creme de leite para obter manteiga não é incorporando ar e, sim, simplesmente, procurando juntar os glóbulos de gordura, os quais, reunidos na manteiga, formam uma estrutura semelhante a uma rede que retém, nos espaços, restos de soro. Ao contrário do creme, que é uma emulsão de gordura no soro, a manteiga é uma emulsão de soro na gordura. Ao formarem-se as bolas de manteiga, separa-se a maior parte do soro ou buttermilk.

A manteiga é gordura de fácil digestão e assimilação. Tem um sabor típico conferido pelos ácidos graxos que a integram, especialmente o butírico. É empregada largamente em preparações culinárias. Decompõe-se com facilidade quando a temperatura de cocção (calor seco) excede a 120°C. Daí o inconveniente de usá-la em fritura, pois se produz facilmente a acroleína, produto de decomposição da glicerina, que é nociva ao aparelho digestório.

O alto teor em ácidos graxos saturados que compõem a manteiga justifica sua limitação nas dietas para enfermos com taxas altas de colesterol no sangue.

3) **Soro de leite:** o soro de leite é obtido quando se bate o creme para fazer manteiga. Contém os componentes do leite em menor concentração, mas é especialmente pobre em gordura. Por ser ácido, é usado para modificar a flora intestinal de putrefação.

4) **Caserna em pó:** obtida pela separação e pulverização da caseína do leite. O pó contém 88% de proteínas, sendo usado, principalmente, em regimes dietoterápicos líquidos e hiperprotéicos.

5) **Queijos:** são produtos da industrialização do coalho do leite. O coalho simples, escorrido, é o queijo de granja. Existe uma grande variedade de queijos, cuja diferença deve-se ao método de fabricação: teor de gordura inicial do leite (o queijo mais gordo é mais mole, e o magro, mais duro); adição de ingredientes: salitre, que é nitrato de potássio e sódio, empregado para neutralizar o efeito de falsas bactérias lácticas que produzem o estufamento do queijo, quando o leite empregado na sua fabricação não é de qualidade superior; cloreto de cálcio, que serve para facilitar a coagulação de leites provenientes de regiões de pastagens pobres em cálcio, diminuindo a perda de caserna no soro e aumentando o rendimento do leite em queijo; cloreto de sódio, que também serve para evitar estufamento precoce; corantes vegetais (sementes do urucuzeiro "Bixa orellana"), os quais são usados nos queijos de pasta amarelada, como o prato, tilsite etc.; fermentos lácticos, que são germes indispensáveis à maturação do queijo ou, então, o soro-fermento de germes termófilos, empregados, cada qual, em tipos diferentes de queijos; coalho, obtido da mucosa do estômago de ruminantes, que produzirá grânulos de coagulação maiores ou menores, segundo seja usado para a fabricação de queijo mole e queijo duro.

Na combinação dos ingredientes, cada queijo tem sua fórmula ou receita própria, mas a qualidade inicial do leite é a primeira condição para se obter um bom queijo. Sendo o leite substância perecível e de fácil contaminação, é indispensável uma escrupulosa higiene em todas as etapas da fabricação do queijo. Os queijos estufados, rachados, mofados indicam qualidade inferior.

O queijo tem uma concentração protéica cerca de 6 a 10 vezes maior que a do leite, e a de cálcio, 4 a 8 vezes maior. Não é alimento que se possa ingerir na mesma quantidade em que se ingere o leite, dada a sua concentração, mas seu uso é de grande valia, principalmente para as pessoas que não gostam de leite.

A digestão do queijo está facilitada pelos acidoproteolizantes (lactobacilos), os quais desdobram suas proteínas durante o processo de maturação. Já dizia Hipócrates: "O queijo é um ótimo alimento; se a alguns faz mal, não se vão privar dele aqueles a quem faz bem".

- **Queijo Minas:** frescal, fresco ou verde, de fabricação doméstica ou caseira, obtido de leite integral, não pasteurizado, sem adição de fermento, comprimido manualmente, não prensado, salgado a seco, exposto à secagem por dois a três dias e dado ao consumo antes de iniciada a maturação. Tem 30 g% de proteína e 28 de gordura.

Como variante deste, há o queijo Minas semicurado, que, depois da secagem, fica retido na queijeira por alguns dias, criando uma crosta fina amarelada, a qual, depois de seca, tende a brilhante, ficando a massa um pouco consistente. Outra variante é o queijo Minas duro, que deve permanecer por mais tempo ainda na queijeira, sendo virado frequentemente, untado com óleo vegetal comestível, adicionado de pimenta-do-reino em pó (para evitar punilha). A maturação prolonga-se até 40 dias, dando um queijo picante que em cozinhas pobres substitui o parmesão.

O queijo Minas de fabricação industrial é feito de leite integral, pasteurizado, adicionado de fermento láctico selecionado, de massa crua, não prensada e não maturada, dado ao consumo no quinto ou sexto dia de fabricação. Já o queijo Minas padronizado é prensado mecanicamente, salgado a seco e maturado, no mínimo, por 20 dias.

- **Queijo Prato:** é obtido de leite pasteurizado, de massa semicozida, prensado e maturado por 30 dias. Contém 30 g% de proteína e 26 de gordura. Variantes são o lanche e o cobocó, que têm 28 g% de gordura, e o esférico (duplo creme), com 18 g% de proteína e 20 de gordura, chamado, pois, impropriamente, de duplo creme.

- **Queijo tipo Parmesão:** constitui uma adaptação brasileira do queijo "grana" italiano. É feito de leite cru ou pasteurizado, de massa cozida, prensado e maturado, no mínimo, por seis meses. Tem consistência dura, maciça, crosta firme, lisa, untada com óleo secativo ou com verniz próprio, ou com substância adesiva, preferentemente de cor preta. Contém 32 g% de proteína e 29 de gordura. O queijo montanhês é uma variante, tendo apenas dois meses de maturação.

- **Queijo tipo Edam:** originário da Holanda, é obtido de leite cru ou pasteurizado, de massa semicozida, prensado e maturado, no mínimo, por dois meses. É o queijo do reino ou palmira, de cor amarelo-palha, com tonalidade rósea, homogênea; cheiro e sabor próprios e picantes suaves. Contém 27 g% de proteína e 20 de gordura. Semelhante a este são os tipos gouda, chedar e suíço, com 29 g% de proteína e 27 de gordura. O chedar é de procedência norte-americana e apresenta relativa facilidade de fabricação e grande resistência às impropriedades de nosso ambiente.

☐ **Queijos tipo Suíço:** o Gruyere e o emental, feitos de leite cru (raramente pasteurizado), de massa cozida, prensados, maturados, no mínimo, por quatro meses. São queijos cuja fabricação tem de ser muito bem controlada. Têm textura aberta, apresentando olhadura característica, com olhos redondos ou ovalares.

☐ **Queijo tipo Roquefort:** originário da França, é obtido de leite cru ou pasteurizado, de massa crua, não prensado e maturado pelo espaço míniimo de três meses, apresentando as características formações verde-azuladas devidas ao desenvolvimento, no interior da massa, do Penicilium roqueforti. Tem consistência mole, esfarelante, de untura manteigosa. Contém 22 g% de proteína e 33 de gordura. Na França, só podem ser chamados "queijos Roquefort" os obtidos estritamente de leite de ovelha. Na imitação, aqui é usado o leite de vaca. Este queijo deve ser mantido em ambiente refrigerado entre 4 e 6ºC.

☐ **Queijos de fabricação atípica:** por serem feitos de soro, ou de massa parcial ou totalmente elaborada, ou de queijo maturado, apresentam a possibilidade de aproveitamento de queijos defeituosos ou de resíduo industrial, qual seja, o soro. Inclui-se neste grupo o ricota (fresco e defumado), cuja matéria-prima é o soro de qualquer dos queijos, acrescido de um volume de 10 a 20% de leite, de preferência integral. É acidificado com soro de fabricação do dia anterior ou limão espremido, aquecendo-se a 92 – 93ºC, momento em que a albumina se flocula. A massa que flutua é apanhada com colher própria e colocada em fôrma especial. Encolhe bastante em vista do dessoro. Pode ser usado fresco ou depois de ser levado ao defumador por 10 a 15 dias. Contém 12 g% de proteína e 14 de gordura.

Os queijos de massa filada, frescais (Mozzarella e "cabecinha" ou "cavalo"), cujo nome varia segundo o formato, devem ser feitos de leite cru ou pasteurizado, de teor de gordura integral para os queijos frescos e limitada a 3% para os maturados. Nos países de origem (Península Balcânica), emprega-se leite de cabra, ovelha e búfala. O que caracteriza estes queijos é a estrutura em "tiras" ou "fitas", formadas durante a prensagem, e a massa compacta, elástica, maleável, de cor branco-porcelana. Contém 28 g% de proteína e 20 de gordura.

☐ **Requeijão comum:** é obtido da fusão da mistura cremosa, massa de coalhada dessorada e lavada, de leite integral ou desnatado. É produto de pouca conservação, mofando facilmente. Tem 30 g% de proteína e 20 gordura.

- ❏ Queijo fundido: é obtido da fusão de queijos defeituosos (não impróprios ao consumo), aos quais se acrescenta um fundente.

UTILIZAÇÃO DO LEITE EM PREPARAÇÕES CULINÁRIAS

O leite pode servir de meio de cocção para preparações não ácidas, como de cereais (arroz doce, mingau de aveia, mingau de farinha em geral) e hortaliças (sopa de creme de aspargo, palmito, couve-flor etc.), conferindo-lhes cor e sabor especial, além de aumentar seu valor nutritivo. É usado em combinações com ovo, que também tem a propriedade de coagular-se, dando, assim, preparações como flans e pudins. Serve de ingrediente na preparação de purês, bolos, molho branco etc. Na sopa de tomate, deve ser acrescentado no fim, pouco antes de servir, e quente, para evitar que talhe. Também é usado em refrescos com suco e polpa de frutas, podendo eventualmente talhar quando adicionado a uma fruta ácida (laranja, abacaxi etc.), o que não impede que seja servido depois de batido no liquidificador, pois o leite talhado é de mais fácil digestão que antes de talhar.

O leite é servido com infusões, aromatizantes, em sorvetes etc. Facilmente pode-se ingerir 500 mL de leite por dia, o que seria uma quota mínima ideal em todas as idades. Existem tantas formas de acrescentar o leite às refeições que, mesmo os que não o apreciam puro, poderiam aceitá-lo prazerosamente, dissimulado em preparações salgadas ou doces.

Também o queijo é complemento muito apreciado na confecção de inúmeros pratos salgados (molho, sopa, soufflés, gratinados, massas etc.), em sanduíches, em doces etc.

ALTERACÕES NO ARMAZENAMENTO

O armazenamento do leite a baixas temperaturas favorece a oxidação, que consiste em uma série de reações químicas induzida por O_2, calor, luz, alguns metais (Cu e Fe).

Estas reações envolvem a deterioração oxidativa, principalmente de ácidos graxos insaturados. Os ácidos graxos saturados só se oxidam em temperaturas acima de 60°C, enquanto os ácidos graxos poliinsaturados podem oxidar-se no armazenamento. Os efeitos podem ser odor desagradável, até tornar-se impróprio para o consumo, além de alteração do valor nutritivo.

OVO

CONCEITUAÇÃO

O ovo é um corpo unicelular, formado no ovário ou oviduto. Compõe-se de protoplasma, vesículas germinativas e envoltórios. Contém os nutrientes essenciais para nutrir o gérmen da respectiva espécie.

O Regulamento de Inspeção Industrial e Sanitária de Produtos de Origem Animal (BRASIL, 1997) define: "pela simples designação ovos entende-se os ovos de galinha (Gallus domesticus)". Ovos das demais espécies serão acompanhados de designação da espécie de que procedem.

COMPOSIÇÃO QUÍMICA

Os ovos de todas as aves, e também os de tartaruga e peixes, são ótimo alimento. O ovo de galinha, que é o mais usado na alimentação humana, pesa aproximadamente 50 g e contém, em 35 g que correspondem à clara, 4 g de proteína e vitaminas B_2; em 15 g que correspondem à gema, 6 g de gordura, 2 g de proteínas e vitaminas A, D, E, K e B, além de cálcio, ferro e enxofre. A gordura do ovo contém lecitina (rica em fósforo-lipídios), que favorece o metabolismo do colesterol.

ESTRUTURA DO OVO

O ovo possui as seguintes partes: casca, membrana externa, membrana interna, câmara de ar, clara, calazas, gema. A Figura 5 apresenta a estrutura do ovo.

A casca representa cerca de 11% do peso total do ovo e possui três camadas: a camada interna ou mamilar, constituída por cristais de calcita; a esponjosa, formada também por sais de calcita e fibras em paliçada; e a cutícula, com uma camada esponjosa e uma mais espessa. A estrutura da casca é porosa, o que permite a evaporação da água, a penetração de substâncias que modificam o cheiro e o gosto do ovo e a penetração de bactérias da parte externa.

Por ocasião da oviposição, o ovo apresenta mucopolissacarídios na forma de uma película mucosa que recobre a casca, impedindo a perda excessiva de umidade e protegendo seu conteúdo de contaminação.

As membranas da casca, externa e interna ou testácea, são formadas por resistentes fibras orgânicas compostas por queratina, que se entre cruzam em todas as direções. Estas membranas seguem juntas até o pólo mais largo do ovo, no qual se separam para dar origem à câmara de ar.

Quando da oviposição, a câmara de ar é inexistente ou diminuta. Nesta ocasião, a temperatura do ovo é de 41°C e à medida que esta temperatura vai se ajustando à temperatura ambiente, ocorre a contração da porção líquida e a perda de gases, principalmente gás carbônico, do interior do ovo. Este processo resulta na separação da membrana interna e externa da casca, ocorrendo, então, a formação da câmara de ar. A partir daí, o aumento do tamanho da câmara fica na dependência da intensidade da evaporação, que depende, diretamente, da temperatura de armazenamento do ovo e da umidade relativa do ar. A textura e a permeabilidade da casca também influem no aumento da câmara de ar.

A clara ou albúmem constitui 57% do peso total do ovo e apresenta-se em quatro camadas superpostas. De dentro para fora, protegendo a gema, há a densa interna ou calazífera, camada que continua com as calazas, uma de cada lado, sustentando a gema em sua posição central; recobre esta a camada fina interna; por cima, há a camada densa externa, que sustenta e protege as camadas mais internas e a gema, e que, com o envelhecimento do ovo ou mesmo por ruptura, permitirá a migração da camada interna da clara, ocasionando uma liquefação aparente; e, mais externamente, há a camada fluida externa, com aspecto mucilaginoso. A viscosidade e a tensão superficial são propriedades físicas das proteínas da clara do ovo, que determinam as suas propriedades funcionais em preparações em que a clara, na forma de espuma, entra como ingrediente.

A gema, que compreende cerca de 32% do peso total do ovo, possui partes denominadas látebra, disco germinativo, camadas concêntricas amarela clara e amarela escura e, envolvendo-a, a membrana vitelina, permitindo manter sua forma esférica. Nos ovos de poedeiras comerciais, as camadas concêntricas não têm tonalidades diferentes.

A membrana vitelina é bastante permeável, permitindo a passagem da umidade da clara para a gema, que, com o tempo, vai aumentando de tamanho e tornando-se mais frágil.

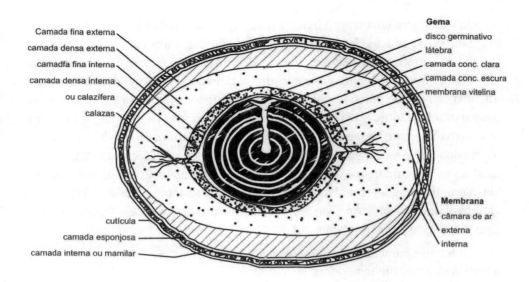

Figura 5 Esquema da estrutura do ovo.
Fonte: GOULD; GOULD (2003).

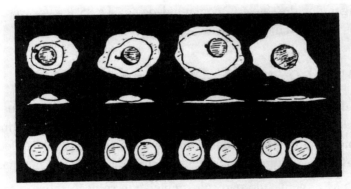

Figura 6 Ovo fresco; com uma semana; duas a três semanas.

MODIFICAÇÕES DEPOIS DA POSTURA

O ovo fresco tem uma reação ligeiramente ácida dada pelo CO_2 que se solubiliza na clara. À medida que o ovo envelhece, parte do CO_2 sai pela porosidade da casca, dando entrada ao ar externo, que vai alcalinizando o ovo. O ar vai depositando-se entre as duas membranas e constitui a câmara de ar. Logo depois da postura, uma camada de muco reveste a casca, obstruindo parcialmente os poros – por isso o ovo lavado fica mais exposto à deterioração; mas os ovos sujos facilitam o desenvolvimento de germes e a contaminação interna através da porosidade. À medida que o ar vai entrando, a clara vai perdendo seu espessamento, a gema desloca-se para um lado e finalmente rompe-se a membrana vitelina que a separa da clara, misturando-se ambas. O pH interno, que se tornou alcalino, favorece o desenvolvimento de germes de putrefação, que produzem gases, fazendo grande pressão. O ovo podre arrebenta.

Por terem a camada de ar aumentada, os ovos velhos são fáceis de reconhecer. Imersos na água, flutuam, ou, então, colocados contra a luz, com o uso do ovoscópio, verifica-se o deslocamento da gema. Depois de quebrado, é ainda mais fácil constatar a idade do ovo: quando novo, a gema e a clara estão firmes, formando uma pequena pirâmide, que será tanto mais espalhada quanto mais velho for o ovo, no qual a clara encontra-se quase liquefeita e a gema bem dilatada. O ovo novo tem a casca áspera e fosca, ao passo que o ovo velho a tem lisa e com certo brilho.

Para conservar o ovo, procura-se impermeabilizar sua superfície ou colocá-lo em serragem, areia ou entre grãos de cevada em germinação que desprendem CO_2, impedindo assim que perca este gás pelas porosidades, mantendo-se fresco. Em refrigerador, de 0 até 4°C, com umidade de 74 a 85%, ovos frescos podem ser mantidos de 1 a 10 meses.

PROPRIEDADES DO OVO

A clara do ovo é constituída de albumina, que é solúvel na água, conalbumina, ovoglobulina e ovomucóide. Na gema, encontra-se a ovovitelina, que é uma fosfoproteína, a qual se combina com a lecitina, formando as lecitoproteínas, responsáveis por muitas das reações características da gema durante a cocção.

Todas as proteínas do ovo são solúveis em solução salina e se coagulam: a clara a 60°C e a gema a 65°C, atingindo o máximo de retenção da água a 70°C. A temperatura, sendo mantida por muito mais tempo ou sendo aumentada, prejudica a preparação do ovo, pois este se torna poroso, engrumado, ocorrendo a sinérese (perda de água).

Tanto a concentração de proteína como a presença de outros ingredientes na mistura afetam a temperatura de coagulação do ovo: o ácido (limão ou vinagre) diminui a temperatura de coagulação e produz coágulo mais espesso; o açúcar aumenta a temperatura de coagulação em relação direta com a quantidade de açúcar adicionada. O aquecimento prolongado de uma mistura de ovo com vinagre ou limão produz liquefação da preparação por hidrólise das proteínas.

Sempre que se tiver de adicionar uma gema ou um ovo inteiro a uma preparação de mingau ou molho, despejar a preparação quente sobre o ovo desfeito, o qual, à medida que entrar em contato com os ingredientes aquecidos a mais de 70°C, vai coagulando e formando uma preparação homogênea.

O ovo é usado para revestimento de certas preparações, como o bife à milanesa, croquetes etc., devido à propriedade de coagular, retendo a forma que se desejou dar ao alimento. O ovo também é usado em preparações que levam leite e farinha de trigo ou outra farinha, servindo de elemento de união.

A viscosidade da albumina permite a retenção de ar, o que acontece na clara batida usada para merengues, bolos, soufllés etc. A clara batida dá esponjosidade e leveza à preparação. O ponto ideal do batido é quando, retirado o batedor, a clara levanta junto, mantendo a forma e virando apenas a pontinha de cima. A massa deve ser branca, leve, porosa, mas não quebradiça, o que indica ter passado do ponto de batido. A clara, então, parte-se, deixando escapar uma porção líquida.

A adição de sal ou ácido em pequena porção aumenta a estabilidade da clara batida, embora retarde a formação esponjosa. Também o açúcar aumenta a estabilidade, mas requer batido mais longo. Investigações indicam que a temperatura ambiente é mais favorável para bater a clara que a temperatura de refrigerador. O acréscimo de uma colher das de sopa de leite e uma gotinha de gema ou manteiga impede a formação esponjosa da clara e, no caso de obter-se o batido, este não perdura.

Ao aquecer uma preparação à qual se tenha incorporado clara batida, ela aumenta de volume pela expansão do ar retido. A película de proteína que rodeia cada bolha de ar coagula-se, podendo romper-se facilmente, deixando escapar o ar, e a preparação reduz seu volume. É necessário distribuir a clara leve e uniformemente, no final, na última etapa de preparo, para impedir que se perca o efeito do batido pela eliminação do ar.

A gema contém pigmentos (xantofila, caroteno e criptoxantina) cuja concentração depende da qualidade do ovo, vale dizer, da alimentação da galinha. Além de conferirem valor nutricional, tais pigmentos constituem fator apreciado pelo colorido que emprestam às preparações de que participam. A maionese, a gemada e o pudim de leite com ovo têm de ser amarelados. A gema confere também um sabor característico agradável quando é fresca, e desagradável quando o ovo é velho.

A gema apresenta a propriedade de incorporar gordura em forma de emulsão. Há emulsões transitórias, como o azeite batido na água ou no álcool, em que o azeite é a fase descontínua (apresentando-se em forma de pequenos glóbulos) e a água ou o álcool constituem a fase contínua. Há emulsões estáveis, como a maionese, porque existe um agente estabilizador. Explica-se, teoricamente, a ação do estabilizador como capaz de produzir uma membrana (chamada quimicamente de membrana de solvatação) ao redor dos corpúsculos do líquido disperso na qual está emulsionado.

As moléculas superficiais das substâncias líquidas mantêm uma determinada estabilidade e consistência por serem atraídas entre si pelo fenômeno de adesão. Quanto maior for a tensão superficial do líquido, maior será a estabilidade. Certas substâncias que não se dissolvem, adicionadas à superfície de um líquido, podem aumentar sua tensão superficial e são chamadas de hipsótonas; outras, ao contrário, diminuem a tensão superficial e são denominadas batótonas.

A gema de ovo, principalmente por seu conteúdo protéico, aumenta a tensão superficial da gordura, permitindo a incorporação de um conglomerado maior de corpúsculos de gordura na formação do molho maionese ou molho holandês. A maior incorporação de corpúsculos de gordura obtém-se pelo batido, que pode ser pelo processo manual ou utilizando-se o liquidificador. A técnica manual é lenta e requer que se acrescente o azeite gota a gota à gema, no preparo da maionese. Usando o liquidificador, bate-se um pouco a gema primeiro, acrescentando-se em seguida o azeite às colheradas, porquanto a rapidez de movimentos produz uma pronta emulsão.

SELEÇÃO DE OVOS

O tamanho e o peso do ovo podem variar (aves novas põem ovos menores), bem como a cor da casca, dependendo da espécie de origem. Para o ovo da galinha, existe uma classificação comercial:

1) **Especial:** peso mínimo de 48 g; câmara de ar fixa de 6 mL de altura; casca forte, sem deformação, homogênea, íntegra, limpa; gema translúcida, firme, consistente, na parte central do ovo, sem germe desenvolvido; clara transparente, consistente, limpa, sem manchas ou turvações, calazas intactas. Sensação de densidade ao sacudir o ovo.

2) **Comum:** peso mínimo de 35 g; camada até 10 mL de altura; as mesmas qualidades do especial, relativamente bem mantidas.

3) **Fabrico:** os que não se enquadram nas características anteriores, mas ainda estão em boas condições para uso de confeitaria e estabelecimentos similares, como ovos partidos e trincados.

Para o comércio internacional, classifica-se o ovo em seleto (60 g ou mais), extra (55 a 60 g) e especial (48 a 55 g).

4) **Impróprios para consumo:** são os ovos que não se enquadram nas características anteriores, com alterações de gema e clara (aderentes à casca, com manchas, presença de sangue e embrião desenvolvido; podridão; presença de fungos externa ou internamente; odor e sabor alterado); casca suja, com brilho ou sem a capacidade natural dada pelo muco; sensação de conteúdo fluido ao sacudi-la.

PREPARAÇÃO DE OVOS

1) Nas preparações mistas de ovos e leite ou ovos e outro líquido qualquer, em que se pretende utilizar o ovo como agente coagulante, deve-se obedecer às proporções dos ingredientes que se baseiam na capacidade de embebição dos colóides, isto é, na capacidade de a clara e a gema reterem água. Do contrário, pode ocorrer que, no pudim ou flan, separe-se uma parte do líquido. Também é necessário obedecer às proporções em preparações que se baseiam no poder emulsionante da gema, para que ela não desande.

2) Nas preparações de ovo que se devem submeter à cocção, não exceder a temperatura indicada, para que as micelas protéicas não se aglomerem demasiadamente, dando uma preparação áspera ou engrumada. Cozinhar em fogo brando, banho-maria ou em forno a baixa temperatura e com a vasilha colocada em recipiente com água.

3) Para a preparação de ovo quente ou à la coque, quando colocado na água em temperatura de ebulição, cozinha-se em:

   3 minutos .... 1/3 da clara

   4 minutos .... 2/3 da clara

   5 minutos .... toda a clara

   6 minutos .... 1/3 da gema

   7 minutos .... 2/3 de gema

   8 minutos .... toda a gema

Com 10 minutos de cocção (em fogo brando, pois a proteína coagula a 60°C), obtém-se um ovo cozido duro. Não deixar a água borbulhar para não quebrar o ovo. Para evitar que se forme uma camada escura de sulfureto de ferro entre a clara e a gema, no ovo cozido, deve-se esfriá-lo rapidamente em água corrente depois de cozido. No resfriamento lento, o enxofre aquecido e volátil da clara reage com o ferro da gema.

O ovo gelado não deve ser colocado na água em ebulição, porque a diferença de pressão interna do ovo é súbita, provocando a rotura da casca. Colocá-lo em água à temperatura ambiente e levá-lo lentamente ao aquecimento. Logo que a água entre em ebulição, já 1/3 da clara está coagulada.

Para obtenção de ovo poché, coloca-se o ovo sem a casca em uma panelinha com água acidulada, em ebulição. Deve-se baixar imediatamente o fogo para que não ferva, pois as bolhas da ebulição desintegrariam a clara. É necessário que o ovo seja bem fresco, tendo a clara bastante densa e gelatinosa.

Na cocção de ovo por fritura, é necessário observar que a temperatura da gordura não seja excessiva e que a quantidade de gordura seja suficiente para a preparação não aderir ao fundo da frigideira. No ovo frito simples, a clara deve coagular apenas e a gema permanecer parcialmente crua para que a preparação seja de fácil digestão. Um ovo encharcado de gordura e com a clara desidratada, estorricada feito uma camada de pergaminho, oferece maior dificuldade digestiva.

CONSERVAÇÃO DE OVOS

Ovos em pó são empregados principalmente na indústria de produtos de confeitaria, sorveteria etc. O método de congelamento é aplicado para conservação de ovos inteiros (sem casca) ou clara e gemas separadamente. Devem ser usados logo após o descongelamento e não devem voltar a ser congelados.

O ovo líquido pasteurizado é envasado em saco plástico, previamente esterilizado e mantido em câmara frigorífica a temperatura entre O e 4ºC.

Já os produtos de ovos desidratados oferecem uma série de vantagens de estocagem e manuseio. São embalados em duplo saco de polietileno atóxico e revestidos de papel multifolha.

CARNES

CARNES

Conceituação

Carne é todo músculo estriado que recobre o esqueleto, bem como o diafragma, língua, esôfago e vísceras de diferentes animais. A carne compreende tecido muscular, conjuntivo e adiposo. Incluímos na designação carne toda parte comestível de animal, seja doméstico, seja selvagem: ave, mamífero, peixe, molusco, crustáceo, batráquio e outros.

Estrutura da carne

A carne magra é constituída por fibras microscópicas que se reúnem em feixes ligados entre si por tecido conectivo, que pode ser interfascicular e perifascicular. Muitos feixes de fibras constituem o músculo, que se encontra envolvido por tecido conjuntivo condensado, formando uma membrana muscular.

O tecido adiposo encontra-se em maior ou menor quantidade, quando se trata de animal gordo ou magro. Pode distribuir-se nos espaços entre as fibras ou entre os feixes, ou, então, na parte externa do músculo, constituindo uma camada de tecido adiposo subcutâneo.

Também se encontram no interior da carne tecido vascular e fibras nervosas que, junto com o "grão" (constituído pelo agrupamento de fibras mais ou menos desenvolvidas, as quais, seccionadas em corte transversal, dão a impressão de grão), determinam a consistência da carne. Em animais velhos, há uma resistência maior de todos os tecidos e a carne é dura. Influi grandemente na maciez o teor de gordura, que pode achar-se dentro dos feixes de fibras abrandando sua resistência.

O exercício muscular torna as fibras rijas; portanto, os músculos das asas de aves e as patas dianteiras de bois são menos macios, enquanto o lombo (parte de filé mignon) é o corte de carne mais tenra. Há diferença, principalmente em gosto, de acordo com o sexo animal (galo ou capão, leitão ou porco, touro ou boi) ou do sexo feminino, bem como na consistência da carne.

Componentes químicos de cada tecido

Tecido muscular

Está constituído de fibras musculares que contêm pigmentos, sais inorgânicos, substâncias extrativas, glicogênio, proteínas etc. A concentração de proteínas das carnes magras é muito semelhante, mesmo se tratando de animais diferentes. A quantidade de pigmentos pode variar, sendo menor no animal novo que no adulto, cuja carne é mais vermelha. Os peixes também têm concentração menor de pigmentos na carne. Os pigmentos responsáveis pela coloração da carne são: a mioglobulina dos músculos e a hemoglobina do sangue. Ambos comportam-se de maneira parecida sob a ação do oxigênio, e do calor. Em presença do oxigênio, a hemoglobina forma a oxiemoglobina, de cor vermelho-brilhante. Quando aquecida a mais de 64°C, decompõe-se a hemoglobina, produzindo hematina, substância de cor marrom. Portanto, a mudança de cor da carne, quando submetida ao calor, de vermelho para pardo e marrom, indica cocção. Com um termômetro colocado no interior da carne pode-se determinar quando atingiu 64°C e está cozida.

As substâncias extrativas da carne estão constituídas por compostos nitrogenados, derivados das nucleoproteínas, e são: bases purínicas, ácido úrico, creatinina etc. São solúveis no meio de cocção e dão sabor à preparação. Entre as substâncias não nitrogenadas, há o ácido láctico e minerais. No suco de carne, encontra-se uma quantidade marcada de cloreto de sódio, sendo menos concentrada na parte protoplasmática e sarcoplasma. A carne contém apreciável concentração das vitaminas do complexo B. Cerca de 70% de seu volume é constituído por água, cuja porcentagem é maior em animais novos.

Em relação à utilização da carne de porco:

- tipo gordo (para toucinho e banha);
- tipo magro: predomínio de tecido muscular (carne), o que depende de raça e da alimentação do animal.

Tecido conjuntivo

Representa, nos tecidos animais, o mesmo que a celulose nos tecidos vegetais, isto é, tem função de sustentação. Os tendões são de cor esbranquiçada e consistência rija; os ligamentos de maior elasticidade são amarelados. O tecido branco tem 36% de matéria sólida, a maior parte escleroproteína (30% de colágeno e 1% de elastina). No tecido amarelo, há de 7 a 8% de colágeno e 30% de elastina.

O colágeno e a elastina são insolúveis na água fria; quando submetidos ao calor seco, dessecam-se e endurecem. Submetidos por tempo prolongado à cocção por calor úmido, o tecido tendinoso aumenta de volume, amolece, e hidrolisa-se o colágeno, transformando-se em gelatina. Desta forma, desprendem-se as fibras musculares, pois a gelatina é solúvel na água quente.

A gelatinação do colágeno efetua-se mais facilmente em temperatura acima de 100°C (panela de pressão), tomando muito mais tempo, horas seguidas, quando realizada com ebulição simples (cocção do mocotó). A obtenção de gelatina é mais rápida na presença de ácido (vinagre ou limão), que facilita a hidrólise de tecido protéico.

Tecido adiposo

É constituído fundamentalmente de gordura (75 a 90%), cuja cor e consistência variam de um animal para outro e segundo seja localização em tecido subcutâneo ou acolchoando vísceras (gordura cavitária ou sebo). É a diferente composição em ácidos graxos que faz que a gordura do carneiro seja firme e a do porco seja branda. O tecido adiposo contém ainda de 2 a 4% de proteínas, de 0,1 a 0,2% de minerais e de 5 a 20% de água.

A suculência da carne também pode ser atribuída à quantidade e distribuição da gordura (a gordura superficial, que pode contribuir para uma menor desidratação do produto, e a gordura intramuscular).

O tecido adiposo é constituído de células adiposas que se organizam em grupos chamados lóbulos, separando-se entre si por meio de septos (tecido conjuntivo) que os sustentam. O tecido adiposo exerce funções como reservatório de energia, modelação do corpo, preenchimento de espaço entre os tecidos, constituindo um recurso antichoque, e é uma fonte de calor. Geralmente, é encontrado entre os outros tecidos, caracterizando o que se chama de carne marmorizada.

Os lipídios encontrados no tecido adiposo fundem-se, com maior ou menor facilidade, quando a temperatura atinge aproximadamente 50°C, muito antes de coagular-se a proteína. A gordura liquefaz-se, produzindo o "goteio". A perda de gordura não é total, porque ela se encontra retida em estrutura celular. Mesmo que a membrana celular rompa-se nos processos de subdivisão e cocção, ou retraia-se, parte da gordura sempre permanece no seu interior, o que se observa no torresmo. Quanto mais alta a temperatura à qual é submetida a carne, maior é a perda de gordura que passa para o molho (meio de cocção).

As carnes que possuem gordura intrafascicular ("marmoreio") são mais macias, pois a gordura impede que o tecido muscular resseque durante os processos de cocção – por exemplo, a carne de porco.

Há uma tendência, atualmente, de preferirem-se as carnes magras (rã, coelho, frango, vitela etc.) para diminuir a quota de ingestão diária de ácidos graxos saturados, que favorecem as taxas altas de colesterol sanguíneo.

Qualidade da carne

Antigamente, as carnes eram classificadas em: negras ou de caça, vermelhas e brancas. Só as brancas eram indicadas para alimentação de enfermos, por seu baixo teor em purinas. No entanto, sabe-se hoje que todas as carnes têm um teor semelhante de purinas; divergem, sim, no teor de gordura (colesterol) e na natureza das fibras magras e tenras – carnes de frango, rã, pombo, pescadinha, vitela, coelho etc. são de mais fácil digestão, principalmente quando se originam de animais novos. As vísceras têm maior concentração de purinas e colesterol.

Um ponto importante a observar na aquisição da carne são as condições sanitárias e higiênicas. Características que podem servir de guia: a cor normal é o vermelho-vivo; o odor, próprio. As carnes arroxeadas, acinzentadas e esverdeadas, descongeladas ou não, com odor forte e desagradável, não devem ser usadas na alimentação.

Para constatar o estado de conservação da carne, pode-se aplicar a reação de bioreto e/ou a de Hebert: em um tubo de ensaio, coloca-se uma parte de álcool, três de éter e uma de HCl. Introduz-se um estilete com um pedacinho de carne a pesquisar (sem encostar no reagente). A carne pútrida desprende gases de amoníaco com a decomposição das proteínas, produzindo ácido pirúvico e enxofre, resultando o gás sulfídrico (de odor característico), com a ação do reagente.

Deve-se escolher o peso ou corte desejado para uma determinada preparação. Toda parte é boa se preparada de maneira adequada. Só as carnes de primeira dão bom bife, mas até a rabada pode resultar em um prato muito delicioso.

O estado de maturação influi sobre a consistência da carne. O glicogênio encontrado no músculo continua desdobrando-se mesmo depois de abatido o animal, pois nem todos os tecidos morrem ao mesmo tempo. Produz glicose e ácido láctico, que, por não haver circulação, depositam-se, modificando o estado de embebição dos colóides; as micelas protéicas agrupam-se com pH baixo e observa-se a rigidez cadavérica. O ácido láctico tem uma ação reversível, agindo depois sobre as proteínas e hidrolisando-as, o que produz abrandamento da carne. O processo de maturação vai prosseguindo, devendo as carnes serem mantidas em ambiente higiênico e adequado por algumas horas, para este fim. Em alguns países, utiliza-se uma fase bem avançada de maturação, o faisandé, para aves de caça, procurando obter-se um sabor pronunciado.

A carne pode ser adquirida fresca ou depois de ter sido congelada. Durante a congelação se produz uma precipitação e desidratação das proteínas, que perdem o turgor e a capacidade de embebição, verdadeira desnaturação das proteínas. Estas mudanças traduzem-se em um aumento da consistência muscular, mas com a cocção posterior o fenômeno é compensado pela coagulação das proteínas.

No processo de congelamento lento entre - 0,6 e 3,9°C, 75% da água contida no alimento transforma-se em cristais de tamanho tal que podem prejudicar a estrutura celular do alimento, permitindo a perda de água, sais e albumina do protoplasma, principalmente quando a carne não é utilizada logo depois de descongelada. Já o processo de congelamento rápido diminui o inconveniente da destruição celular, mas toda carne congelada (que assim pode ser mantida até durante um ano) é mais vulnerável à contaminação depois do degelo e deve ser usada logo.

A carne descongelada adquirida no varejo (açougue) jamais deve ser congelada novamente. Em frigoríficos em que a carne é descongelada lentamente e com as precauções técnicas, ela pode ser mantida em refrigerador de 8 a 10 dias em câmaras refrigeradas a 2 ou 4°C e umidade de 75 a 80%.

A carne que não sofreu maturação antes de ser congelada poderá sofrê-la posteriormente. Comercialmente, a carne é submetida à maturação em câmara a 3°C durante dez dias ou mais. Estudos recentes indicam que bastam três dias de maturação quando se usam raios ultravioletas e quando se aquece a câmara a 15°C.

Um dos processos mais comuns de amaciamento é o de colocar a carne, de véspera, em vinha-d'alhos. É utilizado para carne de gado, porco, carneiro, coelho, aves etc. A vinha-d'alhos consta de temperos diversos adicionados ao vinagre ou ao vinho. Os temperos variam de acordo com o tipo de carne. O pH ácido da vinha-d'alhos tem ação hidrolisante sobre as proteínas, continuando os fenômenos de maturação natural conferidos pelo ácido láctico. Também o uso de suco de limão, principalmente para peixe, além de conferir sabor, torna-o mais macio.

Existem também meios mecânicos para amaciar a carne. Na cozinha doméstica, usa-se bater o bife quando a carne não é macia. Para efetuar esta operação em grande escala, nas cozinhas de coletividades, a indústria de equipamentos de cozinha lançou uma máquina. O amaciador de carne "Tenderator" consta de uma série de lâminas que se intercruzam; ao passar o bife entre elas, seccionam-se as fibras endurecidas da carne. O amaciador só pode ser usado para cortes planos de carnes, porém apresenta a vantagem de se empregarem carnes de segunda para bife simples ou com envoltura.

Cortes de carne de vacum

Diverge muito a maneira de retalhar o animal de um país para outro, e até de um açougue para outro. Varia também a nomenclatura usada para os diferentes pesos. A título de orientação, damos aqui métodos de retalhar, usados no Brasil com o nome dos cortes. Veja-se o esquema que segue (Figura 7), no qual, colocando-se uma manta sobre o lombo do animal, tudo o que fica encoberto constitui a carne de primeira e a de segunda. A divisão, feita por uma linha diagonal partin-

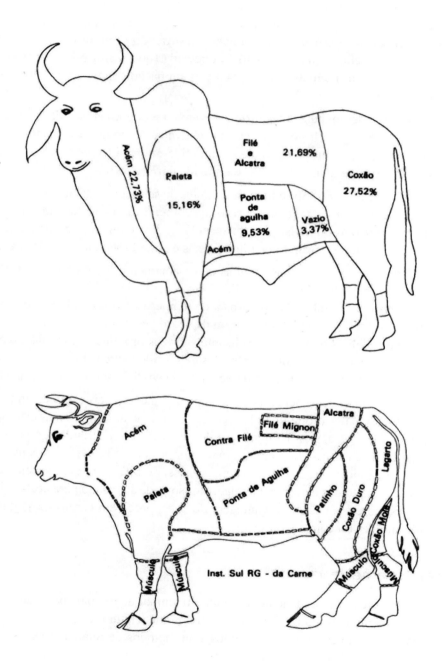

Figura 7 Cortes de carne de vacum.

do da extremidade superior do cangote e indo à parte inferior do quarto traseiro, separa os dois tipos, ficando acima da linha a carne de primeira e abaixo dela a de segunda. A soma de ambas corresponde a 60% do animal. Fora da manta fica a carne de terceira, que corresponde a 40% do peso do boi. Outro exemplo é o publicado pelo Instituto Sul-Riograndense da Carne. Isso também se aplica à carne de búfalo, de valor análogo.

Vísceras ou miúdos

Os órgãos internos de cor vermelho-escura, coração, rins, língua e principalmente o fígado, contêm alto teor de ferro, vitaminas do complexo B e vitaminas A; miolos são ricos em lipídios, e dobradinhas (estômago e intestinos) têm cerca de 11% de proteína.

As vísceras deterioram-se mais facilmente que os músculos (cortes comuns de carne) e possuem características de consistência próprias a cada uma, da mesma maneira que os diferentes cortes de carne.

Cocção da carne

O objetivo da cocção da carne é destruir germes patogênicos, coagular as proteínas, abrandar o tecido conjuntivo e desenvolver um sabor agradável para torná-la apetecível.

Os cortes de carne de primeira qualidade são geralmente utilizados para preparações de grelha, mal-assados, bifes etc., empregando-se o calor seco. O método usado depende do tamanho ou grossura do pedaço de carne utilizado.

Os bifes podem ser submetidos à alta temperatura, que, produzindo uma coagulação superficial das proteínas, forma uma crosta que impede a perda do suco interno, especialmente do bife mal-passado e da carne mal-assada, que permanecem úmidos e suculentos.

O sabor destas preparações é exaltado pela desidratação de substâncias extrativas que se condensam na superfície da carne. Pelo calor, retraem-se as fibras musculares, dando saída cada vez maior ao suco da carne. Pelo aumento da temperatura, também a gordura intrafascicular funde-se e passa ao meio de cocção, reduzindo mais o volume da carne. Por esse motivo, quando se assa qualquer carne, inclusive galinha e peru, deve-se colocá-la inicialmente em forno brando, para que a retração das fibras aconteça lentamente, impedindo que se produza o "goteio", que torna a carne seca, além de reduzir muito o volume e dar menos rendimento. Quando já estiver cozida, aumenta-se a temperatura do forno para obter-se o dourado final.

Em experiências feitas, verificou-se que 6 kg de carne assada durante três horas em forno a 232°C reduziam-se a 4 kg, perdendo 1 litro de suco ("goteio");

em forno com temperatura inicial de 260°C durante 20 minutos e completando depois o prazo de quatro horas com temperatura de 148°C, diminuiu 1 kg, perdendo-se ½ litro de suco; em forno a 121°C durante cinco horas, diminuiu 750 g, perdendo-se apenas ¼ de litro de suco.

Alguns fatores influem sobre a penetração de calor no interior da carne: volume total, formato, espessura, carne com osso (aquece mais rápido porque o osso é bom condutor de calor) ou sem osso, carne congelada ou não, revestimento de camada gordurosa (facilita a penetração do calor) ou gordura entre os feixes musculares (retarda a penetração de calor). A maneira mais precisa de verificar se o calor penetrou no interior da carne é com o uso do termômetro, medida que ainda não é muito adotada em nosso meio. O uso do termômetro introduzido na carne dá uma indicação precisa de seu grau de cocção: de 65 - 70°C (ao ponto); de 70 - 80°C (bem passada) e de 80 - 95°C (muito bem assada).

Sabe-se que a 60°C coagulam-se as proteínas, estando a carne neste ponto apenas assada; a 70°C, já está medianamente assada, e a 76°C, já está bem assada. No primeiro caso, perde 16,8% por "goteio" e evaporação; a carne medianamente assada perde 18,6%, e a bem assada perde 22,3% no total, quando utilizado o método de forno brando por mais tempo. Verificou-se também que há uma retenção considerável de teor de vitaminas do complexo B, quando o assado é feito à temperatura mais baixa. Considerando que assar em forno brando (120°C) é a forma pela qual se observam menos perdas de nutrientes e se obtém menor retração do assado, rendendo mais, é sem dúvida este o método mais aconselhável para fazer carne assada.

O tempo de cocção (assar ao forno) depende do tipo de corte de carne e do respectivo peso. Para os cortes de carne macia (filé mignon, contrafilé, maminha de alcatra), pode-se calcular de uma hora para assar 1 kg (mal-passado) até 1h45 (bem assado). Peças maiores de 2 kg, de carnes menos macias (lagarto, pernil, língua, presunto defumado), levam de duas a três e até quatro horas, em forno à temperatura aproximada de 150°C. Pode elevar-se a temperatura até 200°C, no final, para dourar a superfície do assado. (Vide glossário.) Fornos modernos dispõem de termostato para controle de temperatura e tempo de cocção.

Quando se corta a carne para bife ou "tournedos", deve-se procurar sempre seccionar as fibras musculares, pois se o bife for tirado no sentido horizontal, ao retrair-se, na cocção, torna a preparação dura. Também ao cortar fatias de pernil assado ou carne assada deve-se procurar seccionar os feixes musculares, cortando no sentido perpendicular às fibras. As fatias terão melhor apresentação e serão mais macias.

A carne submetida à cocção em meio úmido perde uma parte das proteínas (a mioalbumina e a mioglobulina) no meio da cocção, o que, entretanto, não chega a 1%. Passam também sais minerais e vitaminas solúveis.

A cocção rápida em temperatura alta determina endurecimento da carne pela retração brusca das fibras musculares e do tecido conjuntivo. A cocção prolongada transforma o colágeno em gelatina e desintegra o tecido conjuntivo em geral, libertando e abrandando também as fibras musculares. Neste caso, é mais alto o teor de proteínas ingerido com o caldo de sopa. Passam ainda para o meio de cocção as substâncias extrativas, nitrogenadas não protéicas, sangue coagulado e gordura. As purinas têm ação excitante sobre o aparelho digestivo. A quantidade maior de gelatina é obtida pela cocção prolongada de patas e carcaça. Quando quente, é solúvel, e, ao esfriar, precipita-se, dando substância transparente semelhante à geléia no seu aspecto, mas quimicamente diversa: a gelatina é de natureza protéica, enquanto a geléia produzida pela pectina é um glicídio.

Também na cocção por calor úmido coagulam-se as proteínas a 60°C, adquirindo cor acinzentada. Parte das proteínas que estavam dissolvidas na água fria coagula-se, subindo à superfície do líquido. Desejando-se obter um consommé límpido, é necessário retirar as partículas precipitadas com a escumadeira ou, então, adicionar clara batida ao caldo. Esta coagula-se, retendo as partículas sólidas, e sobe à superfície, sendo fácil de ser separada, coando-se a preparação.

A carne reduz, pela cocção, pelo menos 10% de seu volume inicial. Na preparação de churrasco, ocorre perda pelo "goteio". Outras preparações, como rosbife, bife à milanesa e carne assada, apresentam perda de seus pesos em cerca de 25, 15 e 40%, respectivamente. A carne pode perder pelo "goteio" até 5% de substâncias nitrogenadas não protéicas, de 20 a 30% de substâncias extrativas, até 30% de K e Na e até 20% de Ca e Fe. Teoricamente, nunca perde mais de 10% das proteínas, perdendo de 2 a 5% na cocção por água e 2% na cocção a vapor. Na fritura, não se reduz a proteína; ao contrário, concentra-se.

Comparando-se a carne crua com a carne cozida em igual peso, verifica-se que são semelhantes na sua composição química, porque, apesar de ter ocorrido perdas por dissolução e evaporação ou "goteio", houve uma retração do volume inicial da carne e diminuição do peso total. O que de fato acontece é que compramos um determinado peso de carne crua e fazemos o cálculo da divisão per capita sobre este peso. Um quilo de carne não dá 100 g para dez pessoas. Primeiro, temos de considerar o peso bruto (carne de boi em carcaça, aves com penas, peixes inteiros), depois o peso líquido (carne limpa, como vai para a panela, ou, antes, como é aproveitada) e, finalmente, o peso depois de cozida. O rendimento obtido

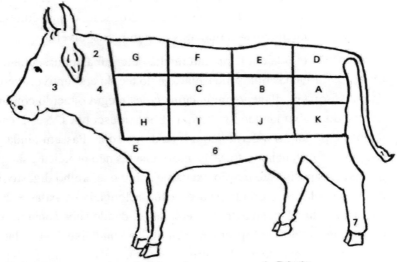

A. Patinho
B. Colchão duro
C. Colchão mole ou lagarto
D. Alcatra
E. Filé
F. Entrecosto
G. Acém
H. Paleta
I. Ponta de costela
J. Fralda dobrada
K. Costela aberta

1. Rabada
2. Cangote
3. Cabeça
4. Pescoço
5. Peito
6. Ponta de agulha
7. Patas

1. Cabeça
2. Pescoço
3. Acém
4. Acém
5. Pá
6. Peito
7. Presilha
8. Costela
9. Costela
10. Aba
11. Lombo (roast beef)
12. Alcatra
13. Pombinho
14. Ganso ou patinho
15. Chan
16. Chan
17. Rabadilha
18. Chambão
19. Mãos (mocotó)
20. Badona
21. Cauda (rabada)

Figura 8

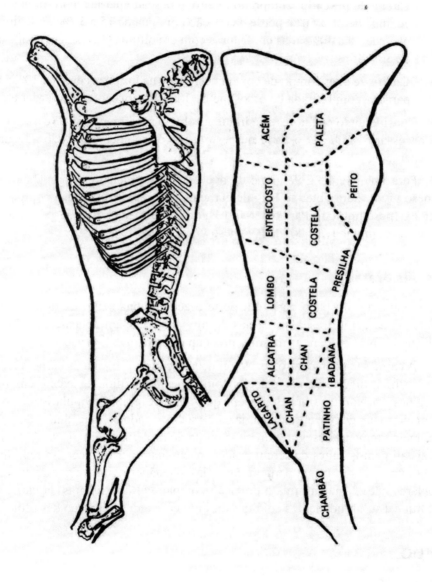

Figura 9 Corte de gado

na carne limpa e no peso final da carne cozida depende da técnica e dos métodos empregados no seu preparo. Vejamos alguns exemplos.

1) **Carne de vacum:** a carne que se compra representa 55% do peso total do animal vivo; na pré-preparação na cozinha, perde em ossos e aparas 28%; na cocção, perde de 10 a 35% mais.

2) **Carne de pescado:** comprado inteiro, o pescado perde na pré-preparação na cozinha de 25 a 50%; perde na cocção por água de 15 a 30%; em fritura simples, de 20 a 40%; mas em frituras com envolturas (à milanesa) pode ganhar de 30 a 45%.

3) **Carne de ave:** comprada com penas, perde na limpeza cerca de 30%; na preparação com retirada de ossos, perde 12%; na cocção, pode perder até 39%.

Considerando os fatores que influem sobre o rendimento final (carne servida), é necessário conhecer o corte ou peso usado e escolher o método adequado de preparação.

Para obter-se 1 kg de carne de ave cozida, é preciso comprar 2,560 kg PV (peso vivo). Para obter-se 1 kg de carne de ave cozida, é preciso comprar 1,780 kg PL (peso líquido). Para obter-se 1 kg de carne de ave crua PL (peso líquido), é preciso comprar 1,726 kg de PV (peso vivo).

Carnes desidratadas

Comparando o espaço para transporte e acondicionamento usado por carcaças inteiras de carne fresca, as carnes desidratadas ocupam apenas 1/10 do espaço daquelas. Não exigem as mesmas preocupações para conservação.

A carne seca tem quatro vezes a concentração de proteína da carne fresca, mas é de difícil digestão e não é aceita com a mesma facilidade, exceto em algumas regiões do Nordeste brasileiro, em que goza de grande popularidade. Aliás, o brasileiro em geral é apreciador da carne seca de gado, do bacalhau e do pirarucu, o que certamente assegura uma boa quota de proteínas animais na dieta normal. Tais alimentos, antes de serem usados, necessitam permanecer em remolho para reidratar-se, com o que perdem parte das substâncias solúveis, e as fibras musculares não alcançam uma hidratação comparável à das fibras da carne fresca, porque a solubilidade dos colóides diminui com a desnaturação das proteínas.

PESCADO

Conceituação

É o animal aquático obtido de água doce ou salgada, por diferentes processos de captura ou pesca, para fins alimentares. Dele se utilizam principalmente a carne, ovas e ovos e preparam-se derivados: gelatina, farinha de peixe, concentrado de proteínas de peixe (CPP), gordura ou óleo do fígado, produtos defumados etc.

Classificação

Para uso alimentar, classificam-se os pescados em: peixes, moluscos, crustáceos e quelônios.

Para fins de comercialização, classificam-se comumente os peixes (enorme variedade e nomenclatura confusa), segundo o sabor, a quantidade e o volume de pesca, em:

1) **Peixes finos:** peixes de água fria, clara e profunda, obtidos por pesca de linha (namorado, cherne, garoupa, vermelho, badejo, robalo, mero). Os peixes magros têm sabor mais suave e difere o gosto de peixe de água doce ou água salgada, dividindo preferência.

2) **Peixes populares:** peixes de água morna, rasa e lamacenta ou os capturados em maior volume pelo arrastão (corvina, pescadinha, cavalinha, galo, sardinha) e cuja abundância ou escassez provoca baixa ou alta do preço.

Quanto ao rendimento nutricional, não há diferença entre peixe fino e popular. A carne do peixe fresco e magro é de alta digestibilidade, pela falta de tecido conjuntivo.

Tanto por seu conteúdo em proteínas como em purinas a carne de pescado assemelha-se a outra carne qualquer. Os peixes em geral têm 4% de gordura (pescadinha, robalo, linguado, bonito, lúcio, truta, esturjão, caçonete, namorado, badejo, galo, vermelho, espada etc.). São ricos em gorduras os que têm de 6 a 15% (salmão, cavala, carpa, atum, tainha, merlusa, enguia, sardinha, arenque etc.).

Os peixes de água salgada são também ótima fonte de iodo, contêm quatro vezes mais a concentração de cálcio que as carnes comuns e o baixo conteúdo de tecido conjuntivo torna-os de mais fácil desintegração e digestão. O óleo de fígado de peixes (halibut, bacalhau etc.) é esplêndida fonte de vitaminas A e D.

Os moluscos (ostras, mariscos e mexilhões) têm valor semelhante à carne de peixes magros (proteína de 8,4 a 17% e glicogênio de 1 a 7%) em geral, enquanto os crustáceos (lagostas, camarões, caranguejos etc.) são comparáveis aos peixes gordos também em vitaminas e iodo. Oferecem perigo de infecção quando são retirados de águas poluídas e, tal como os peixes, são alimentos que facilmente se deterioram.

Sinais de reconhecimento de pescado fresco

Peixes

- a carne é firme, elástica e resiste à pressão dos dedos;
- a carne é branca, rosada, com reflexos madrepérola;
- a cauda é firme na direção do corpo;
- cheiro característico (de planta aquática);
- olhos salientes e brilhantes;
- guelras vermelhas e com cheiro fresco característico;
- escamas bem aderidas à pele;
- pele brilhante e úmida, sem untuosidade;
- ventre não deve estar abaulado.

Ostras

- as conchas são duras, bem ajustadas e quando comprimidas não provocam nenhum som;
- a carne é sólida, de cor clara e brilhante, e livre de impureza;
- o líquido é claro e brilhante, sem adição de água;
- o cheiro é característico, o gosto é agradável – nunca acre e desagradável.

Camarões

- a carne é firme, de cor branco-acinzentada, tomando cor rosada quando cozida;
- O cheiro e gosto são característicos e agradáveis.

Lagostas, siris e caranguejos

Adquirir a lagosta de preferência viva, devendo ser submetida ao cozimento ainda viva, o que faz que sua cauda encurve-se para baixo do corpo. Ao comprar lagosta frigorificada, observar a direção da cauda, pois estando em sentido horizontal, indica que foi cozida depois de morta. A retirada do cefalotórax reduz em 70% a contaminação. Siris e caranguejos também devem estar vivos até a hora da cocção.

Sinais de reconhecimento de pescado alterado

Peixes

- carne sem elasticidade e conservando o sinal de pressão dos dedos;
- carne sem brilho, de cor leitosa;

- ☐ cheiro desagradável, acre, pútrio;
- ☐ olhos turvos, vítreos, opalinos, afundados na órbita;
- ☐ guelras pálidas, acinzentadas, ressequidas, azuladas, com cheiro desagradável (para burlar, costuma-se passar mercúrio cromo nas guelras);
- ☐ escamas opacas, desprendendo-se facilmente (para burlar, costuma-se passar cola nas escamas);
- ☐ pele de cor embaçada, rugosa e frágil;
- ☐ ventre abaulado, flácido, volumoso.

OSTRAS

- ☐ conchas mal ajustadas, separadas e quando comprimidas provocam um som surdo;
- ☐ carne ressecada, descorada ou escura, sem brilho, com impurezas;
- ☐ líquido ausente ou adicionado de água;
- ☐ cheiro e gosto acres e desagradáveis.

CAMARÕES

- ☐ carne pouco firme, de cor escura, azulada ou esverdeada, mesmo quando cozida;
- ☐ cheiro e gosto fortes, acres, desagradáveis.

LAGOSTAS, SIRIS E CARANGUEJOS

A lagosta deve ser adquirida, de preferência, viva. A lagosta frigorificada, com cauda esticada em sentido horizontal, indica que foi submetida à cocção depois de morta, devendo opor-se restrições quanto à sua qualidade. As alterações são: modificações de colorações dorsal e ventral (barriga preta); do sabor, textura e odor amoniacal; aspecto gelatinoso com opacidade da carne. O mesmo vale para outros crustáceos (siris, caranguejos) e quelônios.

Aproveitamento do peixe fresco

Por sua própria natureza, o peixe apresenta um desperdício normal na sua pré--preparação, constituído por vísceras, escamas, cauda e nadadeiras. A cabeça e o espinhaço podem ser aproveitados em caldos, gelatinas, moquecas e também no preparo de peixes pequenos (sardinha frita), o que significa grande rendimento nutritivo pelo fornecimento de quota mais elevada de cálcio e fósforo.

Dependendo da espécie do peixe, seu rendimento pode variar, conforme se observa no quadro a seguir.

Tabela 9 Perda normal em peixes.

Tipo de peixe	Perda em 1 kg g	%	Aproveitamento em 1 kg g
Arraia	350	35	650
Badejo	130	15	870
Batata	240	24	760
Garoupa	190	19	810
Merlusa	320	32	680
Namorado	250	25	750
Pescadinha	150	15	850
Tainha	310	31	690

Fonte: Conselho Coordenador do Abastecimento.

Pré-preparo do pescado

Para escamar o peixe, deve-se pegá-lo firmemente pela cauda e passar uma faca afiada no sentido contrário às escamas, desprendendo-as.

Para eviscerá-lo, deve-se abrir seu ventre com tesoura ou faca afiada, retirando as vísceras cuidadosamente com a mão, sem rompê-las. Em seguida, remover a membrana aderida ao espinhaço.

Depois, deve-se aparar as guelras, a cauda e as nadadeiras.

Para filetar o peixe, é preciso fazer uma incisão no dorso, da cauda à cabeça, e, passando a faca afiada bem rente à espinha, remover a carne de um lado e do outro. Ainda com a faca afiada, levantar um pedacinho da pele, segurar firme, comprimir o fio da faca entre a pele e a carne do peixe e, então, puxar cuidadosamente, e a pele se desprenderá toda.

Lavar muito bem o peixe em água corrente. Colocar vísceras e resíduos imediatamente sobre papel para facilitar sua remoção e evitar odor desagradável.

Ao adquirir mariscos, mexilhões e ostras, deve-se lavá-los, primeiro, fechados ainda, com uma escovinha e muita água. Colocá-los em um tabuleiro, em lugar quente, para facilitar a abertura das conchas, o que se faz com a ponta da faca.

A água encontrada dentro da casca dos mariscos deve ser aproveitada para o cozimento deles.

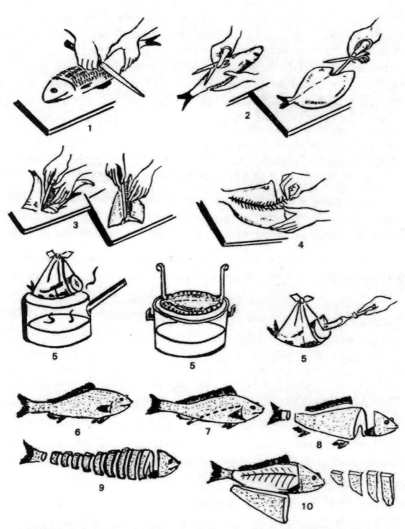

Figura 10 Pré-preparo do pescado.

Depois de retirados da casca, remover a "bolsa de areia" (intestinos) dos mariscos.

Na lagosta, depois de afervetada em água temperada com vinagre ou limão e sal, deve-se dar umas pancadinhas em torno da crosta para desprender a carne, retirando-a pela abertura do ventre, com auxílio de faca bem afiada. O mesmo processo é usado para outros crustáceos e quelônios.

Deve-se remover uma tripa escura que se encontra ao longo do dorso. Preservar a crosta da lagosta quando se desejar utilizá-la como ornamento; do contrário, quebrá-la para retirar mais facilmente a carne. Arrancar os ferrões e pernas, quebrar a crosta com martelo (sem esmigalhá-la). Para alguns tipos de preparações (moquecas, lagosta recheada), cortar pelo lombo, com faca resistente e afiada, a crosta da lagosta em duas partes. Remover a carne, retirar a tripa escura, preparar a carne conforme a receita desejada e recolocar a carne na crosta para servi-la recheada.

Os camarões podem ser descascados crus ou depois de aferventados. Deve-se ter o cuidado de remover a tripa escura que se encontra no dorso deles. Para certas preparações, preserva-se a ponta da cauda com fim ornamental.

Cocção de pescado

A carne de peixe tem pouco tecido conjuntivo, cozinhando facilmente em curto tempo e sem exigir alta temperatura. Havendo menor retração, por ter menos tecido conjuntivo que a carne de vaca, não perde tão facilmente a forma, exceto quando se ultrapassa o tempo de cocção, pois, neste caso, a carne de peixe desintegra-se. Para facilitar a retirada da panela e para manter a forma do peixe que se cozinha por calor úmido (na água ou no vapor), deve-se envolvê-lo em pano fino, amarrando duas pontas de um triângulo ou de um quadrado.

Dependendo do tipo de pescado, ele pode ser preparado cozido, assado, grelhado ou frito, estando exposto às mesmas perdas e modificações que foram discutidas em relação à carne de vaca.

AVES

Também a carne de aves tem um conteúdo protéico semelhante ao das outras carnes. As aves novas, mais tenras, têm menos tecido conjuntivo e menos gordura, o que as torna de mais fácil digestão e indicadas para aparelhos digestivos mais delicados (crianças e enfermos).

Pré-preparo de aves

A ave adquirida viva pode ser abatida pelo destroncamento do pescoço (quando não se deseja aproveitar o sangue para molho pardo ou outra preparação) ou pela degola ou corte do pescoço (quando se deseja aproveitar o sangue), recolhendo-se o sangue em uma vasilha com vinagre quando se necessita do sangue líquido – do contrário, ele formará um coágulo compacto.

Depois de morta, a ave deve ser depenada rapidamente. Se possível, deve-se evitar mergulhá-la em água quente, o que facilita a operação de depenagem, mas pode alterar a pele da ave. Eviscerá-la e cortá-la pelas juntas quando a preparação o indicar. Para galinha recheada, dar um corte pequenino sob o pescoço para retirar o papo e dar um corte na parte baixa do ventre, retirando com a mão as vísceras e a parte terminal do intestino. Outro processo é o de abrir a ave pelas costas com uma faca afiada. Deve haver cuidado para não romper a vesícula, pois a bílis produzirá gosto amargo. Deve ser retirada a pele que reveste internamente a moela. A pele dos pés pode ser removida, depois de serem imersos em água fervente.

As aves de pele resistente (galinha, capões, perus etc.) podem ser desossadas assim:

1) Cortar o pescoço retirando a cabeça.
2) Cortar a ponta das asas e pés.
3) Abrir a ave ao longo das costas, de alto a baixo, raspando com uma faquinha bem afiada toda a parte que estiver aderida à carcaça, que será retirada juntamente com as vísceras.
4) Retirar os ossos das asas e das coxas pela parte interna, cortando os tendões que os ligam à carne. Dependendo do tipo de preparação, os ossos das asas e coxas podem permanecer para manter melhor a forma da ave. Depois de desossada, a ave será recheada conforme a receita escolhida.

Amaciamento

As aves são preparadas de véspera, sendo colocadas habitualmente em vinha-d'alhos (vinho ou vinagre, alho, louro, pimenta, sal etc.) para ficar mais tenras e adquirir melhor sabor. Devem permanecer em lugar fresco, cobertas. Em climas quentes como o nosso, o melhor lugar é uma das prateleiras baixas da geladeira mais afastadas do congelador, em que é excessivamente frio.

As aves de caça merecem um tratamento especial. Logo depois de abatidas, devem ser evisceradas, permanecendo com as penas. Devem ser esticadas para enrijecerem na posição em que possam ser penduradas (pernas esticadas e cabeça para baixo). O amaciamento da ave pode durar de 24 horas a sete dias. Para favorecer o sabor da carne adquirido pelo processo de amadurecimento (faisander), os franceses costumam colocar no lugar de onde retiraram as vísceras vários temperos (alecrim, sálvia, cravo, baunilha, louro etc.). Em climas quentes, não se aconselha amaciamento além de 24 horas, pois a carne pode deteriorar-se facilmente.

Cocção de aves

São muito variadas as formas como podem ser preparadas as aves: cozidas, assadas, grelhadas, fritas etc. O tempo de cocção variará de acordo com o tamanho e a idade da ave: para as aves assadas, é preferível usar menor temperatura e mais tempo para obter carne mais tenra e macia. A Tabela 10 pode servir de orientação.

As carnes de aves estão sujeitas às mesmas modificações e perdas que as demais carnes. As aves recheadas de véspera apresentam o inconveniente de, se a preparação não tiver sido feita com cuidados higiênicos durante a manipulação, ter havido contaminação. Como não haverá um resfriamento adequado até o interior da ave e depois, na cocção, pode não ter havido um aquecimento até o interior do recheio à temperatura capaz de destruir possíveis germes, existe o perigo de deterioração, podendo produzir intoxicação alimentar.

Para melhor aproveitamento da ave, é aconselhável fazer um prato de preparação mista com os pedaços pequenos (canja, croquete, pastelão) e servir separadamente os pedaços maiores em porções individuais.

RELAÇÃO DOS ANIMAIS COMESTÍVEIS

De acordo com estudos realizados, o regime alimentar brasileiro é sabidamente carente de proteínas de origem animal. Este fenômeno nos parece paradoxal diante da enorme variedade de fontes de proteínas encontradas em nossa fauna.

Tabela 10 Tempo de cocção para aves a 150ºC ao forno.

Ave	Peso s/recheio	Peso c/recheio	Tempo de cocção
Peru	3 a 4kg	4 a 5kg	3 a 31/2 horas
	4 a 5kg	5 a 7kg	3 ½ a 4 horas
	5 a 7kg	7 a 9kg	4 a 41/2 horas
	8kg	10kg	5 a 6 horas
Galinha ou frango	1 a 2kg	2 a 3kg	2 a 3 horas
	2 a 3kg	3 a 31/2kg	3 a 31/2 horas
Pato ou marreco	2 a 3kg	3 a 31/2kg	11/2 a 21/2 horas

Fonte: JUNQUEIRA.

É muito grande o número de aves, animais de caça, peixes, mariscos, crustáceos etc. de que nos poderíamos valer para suprir as deficiências de proteínas, não fosse a caça e a pesca predatórias que ameaçam de extinção algumas espécies. Para compensar isso, a tecnologia moderna tem desenvolvido métodos e meios para criação em cativeiro de animais selvagens, inclusive em aquacultura.

Mamíferos, répteis, insetos e moluscos

Anta, ariranha, boi, búfalo, cabra, cágado, caititu, camaleão, capivara, carneiro, cavalo, caxinguelê, cobra, coelho, cotia, gambá, gato, irara, jabuti, jacaré, javali, jurará, lagarto, lebre, lontra, macaco, mocó, onça, ovelha, paca, peba, porco doméstico, porco-do-mato, porco-espinho, preá, preguiça ou maqui, quati, rã, tamanduá, tartaruga, tatu, tracajá, vaca, veado, vitela, tanajura, taperu, caramujo, lesma, sururu.

Aves

Aracuão, arara, borracho, capote (galinha-d'angola), codorniz, coruja, cotovia, faisão, frango, frango-d'água, gaivota, galinha, galinha-d'angola, ganso, garça, guariba, guiné (galinha-d'angola), inambu, inhuma, irerê, jaburu, jacutinga, jacu, jaó ou zabelê, juriti, macuco, maracanã, marreca, martim-pescador, mutum, narceja, papagaio, lardal, pato doméstico, pata selvagem, perdiz, periquito, peru, pombo, rolas, sabiá, saracura, socó, três-cocos.

Ovos

Ema, galinha, ganso, jabuti, marreca, ovas de peixes, pássaros (vários), pata, peru, pombo, tanajura (abdomes), tartaruga, tracajá.

Leite

Cabra, búfala, égua, jumenta, ovelha, vaca.

Fauna marítima

Baleia, camarão, caranguejo, cavalo-marinho, lagosta, lula, mexilhão, ostra, ovas, polvo, siri.

Peixes

Peixes fluviais

Acará ou cará, apaiari, arraia, aruaná, bagre, cará-bonito, carpa (produção limitada), cascudo, corvina, crumatá, dourado, enguia, gurijuba, jutubarana, lambari, mandi, mapará, matrinchão, muçum, pecu, piaba, piabanha, piau, pirarucu, pocomon ou pacomão, prepetinga, surubi, tambaqui, tamuatá, tenca, timburé, traíra, tubarana, tucunaré.

Peixes marítimos

Agulha, albacora, arraia, atum, bacalhau, badejo, bagre, barbeiro, badejete, batota, beijupirá, bonito, cabrinha, cação, cachorro ou cão (olho-de-cão), caçonete, cangulo, canhanha, canjupira ou camurupi, caranha, cavala, cherne, chicharro, coiá, corcoroca, dourado, enchova, enxada, espada, frade, galo, garoupa, gordinho, linguado, marimba, medusa, mero, namorado, olhete, olho-de-boi, palombeta, pampo, papa-terra, parati, pargo, pegador (ventosa), peixe-porco, peixe-rei, pescada, pescadinha, robalo, roncador, salmonete, sardinha, serra, tainha, vermelho, xarelete, xeréu.

Peixes de açudes, tanques e aquários (obtidos por piscicultura)

Apaiari, acari, branquinha, cangati, curimatá, piau, pirampeba, saguiru, sardinha, tainha, tambaquis, tucunaré, tilápia do Nilo, traíra.

Peixes importados

Lúcio, salmão, truta.

Peixes importados defumados

Arenque, esturjão (caviar), halibut, hipoglosso, lúcio.

PARTES APROVEITÁVEIS DE CADA ANIMAL

Além dos músculos estriados que cobrem o esqueleto, diferentes partes do animal podem ser utilizadas em saborosas preparações. Citaremos algumas: bofe (pulmão), bucho (estômago), cabeça, carcaça (ossos ou espinhas, para fazer caldo), coração, fígado, fressuras ou miúdos (tripas), glândulas, língua, miolos, moela, orelhas, oveiro, pâncreas, pés (mocotó), rabada, sangue, sebo, toucinho ou gordura, tutano, úbere de vaca.

ALGUNS PRODUTOS COMESTÍVEIS INDUSTRIALIZADOS DE ORIGEM ANIMAL

Anchova em conserva, arenque, bacalhau seco, bacon, camarão congelado, camarão defumado, camarão salgado, carne de aves de caça conservada em gordura, carne de boi enlatada, carne de porco salgada (orelhas, rabo e pés), carne-de--sol ou de-vento ou do-sertão, carne-seca, chouriço, copas (espécie de presunto), esturjão, farinha de camarão, filé de peixe, congelaado, galantina, gelantina de cabeça de porco, gelantina em pó, halibut, hipoglosso, lagosta (cauda congelada), língua defumada, linguiça de carne (porco, boi etc.), linguiça de fígado, lombo de porco defumado, mexilhão em conserva, mexilhão defumado, mexilhão salgado seco, pasta de mexilhão, mexilhão desidratado, mocela (linguiça de sangue de porco), mortadela, mulato-velho (bagre salgado), paio, palombeta em conserva, patê de camarão, patê de galinha, peixe-rei em conserva, pescada em conserva, pescadinha em conserva, piracuí (farinha de peixe), pirarucu seco, presuntada, presunto, salame, salaminho, salmão enlatado, salsicha, sardinhas em salmoura, sardinhas enlatadas, sardinhas prensadas, siri (carne congelada), tainha em conserva, toucinho defumado, toucinho salgado.

PRODUTOS NÃO CONVENCIONAIS

1) **Proteína vegetal texturizada** para uso de produtos da salsicharia e confecção de hambúrgueres.
2) **Proteinal** (farinha de soja desengordurada): enriquecedor para embutidos.
3) **Vegamine** (farinha e grits de soja, glúten de trigo, de milho, de arroz, de cevada, farinha de amendoim): enriquecedor para carnes e sopas.
4) **Proteimax** (proteína isolada de soja): enriquecedor para embutidos.
5) **Vergeburger** (pasta de anchova, mortadela vegetal, salsicha vegetal).
6) **Farinha de soja granulada** (proteína fibrilizada): tem ampla utilização como extensores ou reforçantes em produtos de carne.

Outros itens similares foram citados em capítulos anteriores.

O concentrado de proteínas de peixe (CPP) é um produto estável preparado à base do peixe em seu estado natural ou outros animais aquáticos, ou de parte deles, pela remoção da água e, em certos casos, do óleo. O tipo "A" (próprio ao consumo humano) é um pó de sabor suave e praticamente sem cheiro, baixo em lipídios, é usado para reforçar o teor protéico de diferentes preparações e produtos alimentares; o tipo "B" (pós, pastas, líquido etc.) tem alto teor de gordura e sabor forte.

PREPARAÇÕES CULINÁRIAS DE CARNE

Constitui o preparo da carne longo capítulo da arte culinária que, levado ao extremo de seu aperfeiçoamento, exige curso de especialização. Nosso intuito, porém, é dar uma noção geral dos métodos básicos de calor seco, úmido e misto que podem ser usados para a cocção de carne e quais os cortes mais indicados.

Bifes

1) **Bifes grelhados ou fritos e "tournedos"**, para os quais é necessário empregar carne de primeira. Os cortes indicados são filé mignon, entrecosto e alcatra. É preciso remover tecido tendinoso e membranoso e retirar os bifes cortando a carne em sentido oposto ao das fibras musculares, seccionando-as. O bife retirado no sentido horizontal, acompanhando o comprimento da fibra de carne, endurece ao cozinhar, porque a fibra se retrai.

   Ao preparar a carne, lavá-la se necessário ou passar apenas um pano úmido, enquanto estiver inteira. Temperá-la na hora para impedir que o sal, por osmose, retire o suco da carne. Passar o bife na gordura ou chapa quente, esperando dourar bem de um lado antes de revolvê-lo. Esperar que doure o outro lado e servir prontamente.

   Os "tournedos" são bifes grossos (2 cm de espessura), redondos (4 a 7 cm de diâmetro), contornados por uma fatia de toucinho presa por barbante. A envoltura de toucinho mantém a forma, confere sabor e torna os bifes mais macios.

2) **Bifes ensopados, enrolados, de caçarola, empanados e outros**, para os quais são empregados cortes menos macios de carne de primeira ou segunda (chã-de-dentro, acém e patinho). Tais bifes são cortados mais finos e podem ser batidos para ficarem mais macios.

3) **Bifes de carne moída**, os quais incluem o bife tipo hamburguês, almôndegas, croquetes etc., em que se podem empregar diferentes cortes e aparas de carne. É importante remover todo o tecido tendinoso e membranoso que possa prejudicar a qualidade da preparação.

Carne assada

1) **Assado ao espeto:** exige uma carne macia (filé, alcatra ou chã-de-dentro) – o mesmo tratando-se da carne de outros animais (aves novas etc.). Muito importante é a técnica empregada neste método de cocção em que se vai rodando a carne, submetida, inicialmente, à temperatura baixa, a qual será aumentada, gradativamente, até atingir o dourado final.

2) **Rosbife:** para obter uma ótima preparação, usar corte de carne bem macia (filé, alcatra ou chã-de-dentro). Passar ao redor um fio grosso ou barbante

caso se deseje manter o assado em determinado formato. Deixar a carne de molho no tempero (sal, vinagre, alho, pimenta, molho inglês etc.) por, pelo menos, três horas, para tomar gosto. Dourá-la rapidamente na gordura quente, com a assadeira colocada no fogo, antes de levá-la ao forno brando. Dois quilos de carne levarão cerca de meia hora para ficar no ponto, com o centro rosado. Desejando-se a carne mais crua, deixar menos tempo no forno.

3) **Carne de forno:** várias são as receitas de carne simples, lardeada ou recheada, assada no forno. É conveniente escolher cortes macios (lagarto, alcatra, filé, chã etc.), pois os cortes mais duros levam mais tempo e dão uma preparação muito seca. Assá-las sempre em forno brando, aumentando a temperatura somente para o dourado final, depois de constatar que a carne já está cozida.

4) **Braisé:** para as carnes menos macias, aconselha-se o braisé, que é uma cocção mista. Coloca-se a carne no forno e vai-se regando com molho e água até atingir o grau desejado de cocção. As receitas de braisé incluem hortaliças no molho.

5) **Assado simples de panela:** é uma preparação muito comum, principalmente para quem não dispõe de forno. São utilizados diferentes cortes de carne, sendo que as carnes de segunda levam mais tempo de cocção. Quando se deseja abreviar o tempo de cocção, é aconselhável usar a panela de pressão para abrandar a carne e, então, fazer o dourado final pela cocção na assadeira com gordura e temperos. Os acompanhamentos e ingredientes usados caracterizam a infinidade de receitas de carne assada a esta ou àquela moda.

Carne cozida

1) **Cozido ou escaldado:** qualquer carne pode ser usada em um cozido ou escaldado (inclusive carcaça de aves, cabeça de porco ou de peixe etc.). São mais indicadas carnes de segunda, bem aproveitadas assim, pois se abrandarão pela cocção prolongada em meio úmido. As receitas de cozidos contêm uma variedade maior ou menor de carnes defumadas, desidratadas, embutidas etc., além de numerosos vegetais. Os ingredientes que exigem mais tempo de cocção devem ir ao fogo primeiro ou, então, ser cozidos em panela de pressão.

2) **Ensopados e guisados:** são preparações nas quais se emprega carne subdividida em pequenos pedaços, aproveitando-se também cortes menos macios. A rigor, qualquer parte comestível do animal, depois de subdividida, pode inte-

grar um ensopado. Dependendo dos ingredientes que integram o ensopado, leva estes nomes, que se consagraram na cozinha nacional e internacional: sarapatel, guisado de dobradinha, mocotó, goulash, strogonoff etc. A subdivisão da carne facilita sua cocção e enriquece o meio de cocção, conferindo sabor aos ingredientes que se juntam à preparação.

Preparação para carne moída

1) **Simples:** picadinho de carne cozida (aproveitando sobras de assado) ou picadinho feito de carne crua moída, bife hamburguês e almôndegas.
2) **Como elemento de ligação:** croquetes, pudins, bolinhos etc.
3) **Como clara batida e elemento de ligação:** *soufflé*.
4) **Como recheio:** de massa (pastéis, ravióli, lasanhas etc.), de vegetais (tomates, berinjelas, batatas, chuchu, repolho etc.), em rocamboles etc.

LEGUMINOSAS

CONCEITUAÇÃO

Leguminosas, das quais os feijões são os principais representantes, são grãos contidos em vagens. Muitas são as espécies desta grande família botânica que, depois das gramíneas, representa, talvez, o papel mais importante na alimentação universal. Citaremos algumas: grande variedade de feijões, sojas, ervilhas, lentilhas, grãos-de-bico, tremoços, guandos, amendoins.

As leguminosas estão entre os alimentos mais antigos, remontando aos primeiros registros da história da humanidade. Eram cultivadas no antigo Egito e na Grécia, sendo, também, consumidas como símbolo da vida. Os antigos romanos usavam as leguminosas extensivamente nas suas festas gastronômicas, utilizando-as até mesmo como pagamento de apostas. A maioria dos historiadores atribui a disseminação das leguminosas no mundo à ocorrência das guerras, uma vez que elas faziam parte essencial da dieta dos guerreiros em marcha. Os grandes exploradores ajudaram a difundir o uso e o cultivo de leguminosas para as regiões mais remotas do planeta.

São alimentos ricos em proteínas (23%). A soja, por exemplo, contém cerca de 40% de proteínas.

Dizem os orientais: "Quem tem soja tem carne, leite e ovos". Os italianos denominam os feijões de "carne dos pobres".

O feijão é a principal fonte de proteína na alimentação brasileira, sendo utilizado como alternativa em substituição a carnes e outros produtos protéicos, formando, com o arroz, sua base alimentar.

Ressalte-se que o feijão propriamente dito é originário do Novo Mundo, constituindo, com o milho, a base da alimentação das civilizações Incas, Astecas e Maias.

A lentilha parece ter sido a mais antiga leguminosa usada na alimentação dos povos do Mediterrâneo, grandes consumidores também de trigo e cevada.

A soja, junto com o arroz, sustenta, desde tempos imemoriais, a imensa e populosa Ásia.

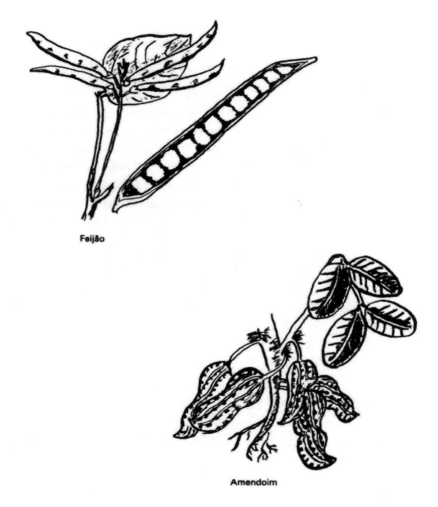

Figura II Diferentes leguminosas.

ESTRUTURA

As leguminosas são grãos (frutos) contidos em vagens ricas em tecido fibroso. Algumas espécies podem ser consumidas quando ainda bem verdes (ervilhas e vagens). Os grãos secos apresentam urna envoltura de celulose que representa de 2 a 5% de sua estrutura e contêm no seu interior cotilédones com 50% de carboidrato e cerca de 23% de proteínas (faseolina).

CLASSIFICAÇÃO

As sementes leguminosas são classificadas em dois grupos:

1) **As oleaginosas:** soja e amendoim.
2) **As de grão:** feijão, lentilha, ervilha e fava.

QUALIDADE DO GRÃO

As leguminosas são consideradas grãos avariados, grãos inteiros ou pedaços de grãos que apresentam (Portaria do Ministério da Agricultura, do Abastecimento e da Reforma Agrária n. 65/93):

1) **Ardido:** grão que apresenta alteração em sua coloração normal e em sua estrutura interna, devido à ação do calor, umidade ou fermentação.
2) **Brotado:** com indício de germinação.
3) **Carunchudo:** grão que apresenta, em qualquer de sua fase evolutiva, perfuração ou danos causados por carunchos ou outros insetos.
4) **Chocho ou imaturo:** apresenta-se mais enrugado e menor que o grão normal e praticamente desprovido de massa interna por deficiência de desenvolvimento.
5) **Danificado:** grão que, por ação de danos físicos, encontra-se amassado ou com deformação acentuada.
6) **Despeliculado:** grão que se apresenta desprovido, parcial ou totalmente, de sua película.
7) **Manchados ou coloridos:** grão que apresenta alteração total ou parcial na cor da película ou manchas visíveis, porém sem afetar a sua polpa.
8) **Mofado:** aquele que se apresenta com fungos, mofos ou bolores, mostrando, a olho nu, aspectos aveludados ou algodoentos.
9) **Partidos ou banda:** grão que se encontra dividido em seus cotilédones.
10) **Quebrado:** o pedaço ou fragmento de grão sadio que não vaza na peneira.

VALOR NUTRITIVO

As leguminosas representam o esteio da alimentação do pobre em nosso país, mas lhe oferecem apenas proteínas de limitado valor biológico (pobre em metionina), que não lhe asseguram crescimento e desenvolvimento normal. Entretanto, a combinação correta de feijão (100g) e arroz (300g) e/ou farinha de milho, segundo Dutra de Oliveira, corrige o aminograma, fornecendo a quota normal diária de proteínas e metade do consumo energético para um adulto. A soja, sim, contém proteínas quase completas.

As leguminosas contêm minerais como ferro, zinco e potássio, bem como apreciável quota de vitaminas do complexo B, ácido fólico e ainda 50% de glicídios. Elas podem e devem figurar com frequência nos cardápios, especialmente nos cardápios econômicos, mas estes devem ser complementados com proteínas de carne, leites, ovos, exceto quando se usar a soja.

Tabela II Composição centesimal, cálcio, fósforo e ferro de amendoim, feijões, grão-de-bico, guandu, lentilha, soja e produtos de soja.

Leguminosas (100g)	Calorias (kcal)	Glicídios (g)	Proteínas (g)	Lipídios (g)	Cálcio (MG)	Fósforo (MG)	Ferro (MG)
Amendoin	581	17,00	27,00	45,00	140	600	–
Feijão-carioquinha	345,6	60,8	22	1,6	86	247	7,6
Feijão vagem roxa	337,1	59,50	21,31	1,55	–	–	–
Feijão-vermelho	310,8	54,60	20,40	1,20	100	430	7,10
Feijão-preto cru	42,0	7,40	2,30	0,30	68	72	1,43
Feijão, brotos de, crus	28,9	4,10	2,90	0,10	29	59	0,80
Grão-de-bico dessecado cru	345,0	58,30	16,50	5,10	109	405	4,32
Grão-de-bico cozido	115,0	17,70	6,10	2,20	24	113	1,40
Guandu cru verde	291,2	52,28	14,90	2,50	80	225	8,15
Guandu seco cru	332,8	54,25	25,85	1,32	197	433	12,50
Guandu verde cozido	135,0	25,30	7,70	0,60	55	129	2,00
Lentilha seca crua	348,6	59,20	25,70	1,00	107	438	8,60
Lentilha seca cozida	127,0	25,90	5,00	0,40	18	71	2,44
Soja crua	395,0	30,00	36,10	17,70	226	546	8,80
Soja cozida	160,0	12,80	14,00	7,10	90	218	3,40
Soja, leite industrializado	114,0	14,40	6,20	4,10	40	105	1,20
Soja, leite em pó	429,0	28,00	41,80	20,30	275	674	5,00
Soja, molho de	79,5	12,00	4,50	1,50	–	–	–
Soja, pão de soja	283,0	51,80	14,30	1,90	57	219	2,30
Soja, queijo de	200,4	0,00	26,70	10,40	–	–	–

Fonte: Disponível em: <http:vvww.curitibaesportes.com.br>.

Tabela 12 Teor de aminoácidos essenciais em alguns alimentos (quantidades dadas em gramas)

Alimento 100g	Proteína	Triptofano	Treonina	Isoleucina	Leucina	Lisina	Metionina	Cistina	Fenilalanina	Tirosina	Valina	Arginina	Histidina
Carnes													
Aves	21	0,259	0,907	1,125	1,540	1,871	0,556	0,286	0,838	0,750	1,046	1,346	0,613
Coração	20	0,266	0,941	1,040	1,830	1,683	0,489	0,203	0,928	0,761	1,181	1,296	0,525
Fígado	20	0,296	0,936	1,031	1,819	1,475	0,463	0,243	0,993	0,738	1,239	1,201	0,523
Língua	17	0,198	0,627	0,859	1,236	1,258	0,418	0,209	0,619	0,468	0,958	0,916	0,388
Vacum	19	0,220	0,830	0,984	1,540	1,642	0,466	0,238	0,773	0,638	1,044	1,212	0,653
Peixe	20	0,203	0,889	1,040	1,548	1,797	0,597	0,276	0,761	0,554	1,092	1,155	–
Cereais													
Arroz	7,6	0,082	0,298	0,356	0,655	0,300	0,137	0,103	0,382	0,347	0,531	0,438	0,128
Aveia	14,2	0,183	0,470	0,733	1,065	0,521	0,209	0,309	0,758	0,524	0,845	0,935	0,261
Centeio	12	0,137	0,448	0,515	0,813	0,494	0,191	0,241	0,571	0,390	0,631	0,591	0,276
Milho	10	0,061	0,398	0,462	1,296	0,288	0,186	0,130	0,454	0,611	0,510	0,352	0,206
Sorgo	11	0,123	0,394	0,598	1,767	0,199	0,190	0,183	0,547	0,303	0,628	0,417	0,211
Trigo	9,4	0,116	0,271	0,408	0,630	0,258	0,143	0,206	0,464	0,351	0,435	0,450	0,192
Farinhas													
Algodão	42	0,591	1,764	1,884	2,945	2,139	0,686	0,814	2,610	1,365	2,458	5,603	1,325
Amendoim	51	0,647	1,575	2,410	3,563	2,091	0,516	0,881	2,963	2,100	2,916	6,273	1,425
Milho	7,8	0,047	0,311	0,361	1,011	0,225	0,145	0,101	0,354	0,477	0,398	0,275	0,161
Soja	44	0,673	1,926	2,630	3,773	3,092	0,658	0,869	2,419	1,558	2,568	3,538	1,166
Trigo	6,8	0,690	0,252	0,241	0,374	0,376	0,113	0,125	0,242	0,131	0,332	0,509	0,140

Continua

Continuação

Tabela 12 Teor de aminoácidos essenciais em alguns alimentos (quantidades dadas em gramas)

Alimento 100g	Proteína	Triptofano	Treonina	Isoleucina	Leucina	Lisina	Metionina	Cistina	Fenilalanina	Tirosina	Valina	Arginina	Histidina
Leguminosas													
Ervilha	23,8	0,251	0,918	1,340	1,969	1,744	0,286	0,308	1,200	0,960	1,333	2,102	0,651
Feijão	23	0,214	1,002	1,312	1,985	1,715	0,233	0,299	1,275	0,891	1,401	1,390	0,658
Soja	35	0,526	1,504	2,054	2,946	2,414	0,512	0,678	1,889	1,216	2,005	2,763	0,911
Amendoim	27	0,340	0,828	1,266	1,872	1,099	0,271	0,463	1,557	1,104	1,532	3,296	0,749
Oleaginosas													
Amêndoas	18,6	0,176	0,610	0,873	1,454	0,582	0,259	0,377	1,146	0,618	1,124	2,729	0,517
Cast.-pará	14,4	0,187	0,422	0,593	1,129	0,443	0,941	0,504	0,617	0,485	0,823	2,247	0,367
Coco	3,4	0,033	0,129	0,180	0,269	0,152	0,071	0,062	0,174	0,101	0,212	0,486	0,069
Leites													
Vaca fresco	3,5	0,049	0,161	0,223	0,344	0,272	0,086	0,031	0,170	0,178	0,240	0,128	0,092
Vaca pó intg.	25,8	0,364	1,191	1,648	2,535	2,009	0,632	0,231	1,251	1,316	1,774	0,944	0,680
Vaca pó desg.	35,6	0,502	1,641	2,271	3,493	2,768	0,870	0,318	1,724	1,814	2,444	1,300	0,937
Humano	1,4	0,023	0,062	0,075	0,124	0,090	0,028	0,027	0,060	0,071	0,086	0,055	0,030
Caseína	100	1,335	4,277	6,550	10,048	8,013	3,084	0,382	5,389	5,819	7,393	4,070	3,021
Queijo	21,5	0,293	0,799	1,449	2,096	1,577	0,559	0,121	1,153	1,028	1,543	0,785	0,701
Ovo	12,8	0,211	0,637	0,850	1,126	0,819	0,401	0,299	0,739	0,551	0,950	0,840	0,307
Clara	10,8	0,164	0,477	0,698	0,950	0,648	0,420	0,263	0,689	0,449	0,842	0,634	0,233
Gema	16,3	0,235	0,827	0,996	1,372	1,074	0,417	0,274	0,717	0,756	1,121	1,132	0,368
Levedura													
Seca, pó	36,9	0,710	2,353	2,398	3,226	3,300	0,836	0,548	1,902	1,902	2,723	2,250	1,254

Fonte: TURNER (1959).

FATORES ANTINUTRICIONAIS

As leguminosas apresentam, em sua composição, fatores antinutricionais, como os inibidores de tripsina, os fitatos, os polifenóis e os oligossacarídeos (rafinose e estaquiose).

Em relação aos inibidores de tripsina, o tratamento térmico mostra uma influência marcante, com mais de 90% de inativação da atividade após 60 minutos a 100°C.

Fitatos e polifenóis normalmente se ligam a elementos como ferro e zinco, tornando-os indisponíveis. A ingestão de vitamina C facilita a absorção do ferro, pois se une a ele, impedindo sua ligação com os inibidores de absorção e aumentando a biodisponibilidade destes minerais.

Os oligossacarídeos (rafinose e estaquiose) estão relacionados à produção de flatulência por fermentação no intestino grosso. Nem o remolho nem o tratamento térmico reduzem significativamente os teores de oligossacarídeos, mostrando que as condições usuais de preparo do feijão não são suficientes para solubilizá-los.

VARIEDADES DE FEIJÃO (DE USO NO BRASIL)

Existem diversos tipos de feijões, com tamanho, cor e sabor diferentes:

- feijão-preto: muito usado em sopas e feijoadas;
- feijão-roxinho: presta-se bem para saladas, sopas e como acompanhamento;
- feijão-fradinho: também conhecido como feijão-macassar ou feijão-de-corda, é usado no preparo de acarajé;
- feijão-mulatinho: bom para acompanhamento, embora em algumas regiões seja usado para feijoada;
- feijão-branco: bom para sopas e saladas, também fica excelente em cozidos;
- feijão-jalo: ótimo para sopas e saladas;
- feijão-rosinha: para acompanhamento;
- feijão-rajadinho ou feijão-verde: próprio para acompanhamento;
- feijão-canário: também para acompanhamento;
- feijão-carioca: é a variedade mais cultivada e consumida pelos brasileiros.

É sabido que o feijão, de diferentes tipos, é prato básico na mesa do brasileiro. De acordo com informações da Sunab (Superintendência Nacional do Abastecimento), a disponibilidade local (de onde se infere a tendência do consumo) é a seguinte: feijão-preto (DF, RJ, GO, MA e RO); feijão-mulatinho (SP, BA, CE, PB, SE); feijão-de-corda ou macacar (região Nordeste); afora grande variedade de feijões citados: fradinho, rajado, bico-de-ouro, roxo, enxofre, jalo, jalinho, vinagre, branco-da-terra, rosinha, vermelho, de-corda, manteiga, mulata-gorda (principalmente BA e MA) ou simplesmente feijão-das-águas e das secas (MG, PR e SC) e soja (MT, PR, SC e RS), ligado mais à sua industrialização e exportação.

FEIJÃO-SOJA

Entre as leguminosas, a soja destaca-se por seu alto valor nutricional, contendo proteínas, algumas vitaminas e minerais em quantidades superiores a outros grãos. Analisada do ponto de vista nutricional, ela apresenta de 35 a 40% de proteínas de médio valor biológico (contendo os dez aminoácidos essenciais em teor adequado, exceto a metionina), contém de 18 a 22% de lipídios, vitamina A, complexo B, vitamina C e E, magnésio, enxofre, cloro e potássio.

Embora esteja presente em grande quantidade, a qualidade da proteína da soja não se iguala totalmente à qualidade das proteínas animais, devendo ser complementada com outras fontes protéicas vegetais, como o arroz, o milho e o trigo. Ainda assim, a soja é uma excelente opção quando se quer aumentar a quantidade de proteínas da alimentação sem aumentar o consumo de alimentos de origem animal.

A quantidade de gordura presente na soja também é superior à de outros grãos. O açúcar presente nela é pouco aproveitado pelo organismo humano, o que a torna um alimento possível de ser utilizado por diabéticos, desde que não esteja associada a açúcares ou a produtos à base de amido.

Os produtos de soja ("leite", queijos) obtidos pelo processo tradicional possuem baixa aceitabilidade por parte dos consumidores ocidentais em decorrência do sabor característico desenvolvido, conhecido como beany flavour, devido à presença da enzima lipoxigenase. Tal sabor, descrito como feijão cru, é percebido como estranho e desagradável pela maioria dos referidos consumidores ocidentais, tendo sido feitas várias modificações a fim de se obter produtos de soja com melhor aceitação sensorial.

A soja é encontrada no mercado em diferentes formas, como soja em grão; farinha de soja (para o preparo de bolos e pães); kinaco (farinha de soja torrada); extrato de soja (utilização do extrato aquoso dos grãos não fermentados); "leite de soja" em pó ou fluido; tofu (queijo de soja); yuba (nata do "leite de soja"); salgadinho de soja; café de grão de soja (infusão); proteína texturizada (a chamada "carne de soja"), utilizada como carne moída ou isca de carnes, pura ou misturada em preparações como hambúrgueres (até 25%); broto de soja (45% de proteína); além de estar presente em uma série de outros produtos, como margarina, óleos vegetais, massas e biscoitos.

Entre os produtos alimentares de soja preparados pelos povos orientais, citaremos os derivados de soja através de processamento microbiano: shoyu (molho de soja); misso (pasta de soja), combinado com koji (fermentado de arroz, preparado através do crescimento de fungo, similar à ação do malte, o qual, além de favorecer as qualidades flavorizantes, produz níveis altos de aminoácidos), utilizados como tempero para carne, peixe e hortaliças; soja fermentada: su-fu (queijo chinês), natto e hama-natto (grãos fermentados) e tempeh (bolo de grãos fermentados).

Embora seja muito recomendado para casos de intolerância ao leite de vaca em crianças, o "leite de soja" não contém a mesma quantidade de cálcio presente nos leites de vaca e de cabra. Assim, crianças que tomam exclusivamente o "leite de soja" devem receber uma suplementação de cálcio, na forma de suplementos (medicamentos) ou de alimentos enriquecidos com esse nutriente.

A quantidade de ferro presente na soja, embora seja razoável (8% de ferro presente no grão inteiro), não tem a mesma biodisponibilidade presente nas carnes. Por isso, a soja pode ser um bom substituto para a carne quando se pensa no valor protéico dela, porém deve ser suplementada ou associada a outros alimentos, para que os outros nutrientes sejam fornecidos ao organismo de maneira adequada.

O consumo diário de soja tem sido associado, também, à prevenção e ao tratamento de algumas doenças, como a osteoporose, doenças cardiovasculares e algumas formas de câncer. A presença de certas substâncias na soja, principalmente das denominadas isoflavonas, com ação preventiva no organismo, faz dela um excelente alimento funcional.

As isoflavonas são componentes fitoquímico naturalmente presentes na soja, integrando uma classe de compostos denominados "fitoestrógenos", por possuírem estruturas químicas semelhantes aos estrógenos naturais e sintéticos.

A soja possui três tipos de isoflavonas: daidzeína, genisteína e gliciteína. Sua concentração e seus derivados podem variar muito, pois dependem do tipo de grão, solo, clima, local onde foi cultivada e, principalmente, do tipo de processamento utilizado no preparo do alimento.

Entre alguns dos efeitos preventivos da soja à saúde, podemos citar:

- reduz o risco de doenças cardíacas. As isoflavonas podem atuar no organismo inibindo o desenvolvimento da arterosclerose e, consequentemennte, o aparecimento de doenças cardiovasculares, diminuindo o LDL-colesterol ("mau" colesterol) e aumentando os níveis de HDL-colesterol ("bom" colesterol);
- controla o crescimento e a regulação celular, que atua na inibição de crescimento tumoral;

☐ as isoflavonas têm efeito antioxidante, inibindo a produção de oxigênio reativo, que está envolvido na formação de radicais livres;

☐ atenua a perda de massa óssea devido à sua ação estrogênica, sendo responsável pelo efeito protetor das isoflavonas contra a osteoporose em mulheres na menopausa;

☐ é alternativa terapêutica ao tratamento de reposição hormonal tradicional, proporcionando alívio aos sintomas da menopausa – sensação intensa de calor, palpitações, insônia e alteração do humor.

COCÇÃO DE LEGUMINOSAS

As vagens e ervilhas, quando ainda verdes, são considerados hortaliças B e são consumidas retirando-se somente a fibra endurecida que se encontra ao longo dos bordos, inteira ou subdividida no formato desejado, devendo ser cozidas em água e sal ou refogadas.

Os grãos verdes, como as ervilhas (petit-pois) e guandos, prestam-se a uma variedade de preparações, devendo-se cozinhar por maior ou menor tempo segundo o tamanho do grão e segundo sejam mais novos ou não.

Secas é a forma como as leguminosas são consumidas mais frequentemente. Dependendo das condições e tempo de armazenamento, as leguminosas sofrem endurecimento, aumentando o tempo de sua cocção. As causas do endurecimento podem estar relacionadas com mudanças na parede celular dos cotilédones das leguminosas. Componentes da parede celular como polissacarídeos, compostos fenólicos e glicoproteínas podem sofrer ligações cruzadas entre si, tornando a parede mais rígida e resistente à cocção.

As leguminosas secas necessitam ficar algumas horas de remolho antes de serem submetidas à cocção, devendo ser lavadas anteriormente para serem fervidas na própria água em que ficaram de remolho; do contrário, poderá perder as substâncias e pigmentos que tenham se dissolvido durante o remolho, tornando a preparação mais pobre (perda de elementos nutritivos) e com coloração mais clara. Em determinadas indicações dietoterápicas, quando há redução de ingestão de potássio, a água de remolho deve ser desprezada.

O tempo de cocção varia com a temperatura, a forma de cocção e com o tipo de grão usado. O feijão-manteiga cozinha mais facilmente que o grão-de-bico. O tempo de cocção será encurtado grandemente se for usado o método de cocção por pressão, em lugar de ebulição simples. Neste último, será de duas ou três horas, enquanto sob pressão pode ser de 15 a 20 minutos.

A quantidade de água necessária para intumescer o grão varia segundo os diferentes tipos de leguminosa: lentilha, ervilha seca e feijão-branco (4:1); feijão-preto, mulatinho, fradinho etc. (3:1). No entanto, como a preparação mais comum no Brasil contém caldo, a proporção de água deve exceder a relação de 3:1, dependendo da quantidade e grossura de caldo que se deseje.

Para impedir que a envoltura dos grãos se rompa, deve-se aumentar e baixar lentamente a pressão do caldeirão ou panela, precaução desnecessária na preparação do feijão comum, à nossa moda, pois, ao contrário, usa-se socá-lo para engrossar o caldo, passando o amido para o meio de cocção.

Na fervura inicial das leguminosas, formam-se camadas superficiais de espuma, que diminuem com o acréscimo do sal de cozinha e gordura. O costume brasileiro de adicionar toucinho salgado e carne-seca ao feijão neutraliza parcialmente esse fenômeno. Todavia, sempre que possível, deve ser salgado e temperado apenas após o cozimento. A presença de sal, gordura e outros elementos interfere no cozimento do grão; o sal endurece os grãos, interferindo na gelatinização do amido e impedindo abrandamento das fibras, o que torna as leguminosas "cascudas".

O tempo e a temperatura de cocção das leguminosas secas variam também em diferentes altitudes. Assim, a cocção à pressão (15 libras) é de 10 minutos ao nível do mar, e de 900 a 1.200 m é de 12 minutos, enquanto entre 1.500 e 1.800 m de altitude pode durar 15 minutos.

Quando as leguminosas são submetidas ao calor úmido, os grãos aumentam de tamanho de duas a três vezes (fator térmico 2 e 3).

As leguminosas não são submetidas à cocção por calor seco, dada a sua natureza –exceto o amendoim, que tem características muito individuais. O amendoim tem mais gordura e menos amido que as leguminosas em geral, apresenta um sabor agradável e uma ótima palatabilidade. Ele se assemelha às nozes, porém tem um invólucro espesso em forma de vagem. É, também, alimento rico em proteína, vitaminas do complexo B e gordura. Seu uso está muito difundido, sendo consumido cozido ou torrado, constituindo ingrediente indispensável em certas preparações nacionais (vatapá) e doces (pé-de-moleque, cajuzinho etc.), além do amendoim torradinho, servido como aperitivo, e da manteiga de amendoim, para canapés e sanduíches.

FORMAS DE PREPARAÇÃO DE LEGUMINOSAS

1) **Feijão:** o mais comum é o feijão à moda brasileira, refogado. As preparações mais complexas (feijoadas) levam carne-seca, toucinho e outros produtos de porco, além de hortaliças. Muitos pratos são feitos também com o feijão cozido simples (saladas, servido com molho de tomate, salsicha etc.) ou amassado para confecção de bolinhos (acarajé de feijão-fradinho), croquetes etc. Muito apreciadas são as sopas à base de caldo grosso de feijão, servidas simples ou preparadas com arroz ou massinhas. As sopas industrializadas e feijão pré-cozido abreviam o tempo de preparação.

2) **Lentilha:** presta-se para quase todas as preparações indicadas para o feijão, além de servir para ensopados com carne, linguiça ou bacon.

3) **Grão-de-bico:** é utilizado de forma triturada com óleo de sésamo em preparação muito apreciada na cozinha árabe. Os italianos apreciam-no em sopas e ensopados com carne e hortaliças. Serve para purê, croquetes ou simples refogado.

4) **Ervilha seca:** tremoços e guandos são empregados em sopas, purês ou ensopados com outros alimentos (carne, bacon, linguiça etc.). Também são servidos simples e refogados com gordura e temperos, e tremoços como tira-gosto.

5) **Soja:** algumas preparações já foram adotadas entre os ocidentais. A remoção da cutícula externa, depois do remolho de oito horas ou mais, favorece o sabor da preparação. Da mesma forma que as demais leguminosas, o tempo de cocção varia de acordo com a espécie de soja usada e o método de cocção escolhido. Em geral, aconselha-se cozinhar durante 30 minutos em panela de pressão ou durante quatro horas em panela comum a fogo brando. Depois de adicionar os temperos (usando menos gorduras e mais sal que para o feijão comum), deixar cozinhar por mais 15 minutos em panela destampada.

☐ **produto hidrossolúvel de soja:** colocar a soja de remolho (no mínimo oito horas), retirar a cutícula, moê-la (em máquina de carne ou liquidificador), adicionando três partes de água para uma de feijão. Depois, levá-la ao fogo, e, a cada vez que levantar o fervor, acrescentar um pouco de água fria para diminuir a espuma (três vezes em 15 minutos). Retirá-la e coar em pano fino ou peneira de fibra ou náilon. Pode-se também adicionar açúcar, sal ou baunilha, segundo a preparação desejada;

☐ **requeijão de soja:** coalhar o "leite de soja" pelo acréscimo de limão, fermento búlgaro ou outro. Aquecer a coalhada de leite de soja até levantar fervor, deixá-la repousar por dez minutos e escorrer em saquinho de algodão durante algumas horas. Depois, deve-se espremer bem o líquido restante, salgar e colocar em fôrma úmida. Em seguida, cobrir e guardar em lugar fresco. O requeijão é utilizado no preparo de outros pratos (saladas, sanduíches etc.);

☐ **farinha de feijão-de-soja:** é talvez a maneira mais dissimulada e eficiente de oferecer preparações de soja para os que não apreciam seu sabor. Em panificação, pode ser usada na proporção de até 20% junto a 80% de trigo. Pode ser empregada em todas as preparações que levam farinha em geral (molhos, sopas, pudins, croquetes, biscoitos, talharim, massa de pastel), desde que se use em proporção adequada para cada produto, para que não percam as suas características sensoriais.

CEREAIS

CONCEITUAÇÃO

Cereais são grãos que provêm das gramíneas (Gramínea), cujas sementes dão em espigas. Citamos alguns: arroz (Oryza sativa), trigo (Triticum aestivum), cevada (Hordeum vulgare), centeio (Secale cereale), aveia (Avena sativa), milho (Zea mays), sorgo (Sorghum vulgare), quinoa (Chenopodium quinoa). São alimentos usados desde as mais remotas eras de civilização humana pela facilidade de seu cultivo, conservação, alto valor nutricional e baixo preço.

Existem formas híbridas como o triticale (cruzamento entre o trigo e o centeio), o trigo anão, o milho opaco e o arroz modificado. Estes híbridos são capazes de aumentar o rendimento na produção (tonelada por hectare), podendo alterar as características nutricionais e tecnológicas (milho opaco tem menor capacidade de retrogradação) das sementes originais.

Os cereais têm e mantêm tanta importância na alimentação humana devido a fatores como: os grãos constituem alimentos concentrados, de fácil conservação, bastando apenas preservá-los da umidade; fornecem carboidrato, proteína e, em menor grau, vitaminas, minerais, fibra e lipídios, se forem consumidos inteiros.

ESTRUTURA

Os cereais contêm uma camada de envoltório e películas ou tegumentos que, em algumas espécies como o trigo, milho, centeio, certas variedades de aveia e de cevada, separam-se com facilidade do grão. Basta submetê-los à operação de trilhar ou bater, descascar ou debulhar. Em outras espécies, chamadas de grãos nus, como o arroz e certas variedades de aveia e de cevadas, o grão não se destaca dos envoltórios. A semente propriamente dita também é constituída de seus envoltórios – testa, episperma e camada de células aleurônicas (13 a 17%), endosperma ou amêndoa farinhosa (80 a 85%) – e do embrião.

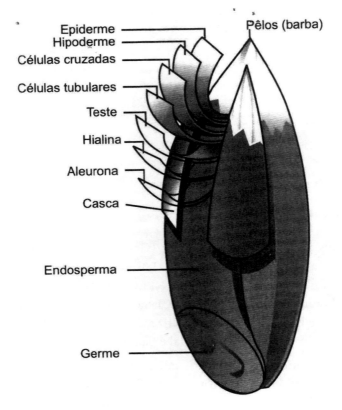

Figura 12 Seções longitudinal e transversal de um grão de trigo.
Fonte: Embrapa, Agroindústria de Alimentos (Manual Embrapa. p. 16).

Os constituintes químicos não se distribuem uniformemente pelo grão. O pericarpo (cerca de 5% do peso do grão) é rico em pentosanas, celulose, cinza e proteína. A aleurona (7%) é uma camada rica em cinza (fósforo, fitato), proteína, lipídios, vitaminas (niacina, tiamina, riboflavina) e enzimas. O endosperma (82%) é composto basicamente de amido, mas sua parte mais externa (subaleurona) contém mais proteína que a porção interna. O germe (3%) tem alto conteúdo de proteína, lipídios, açucares redutores e cinzas.

COMPOSIÇÃO QUÍMICA

De uma forma geral, os cereais têm valor nutricional semelhante e possuem cerca de 70% de carboidratos e 10% de proteínas. Os cereais possuem proteínas simples e carboidratos complexos, principalmente, o amido.

Os grãos integrais são mais ricos em fibras, vitaminas e minerais que os grãos beneficiados.

Nas camadas externas, encontra-se a maior concentração de vitaminas e minerais; o germe localizado na extremidade é rico em vitamina E e vitaminas do complexo B; mais internamente, encontra-se o endosperma, no qual existem células cheias de grãos de amido – entre esses grãos encontram-se as proteínas.

A Tabela 13 mostra a composição média de grãos de cereais maduros e secos.

Tabela 13 Composição média de umidade, proteína, carboidrato, lipídio e fibra dos grãos de cereais maduros e secos.

Cereal	Umidade %	Proteínas %	Carboidrato %	Lipídios %	Fibra %
Arroz [1]	11	8	65	2	9
Trigo [1]	11	13	69	2	3
Milho[1]	11	10	72	4	2
Aveia[1]	13	10	58	5	10
Cevada[1]	14	12	63	2	6
Centeio[1]	11	12	71	2	2
Sorgo[1]	11	12	70	4	2
Quinoa[2]	6,3	13,1	68,9	5,8	5,9

Fonte: [1]COENDERS (1996).
[2]Disponível em: < http://www.copacabanarunners.net/quinoa.html>.

Proteínas dos cereais

Os cereais têm cerca 1 a 13% de proteína. Na maioria (com exceção da aveia), as proteínas de reserva estão localizadas no endosperma. As proteínas são compostas de alto peso molecular, formadas por aminoácidos ligados entre si por ligações pepitídicas que têm diversas estruturas e solubilidade em diferentes solventes.

Nos cereais, são encontrados quatro tipos de proteínas: as albuminas (solúveis em água), as globulinas (solúveis em solução diluída de sal), as prolaminas (solúveis em solução alcoólica) e as glutelinas (solúveis em soluções ácidas ou alcalinas diluídas); as que predominam são as prolaminas e as glutelinas. A quantidade e a qualidade de proteínas dos cereais são determinadas pela espécie, fatores ambientais e genéticos. As globulinas e albuminas representam cerca de 15%, e a prolamina (gliadina no trigo) e a glutelina (glutenina no trigo) representam cerca de 85% da proteína total.

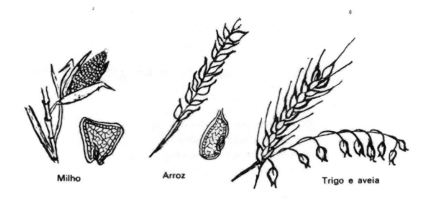

Figura 13 Diferentes cereais.

Em termos nutricionais, as proteínas encontradas nos cereais não são balanceadas, uma vez que têm como aminoácido limitante a lisina. No entanto, a qualidade nutricional da proteína também depende da biodisponibilidade dos aminoácidos, da digestibilidade e da presença de fatores antinutricionais.

Quando os cereais representam fonte exclusiva de proteína da dieta, é indispensável que sejam complementados com proteínas de origem animal ou outras misturas vegetais. Quando servidos juntos com as leguminosas, constituem alimento completo e econômico.

Carboidratos dos cereais

Amido

O cereal é uma excelente fonte de carboidratos complexos, sendo o mais importante o amido. Por ser de absorção lenta, o amido é capaz de prover o organismo com energia por períodos prolongados.

A degradação de amido é paulatina, começando por dextrinas, eritrodextrinas, acrodextrinas, maltose e, finalmente, glicose. Além disso, o amido é recomendado para substituir a ingestão de açúcares e gorduras e, assim, diminuir os riscos de cardiopatias e diabetes.

O amido é a reserva glicídica dos cereais e consiste, de um modo geral, em 70% do peso total do grão.

O termo amido, de origem grecolatina (amylum), significa material farináceo obtido através da moagem de cereais, tubérculos ou de outra fonte vegetal. No Brasil, existem os termos fécula e amido para indicar se o material é proveniente de partes subterrâneas das plantas (mandioca, cará, batata araruta etc.), ou aéreas (arroz, milho, trigo, sorgo etc.).

O amido é um glicídio que se apresenta em forma granulada, de cor branca, insolúvel na água e sem sabor. É um polímero de elevados pesos moleculares, formado de moléculas de glicose unidas entre si por ligações glicosídicas. Em relação à sua origem botânica, quimicamente o amido é sempre igual; mas, estruturalmente, ele pode ser formado de outros polímeros, em proporções diferentes em função da sua origem.

Dos vários tipos possíveis de polímeros, predominam a amilose, formada por moléculas de glicose unidas por ligações glicosídicas α-1-4, que lhe dão configuração retilínea, e a amilopectina, polímero de maior peso molecular, em que as moléculas de glicose em ligações α-1-4 e α-1-6 proporcionam configuração espacial ramificada. As diferentes proporções de amilose e amilopectina no grão de amido irão caracterizá-lo em suas diferentes origens: o amido de mandioca apresenta cerca de 18% de amilose, expressa sobre o total de amido, enquanto o milho apresenta aproximadamente 25%, conferindo assim características tecnológicas diferentes aos amidos destes cereais.

A natureza linear e longa confere à amilase algumas propriedades únicas, por exemplo, a capacidade de formar complexos insolúveis com iodo, álcool e ácido orgânico.

Os cereais ou derivados que possuem maior quantidade de amilopectina em seu amido são denominados cerosos e os que são ricos em amilose são denominados não cerosos (por exemplo, trigo, milho e arroz).

O calor seco e as enzimas podem atuar sobre o amido desdobrando-o em dextrinas e moléculas menores como a glicose. As dextrinas são fragmentos de cadeias e não gelatinizam mesmo quando submetidas a calor úmido prolongado.

Além dos carboidratos, o amido pode conter substâncias como compostos nitrogenados, lipídios e minerais, como o fósforo, que apesar de ser em pequena quantidade, pode modificar suas propriedades de maneira drástica.

Os amidos de diferentes cereais variam de tamanho, forma e propriedade de gelatinização, conforme apresentado na Tabela 14.

Tabela 14 Propriedade de amido de cevada, trigo, centeio, aveia, milho, milho ceroso, sorgo e arroz.

Origem do amido	Temperatura de gelatinização (TG) (°C)	Forma de grão	Tamanho do grão (nm)
Cevada	51 – 60	Redondo	20 – 25
		Lenticular	2 – 6
Trigo	58 – 64	Redondo	2 – 10
		Lenticular	20 – 35
Centeio	57 – 70	Redondo ou lenticular	28
Aveia	53 – 59	Poliédrico	3 – 10
Milho	62 – 72	Redondo ou poliédrico	15
Milho ceroso	63 – 72	Redondo	15
Sorgo	68 – 78	Redondo	25
Arroz	68 – 78	Poligonal	3 – 8

Fonte: HOSENEY (1991).

Características tecnológicas do amido

Gelatinização

O grânulo de amido apresenta capacidade limitada de absorção de água fria. Esta capacidade é controlada pela estrutura cristalina do grânulo, que depende, por sua vez, do grau de associação e arranjo molecular dos componentes do amido. Contudo, quando aquecido, aumenta-se esta capacidade de absorver água, melhorando a digestibilidade. São utilizados como espessantes em preparações como mingau e molho branco e produtos como ketchup e bala de goma.

A gelatinização do amido em vários meios é atribuída à afinidade química de seus componentes, em particular, os grupos hidroxilas, ao solvente.

Quando a suspensão de amido é aquecida, os grânulos não mudam de aparência até que seja atingida uma temperatura crítica. Nesta temperatura, o grânulo começa a intumescer, até alcançar três vezes seu volume inicial e, paralelamente, perder suas características de birrefringência (esta ocorre quando o grânulo de amido, visto com luz polarizada, mostra no seu interior uma figura do tipo "cruz de malta", devido à área de cristalização), indicando alterações na estrutura cristalina. Em decorrência das características individuais, nem todos os grânulos começam a inchar na mesma temperatura. A faixa de temperatura de gelatinização (TG) do amido refere-se à faixa de temperatura de cozimento na qual a água é absorvida e os grânulos de amido aumentam irreversivelmente de tamanho, com simultânea perda de cristalinidade, que varia de acordo com a origem do amido (Tabela 14).

Depois da faixa de gelatinização, as pontes de hidrogênio continuam a ser rompidas, o grânulo começa a inchar e a amilase a ser lixiviada do grânulo. Como consequência do intumescimento, ocorre aumento na solubilidade do amido, claridade e viscosidade em pasta – as propriedades de pasta do amido são importantes para as aplicações culinárias e industriais, sendo utilizados como espessantes. Prosseguindo o aquecimento, rompem-se gradativamente as membranas que envolvem os grãos de amido, liberando dextrina, que é uma substância semi-solúvel. A preparação vai se tornando cada vez mais líquida, pois se está hidrolisando o amido. Quando isto acontece, diz-se habitualmente que o mingau desandou. Logo, quando se deseja uma preparação mais espessa, deve-se acrescentar mais amido (previamente dispersado), pois de nada serviria continuar cozinhando se o grau máximo de gelatinização é alcançado a 95°C.

Retrogradação

Pode-se denominar retrogradação os fenômenos que ocorrem durante o resfriamento e o armazenamento de pastas de amido. Em soluções que possuem baixa concentração de amido, em torno de 2%, a pasta torna-se progressivamente turva, devido à agregação e consequente insolubilização de moléculas de amido. Pastas que apresentam altas concentrações formam géis, que se tornam mais rígidos e opacos com a perda do calor ao decorrer do tempo. Em geral, a continuidade da retrogradação é acompanhada de exudação de água do gel, fenômeno conhecido como sinerese.

Basicamente, a retrogradação dá-se pelo processo de recristalização das moléculas de amilose, que ocorre pela forte tendência a formar pontes de hidrogênio entre as moléculas adjacentes. A associação das moléculas de amilose favorece o desenvolvimento de uma área coesa, formando uma zona cristalina, isto é, o grânulo de amido readquire zonas cristalinas semelhantes àquelas destruídas na gelatinização. A formação desta rede durante o resfriamento resulta na formação de géis mais duros.

A retrogradação depende de fatores como umidade, temperatura e pH. Em geral, a velocidade de retrogradação é máxima para géis com 30 a 40% de umidade, conservadas ao redor de $-4°C$, e cujo pH foi ajustado para 5,0 após a gelatinização (um exemplo clássico deste tipo de preparação é a lasanha congelada). Altas temperaturas ou aquelas abaixo de $-4°C$ inibem a retrogradação.

De uma maneira geral, a retrogradação é um fenômeno indesejável: aumenta a firmeza em pães durante o armazenamento; estimula a formação de película nos molhos cremosos e no mingau, bem como a separação de fase nos molhos, podendo comprometer a qualidade do produto.

Existem produtos para os quais a retrogradação pode ser benéfica. Por exemplo, a retrogradação na superfície da batata antes da fritura reduz a absorção de óleo e confere textura agradável ao produto. Neste tipo de processamento, a gelatinização e a posterior retrogradação ocorrem durante o branqueamento e o resfriamento antes da fritura, respectivamente.

O amido retrogradado vem sendo utilizado na produção de alimentos light (pão light), pois, as vezes, este se torna indigerível, sem perder suas características tecnológicas.

A tendência à retrogradação depende do amido: quanto maior proporção de amilose, maior a tendência. A pasta ou gel do amido de mandioca com menor quantidade de amilose sofre menos retrogradação que a pasta ou gel preparado com amido de milho. Portanto, há necessidade de adequar o amido a cada produto.

Elementos que interferem na propriedade do amido

Os alimentos e as preparações possuem, em sua composição, elementos como açúcar, sais, ácidos e gorduras que interferem nas propriedades do amido.

1) **Ação do açúcar e sal:** as altas concentrações de açúcares ou sais diminuem a velocidade de gelatinização, a viscosidade máxima alcançada e a força dos géis. Isso ocorre porque o açúcar e o sal competem com o amido pela disponibilidade da água; com isso, os grânulos absorvem menos água e a viscosidade da pasta de amido será menor.

    Quanto maior for a quantidade de açúcar, mais transparente será o gel. Nível muito elevado de açúcar resulta na formação de um xarope viscoso em vez de gel.

    A presença de açúcar em géis causa maior tendência à retrogradação e aumenta a sinerese; já a presença de sal inibi a retrogradação, pois este evita a agregação de moléculas durante o resfriamento da pasta. No caso da farinha de trigo, o comportamento é diferente; os géis são mais firmes pela composição do trigo, em proteínas e outros componentes.

    Deve-se orientar para que o açúcar seja adicionado ao final da preparação.

2) **Ação do ácido:** a presença de ácido durante a gelatinização causa hidrólise do amido, provocando uma queda na viscosidade da pasta. Atua sobre a membrana rompendo-a ou modificando-a, fazendo que o amido não retenha

a mesma quantidade de água. Este efeito é pouco afetado em alimentos com pH entre 4 e 7.

O acréscimo de ácido antes da cocção reduz a viscosidade, produzindo um gel mais macio, devendo o ácido ser acrescido à pasta de amido já cozida.

3) **Ação das gorduras:** as gorduras retardam ou impedem o inchaço dos grãos. Isso ocorre porque a gordura reveste o grão de amido e diminui a absorção da água. Assim, a quantidade de amido não gelatinizado aumenta nos alimentos com alto teor de gordura.

O pão branco possui 96% do amido gelatinizado, enquanto as massas ricas em gordura e pobres em água possuem grande proporção de amido que não sofreu gelatinização.

A gordura é utilizada nas preparações para melhorar a textura, evitando a formação de grânulos na hidratação e aumentando o tempo de prateleira dos pães.

Amidos modificados

Através dos processos físicos e químicos pode-se alterar o amido nativo, originando novas propriedades ou corrigindo características indesejáveis em relação a tecnologias já estabelecidas (gelatinização, retrogradação).

1) **Amido pré-gelatinizado:** também denominado amido solúvel, é o amido modificado de mais fácil elaboração. É bastante utilizado na confecção de alimentos industrializados, de cocção rápida e fácil digestão. São parcial ou totalmente solúveis em água fria. Entretanto, devido à quebra de grânulo e retrogradação do amido, o amido pré-gelatinizado reconstituído em água fria produz pasta de menor viscosidade e firmeza que as feitas com o amido original.

Na indústria de alimentos, os amidos pré-gelatinizados são utilizados como espessantes e para controlar a perda de água em sopas, mingaus instantâneos e pudins, bem como para favorecer a fermentação e produzir um "cracker" mais tenro em biscoito cream-cracker.

2) **Açúcar do amido de milho:** o aquecimento do amido à pressão atmosférica a mais de 160°C ou em temperaturas inferiores, em presença de ácidos ou de enzimas, causa a sua degradação. Essa alteração varia em diferentes graus com a concentração dos agentes ou com a temperatura ou tempo, conduzindo à formação de açúcares, dextrinas, maltoses e glicoses.

3) **Amido dextrinizado:** quando o amido é submetido à temperatura acima de 150°C em calor seco, este se torna desidratado e amarelado, ocorrendo o fe-

nômeno da dextrinização. A farinha dextrinizada é utilizada na alimentação infantil por ser de mais fácil digestão e para espessar os molhos, pois os torna de melhor características sensoriais.

Glicídeos não amiláceos

Além do amido, são encontrados nos cereais mono, di e trissacarídeos, como glicose, maltose e rafinose, embora em pequena quantidade (1 a 2%), e geralmente na zona próxima ao germe. Têm importância na utilização de farinhas em processo de fermentação, servindo como subsídio para crescimento de fermentos biológicos.

Pentosanas e levulosanas também são encontradas na zona de pericarpos. Quando a quantidade desses carboidratos, na farinha ultrapassa 3%, há indicação de alto grau de extração. Por isso, as dosagens de pentosanas são utilizadas como índice de extração das farinhas.

Fibras

A quantidade de fibra pode variar de acordo com os cereais e o grau de extração da farinha. As fibras mais encontradas nos cereais são: celulose, carboidrato estrutural dos vegetais (farelo de trigo); hemicelulose (farelo e grãos integrais); lignina (trigo); gomas (aveia, cevada).

Além das funções fisiológicas conhecidas, as fibras são usadas na indústria de alimentos como estabilizantes, impedindo que os ingredientes suspensos se sedimentem (pudins, sorvetes).

Lipídios dos cereais

São compostos orgânicos constituídos principalmente por ácidos graxos que, ligados a diferentes estruturas, formam os glicerídeos, as ceras etc.

Nos cereais, observa-se de 2 a 5% de lipídios. Estes são glicerídeos de ácido graxo, sendo os principais: os ácidos palmíticos, oléicos e linoléicos. Também estão presentes cerca de 4% de fosfolipídios, como lecitina. Os ácidos graxos saturados constituem de 11 a 26% do total, e os insaturados, 72 a 78% – e é livre de colesterol.

O lipídio está concentrado no germe e na parte periférica do grão; por isso, a riqueza lipídica vai diminuindo à medida que se vai polindo O grão. Os lipídeos, apesar de estarem presentes em concentrações muito pequenas nos cereais, têm um papel essencial na qualidade das preparações, oferecendo características como maciez e volume.

Vitaminas e minerais

Os cereais apresentam quantidades significantes de vitaminas, como tiamina, riboflavina, niacina, ácido pantatênico, vitamina E, minerais, como potássio, fósforo, ferro, magnésio e cálcio. Grande parte desses nutrientes encontra-se concentrada no gérmen e no farelo dos cereais. O conteúdo de vitaminas e minerais dos cereais é afetado por condições ambientais e práticas de cultivo (condições do solo, clima, estágio de maturidade e cultivo). A estabilidade e a biodisponibilidade desses nutrientes podem ser alteradas em condições não favoráveis durante o transporte, processamento e armazenamento dos cereais.

Durante o transporte e armazenamento, o controle de umidade, temperatura e embalagem é muito importante para não haver perdas, principalmente de vitaminas. Com o processamento, como grande parte desses nutrientes encontra-se concentrada no gérmen e no farelo dos cereais, pode haver redução de mais de 80%.

Em relação aos minerais, o cálcio é encontrado no gérmen e no farelo. O cálcio tem absorção comprometida por causa do ácido fítico encontrado no pericarpo do cereal, que provoca a formação de fitina, um sal insolúvel, tornando este mineral biodisponível.

FARINHAS

A moagem do grão de cereais é uma arte antiga que visa a separar o endosperma do farelo e do germe, bem como transformá-lo em partículas de tamanho reduzido, tornando-o mais agradável e atraente como alimento, aumentando, também, a capacidade de conservação.

As farinhas são obtidas através da moagem dos grãos, que variam segundo o grau de extração e subdivisão.

A farinha integral é obtida pela trituração do grão, mantendo-se tudo como produto único. Algumas farinhas integrais são usadas para mingaus, tais como a de aveia e o triguilho, do qual também se faz quibe (prato da cozinha árabe).

A farinha branca de primeira representa uma parcela muito menor de extração, pois o rendimento obtido da moagem de 100 g de grãos, separada a parte de envoltórios, é de apenas 30 a 60 g ("nessa faixa de extração, de 30 a 60%, significa farinha branca, isto é, de cada 100 g de trigo integral, se a extração for de 30 a 60 g, será farinha branca"); já a farinha mais escura é de 76 a 80% (as mais escuras são mais nutritivas). Quanto mais refinada for a farinha, menos rendimento dá o grão e mais destituída está das fibras e dos minerais e vitaminas.

Dependendo do grau de subdivisão, as farinhas podem ser finas ou grossas. A fubarina, o fubá e a canjiquinha de milho representam diferentes graus de subdivisão do milho, e a farinha de aveia e o floco de aveia são outros exemplos.

O valor nutricional das farinhas é diferente do valor nutricional dos grãos.

TRIGO

O trigo é um cereal da família das gramíneas que dá fruto seco sob a forma de espiga. Entre as diversas espécies existentes, o Triticum aestivum L (trigo comum) representa mais de 90% da produção mundial, sendo a espécie de maior interesse comercial, pois é usada na fabricação de pães, bolos, biscoitos e produtos de confeitaria (GERMANI et al, 1997).

No Brasil, a classificação comercial é regulamentada pela Instrução Normativa n. 1, de 27/1/1999, do Ministério da Agricultura (publicada no Diário Oficial da União em 29/11/999), que descreve as normas de identidade e qualidade do trigo.

Valor nutritivo

O trigo é composto em maior porcentagem por amido, que, além do seu valor nutritivo, tem efeito importante nas propriedades físicas e reológicas em muitos produtos elaborados com esse cereal. Esse amido tem faixa de temperatura de gelatinização entre 58 e 64°C (CIACCO; CRUZ, 1982).

O conteúdo protéico do trigo varia entre 8 e 16%, dependendo da espécie e das condições de cultura. É composto por albumina, globulina, gliadina e glutenina. As duas últimas proteínas, em contato com a água, formam o glúten.

O glúten é o que torna o trigo apto a formar massas coesas, fortes e elásticas. A massa expande-se à medida que fermenta. Quando submetido ao calor, o vapor que expande em seu interior coagula-se, tornando sua estrutura capaz de reter gases, dando aspecto esponjoso ao produto assado (HOSENEY, 1991). As características do glúten são influenciadas pela quantidade de água, presença de açúcar, ácido, gordura e sal na massa.

O trigo é uma importante fonte de vitaminas, como tiamina (B1), niacina, riboflavina, piridoxina, ácido pantotênico e tocoferóis, bem como de minerais, como ferro, potássio, sódio, cálcio e magnésio. Estes elementos estão, em geral, concentrados na capa de aleurona, na proporção de 61% dos seus valores totais, que são eliminadas no beneficiamento.

O germe é rico em vitamina E, tiamina e ácidos graxos essenciais. Quando estes não são removidos no beneficiamento, torna o produto sujeito à fácil deterioração, diminuindo o tempo de prateleira.

A fibra está presente no pericarpo, por isso é encontrada em grande quantidade no grão e farinha integral; nas demais farinhas, a quantidade depende do grau de extração, podendo ser extraída totalmente, obtendo-se como subproduto o farelo.

No trigo, são encontrados outros elementos, como açúcares e oligossacarídeos, além de lipídios, que são compostos complexos encontrados principalmente no germe, geralmente eliminados no beneficiamento do trigo.

As enzimas encontram-se em grande variedade e as mais importantes em panificação são as amilolíticas (α e β amilase), que agem sobre o amido fornecendo açúcares fermentescíveis à farinha.

A Tabela 15 mostra a composição de macronutrientes do trigo.

Tabela 15 Composição do grão de trigo inteiro e das camadas do grão de trigo (valores para 14% de umidade).

	NUTRIENTES						
				Carboidratos			
Trigo	Proteínas (%)	Lipídios (%)	Cinzas (%)	Açúcares redutores	Pentosanas (%)	Celulose (%)	Amido (%)
Grão inteiro	12,1	1,8	1,8	2,0	6,7	2,3	59,2
Farelo							
Pericarpo	7,6	0	5,1	0	34,9	38,4	0
Testa e hialina	15,7	0	8,1	0	51,1	11,1	0
Aleurona	24,3	8,1	11,1	0	39,0	3,5	0
Endosperma							
Parte externa	16,2	2,2	0,8	1,6	1,4	0,3	63,4
Parte interna	8,0	1,6	0,5	1,6	1,4	0,3	72,6
Germe	26,3	10,1	4,6	26,3	6,6	2,0	0

Fonte: GERMANI et al (1997).

Moagem

A extração de farinha branca representa, aproximadamente, 72% do produto total, podendo alcançar valores de até 80%.

O grau de extração interfere na composição da farinha de trigo, conforme podemos observar na Tabela 16.

Tabela 16 Relação entre grau de extração e composição da farinha.

Componentes	Grau de extração (%)				
	100	85	80	70 – 72	40
Cinzas (g)	1,55	0,76	0,60	0,41	0,34
Fibra bruta (g)	2,00	0,40	0,21	0,10	traços
Proteínas (g)	12,20	12,10	11,70	11,30	10,00
Lipídios (g)	2,40	1,60	1,40	1,10	0,80
Carboidratos (g)	64,10	69,80	70,20	72,00	74,50

Fonte: GERMANI et al (1997).

Durante a obtenção da farinha de trigo, segundo pode ser observado na Tabela 17, com exceção do amido e cloro, há redução na concentração de seus componentes, principalmente no teor de vitaminas e minerais, apontadas como uma das razões para o enriquecimento de farinhas e de seus derivados.

Tabela 17 Composição química do grão e da farinha de trigo com extração de 70% e diferença em percentagem de nutrientes do grão para farinha.

Componentes	Grão	Farinha (extração 70%)	Diferença de nutrientes do grão para farinha* (%)
Cinzas (%)	1,55	0,40	-74,20
Fibras (%)	2,17	Traços	-100
Proteínas (%)	13,9	12,90	-7,20
Lipídios (%)	2,52	1,17	-53,58
Amidos (%)	63,7	70,90	+11,30
Tiamina (µg/g)	3,73	0,70	-81,24
Riboflavina (µg/g)	1,70	0,70	-58,82
Niacina (µg/g)	55,6	8,50	-84,72
Ferro (mg/g)	3,08	1,42	-53,90
Sódio mg/g)	3,20	2,20	-31,25
Potássio (mg/g)	316,00	83,00	-73,74
Cálcio (mg/g)	27,90	12,90	-53,76
Magnésio (mg/g)	143,00	27,20	-80,97
Cobre (mg/g)	0,61	0,18	-70,49
Zinco (mg/g)	3,77	1,17	-68,97
Fósforo total (mg/g)	350,00	98,00	-72,00
Fósforo de fitato (mg/g)	345,00	30,40	-91,19
Cloro (mg/g)	39,0	48,40	+24,11

Fonte: HOSENEY (1991).
* Calculado.

Farinha de trigo

O tipo de farinha é influenciado pelo tipo de trigo e pelo processo de produção. Quanto ao tipo de trigo, do ponto de vista comercial, ele pode ser dividido em quatro classes: duro, branco, mole e durum.

O trigo duro apresenta alto teor de proteína gliadina e glutenina (formando glúten quando se mistura água), e a farinha obtida apresenta excelentes características para panificação. O trigo branco apresenta um teor de proteína um pouco inferior ao duro e sua farinha é recomendada para produção de tortas e bolos. A farinha do trigo mole é recomendada para produção de crackers, biscoitos e pães tipo árabe, por apresentar um teor de proteína menor em relação ao trigo branco. Já a farinha de trigo durum, por apresentar elevado teor de proteína de uma espécie botânica especial, é indicada para elaboração de massas alimentícias.

AVEIA

O grão é mantido inteiro e, sendo considerado um produto de melhor valor nutricional, é produzido em flocos pré-cozidos, servidos como mingau acrescido de leite.

A farinha de aveia é muito utilizada na panificação e confeitaria, bem como para empanar peixes antes de serem fritos.

CENTEIO

É um grão integral de farinha escura. Os pães produzidos por este cereal são mais compactos.

CEVADA

Na fabricação da cerveja, o malte é obtido da germinação do grão de cevada. No processo germinativo, o amido converte-se em dextrinas e maltose, e a eles se acrescentam Saccharomyces cerevisiae para obter a fermentação alcoólica.

Quando se deseja obter açúcar de malte, estaciona-se o desdobramento enzimático do amido, por cocção, na fase de maltose.

ARROZ

Sempre presente na mesa do brasileiro, "o arroz nosso de cada dia" é um hábito inquestionável e dificilmente será substituído. Ocupa uma posição de destaque na dieta alimentar do povo brasileiro. É consumido por todas as classes sociais, mas especialmente por aquelas de renda mais baixa. Seu consumo é maior na presença de leguminosas, como o feijão, tornando esta mistura uma fonte protéica de alto valor biológico.

O arroz é um alimento rico em amido, fornecendo energia; contribui para a síntese protéica; é livre de glúten, indicado para portadores de doença celíaca; tem alta digestibilidade, sendo útil no restabelecimento de doenças intestinais depois de crises diarréicas; dificilmente provoca alergias, sendo indicado para o início da introdução de alimentos no bebê.

Para consumo de mesa, são conhecidos no Brasil três tipos de produtos em função da forma de processamento pós-colheita: arroz integral, arroz branco polido e arroz parboilizado.

1) **Arroz integral:** é um arroz demovido da casca protetora do grão, que é removida, mantendo camadas de pericarpo e aleurona. Comparado ao polido, o arroz integral é uma importante fonte de minerais e vitaminas, contendo quantidades apreciáveis de tiamina, riboflavina e niacina, bem como de fósforo, ferro e potássio. Apesar disso, é pouco consumido no Brasil, restringindo-se a uma pequena parcela da população com hábitos de consumo mais sofisticados, sendo preferido pelos adeptos da alimentação natural. Todavia, devido à conservação das camadas externas do grão, o que o torna mais rico em lipídios, o arroz integral apresenta poder de conservação inferior ao arroz polido.

2) **Arroz branco polido:** o arroz branco polido é obtido a partir do polimento do grão integral, através de máquinas que provocam o atrito dos grãos, removendo proporções variáveis das camadas externas do endosperma e do germe. Além da casca, resulta desse processo uma proporção variável de subprodutos na forma de grãos quebrados e farelo. Com o progresso no processamento do produto, o arroz branco polido adquiriu mais qualidade – o hábito doméstico de "escolher" o arroz agora é coisa do passado. Sendo assim, o arroz um alimento com Fator de Correção igual 1.

3) **Arroz parboilizado:** o sistema clássico de processo de parboilização consiste em efetuar três operações: maceração, tratamento pelo vapor e secagem no arroz em casca, antes do beneficiamento. O processo inicialmente foi utilizado para facilitar o descascamento do arroz e diminuir as perdas, principalmente de arroz quebrado, durante o polimento.

O processo não apenas sobreviveu, mas começou a espalhar-se, devido aos resultados econômicos, práticos e nutricionais que as modificações produziram no arroz. A aplicação de água e de calor traz consideráveis alterações de ordem física, química, físico-química, bioquímica e sensorial. A temperatura da água, o pH e o tempo de maceração têm influência no teor de minerais e vitaminas; modificações do amido e na formação de compostos, tais como açúcares e aldeídos, que afetam a cor, o aroma e o sabor.

O processo proporciona a gelatinização total ou parcial do amido: o amido do arroz é mudado de uma forma cristalina para uma forma amorfa, aumentando assim a absorção da água durante seu cozimento. No resfriamento, as moléculas de amido mais externas do grão sofrem fenômeno de retrogradação. Quando os grãos de arroz parboilizado são cozidos, eles ficam mais soltos, pois o amido, uma vez retrogradado, perde a capacidade de gelatinizar; então, somente as moléculas internas do grão de arroz gelatinizam, evitando a formação do arroz papa. Por esse motivo, o arroz parboilizado, em comparação com o arroz polido, geralmente é mais solto e de maior rendimento.

O encharcamento do grão, atingindo de 30 a 32% de umidade, e a migração da água ocasionam carregamento de constituintes hidrossolúveis concentrados nas camadas mais externas para o centro, como vitaminas hidrossolúveis e sais minerais, aumentando o teor destes elementos, o que, no arroz polido, seria perdido no polimento.

A temperatura de aquecimento tem marcada influência na cor. Além da disseminação dos pigmentos contidos no farelo e na casca, a reação entre açúcares e aminoácidos (reação de Maillard), que culmina com a formação de pigmentos marrons chamados de melanoidinas, parece contribuir também para a coloração final do endosperma.

O arroz parboilizado apresenta aspecto e odor característicos e elevado rendimento de grãos inteiros no beneficiamento. O processo de parboilização aumenta o valor nutricional do arroz polido devido à redistribuição de alguns componentes do grão durante o processo hidrotérmico, contendo teores consideravelmente mais elevados de tiamina, riboflavina e niacina que o produto polido não submetido ao processo hidrotérmico.

Classificação comercial

As características físicas do grão são determinadas pela dimensão, forma e peso do grão, assim como a dureza do endosperma. O comprimento, a largura e a espessura do grão mudam amplamente entre as variedades.

Os padrões utilizados para classificar o arroz em função do comprimento e forma do grão variam de um país para outro e refletem as preferências de consumo. No Brasil, além do comprimento, tomado como base para enquadrar o grão como longo, médio ou curto, é também considerada a relação comprimento/largura para enquadrá-lo como longo-fino (agulhinha), tipo de grão característico das variedades irrigadas.

São consideradas cinco categorias, com base nas dimensões dos grãos inteiros após o descasque e polimento, como segue:

1) **Grãos longo-finos:** comprimento 6 mm e espessura 1,90 mm; relação comprimento/largura 2,75 mm.

2) **Grãos longos:** comprimento 6 mm.

3) **Grãos médios:** comprimento entre 5 mm a menos de 6 mm.

4) **Grãos curtos:** comprimento inferior a 5 mm.

5) **Arroz misturado:** classificação do produto que não se enquadre em nenhuma das classes anteriores e apresente-se constituído pela mistura de duas ou mais delas, sem predominância (80%) de nenhuma.

Composição química

Vitaminas e sais minerais

Quase todas as substâncias minerais (61%) estão concentradas na capa de aleurona; as vitaminas concentram-se na aleurona, escutelo ou em ambos. O arroz contém pouca ou nenhuma vitamina A, C e D.

Tabela 18 Composição química do arroz integral, polido e parboilizado (cozidos).

Nutrientes	Arroz integral (100 g)	Arroz polido (100 g)	Arroz parboilizado (100 g)
Proteína	3,55g	2,49g	2,31g
Carboidrato	30,21g	26,66g	24,65g
Lipídios	1,14g	0,24g	0,74g
Fibras	4,32g	2,88g	2,54g

Fonte: MENDEZ et al (1992).

Tabela 19 Teores de vitaminas e minerais do arroz integral, parboilizado e polido (cozidos).

Nutrientes	Arroz integral (100 g)*	Arroz polido (100 g)*	Arroz parboilizado (100 g)**
Tiamina	0,10mg	0,02mg	0,44mg
Riboflavina	0,02mg	0,01mg	0,04mg
Niacina	1,30mg	0,40mg	3,50mg
Cálcio	9,00mg	4,00mg	60,00mg
Fósforo	83,00mg	37,00mg	200,00mg
Ferro	0,50mg	0,20mg	2,90mg

Fonte: * FAVIER (1999).
** Disponível em: <wvvw. matiola.com.br>.

Durante o beneficiamento, mais precisamente no polimento, o efeito abrasivo causa a remoção do pericarpo, da camada de aleurona e do embrião, tendo como consequência a redução drástica dos teores de vitaminas e sais minerais presentes nessas camadas que compõem o arroz integral. O conteúdo de vitaminas, particularmente tiamina, também diminui durante a estocagem do grão.

Como forma de recuperar as vitaminas do complexo B, temos a parboilização, que recupera cerca de 70% dessas vitaminas através da migração para o interior do grão –endosperma –, durante o encharcamento, e sua fixação durante a gelatinização do grão.

Utilização em técnica dietética

O tratamento térmico empregado no arroz altera as características sensoriais, cargas microbianas inativas, enzimas e fatores antinutricionais. Entre os inibidores não proteolíticos, os mais conhecidos são os inibidores de α-amilase. Quando submetidos ao calor úmido, há aumento da massa e volume devido à gelatinização do amido.

O seu comportamento ao calor em meio úmido depende de seu conteúdo em amilose e amilopectina. O arroz longo tem de 16 a 25% de amilose e o arroz curto de 12 a 15%.

No arroz polido, os grãos são curtos, médios e longos. Os curtos apresentam porcentagem de amilopectina maior que os longos e têm tendência a formar gel modelador quando coccionados (empapar). São mais bem utilizados no preparo de doces. Na culinária oriental, utiliza-se uma espécie de arroz curto próprio para certas preparações (sushis). Os grãos médios podem ser utilizados para doces e salgados, possuindo menos tendência a empapar que os curtos (por exemplo, risotos). Os grãos longos são próprios para preparações salgadas.

O teor de amilose do arroz exerce, reconhecidamente, uma influência marcante na sua performance de cozimento. Um importante efeito no cozimento do arroz refere-se ao aumento e à solubilização dos grânulos de amido, resultando em alterações, como aumento de volume, abertura ou fragmentação dos grãos e desenvolvimento de texturas no arroz cozido.

A determinação da TG representa uma ferramenta muito importante na avaliação do comportamento culinário do arroz. A temperatura de gelatinização é comumente estimada de forma indireta, através do grau de dispersão e clarificação dos grãos de arroz submetidos à ação de soluções alcalinas e varia, aproximadamente, entre 63 e 80°C.

Grãos de arroz com TG baixa podem tornar-se excessivamente macios e até mesmo desintegrar-se durante o cozimento. No entanto, cultivares com TG alta requerem mais água e maior tempo de cozimento que aquelas com TG baixas ou intermediárias, sendo geralmente rejeitadas em quase todos os mercados consumidores.

As alterações progressivas das propriedades físico-químicas do arroz após a colheita ocorrem, principalmente, nos três ou quatro primeiros meses de armazenagem, e independentemente das condições ambientais, são sempre mais intensas no arroz beneficiado que no arroz em casca. No cozimento, o arroz beneficiado envelhecido absorve maior quantidade de água, expande mais, apresenta menor índice de sólidos solúveis na água de cocção e é mais resistente à desintegração dos grãos durante o cozimento que o arroz recém-colhido. Esse comportamento é atribuído, provavelmente, à elevação da insolubilidade da proteína e do amido durante o armazenamento, elevando também o tempo de cozimento do produto.

O aumento de peso e o rendimento do arroz, ou seja, Fator Térmico (FT), estão relacionados ao índice de absorção de água, que depende do grau de maturidade do grão, condição de armazenamento e espécie do cereal, que também interfere na qualidade e na porção do arroz.

Por ser um dos alimentos mais consumidos de modo geral e especialmente em Unidades de Alimentação e Nutrição, é de grande importância a análise de suas características físicas (rendimento, Fator Térmico, aumento de peso) e características sensoriais, visto que há determinadas qualidades e tipos de arroz que, apesar de apresentarem maior rendimento, não são preferidas pela população, quer pelo gosto, quer pela textura ou odor característico.

RECEBIMENTO E ARMAZENAMENTO

Recebimento

De acordo com o Decreto n. 25.544, de 14 de março de 1988 (publicado no Diário Oficial do Município de São Paulo em 15 de março de 1988), no recebimento, devem ser observadas as seguintes características:

Grãos

- isentos de matéria terrosa;
- livres de umidade;
- isentos de parasitas ou fungos;
- coloração característica de cada espécie;
- livres de fragmentos estranhos.

Farinhas

- aspecto pó ou granuloso, dependendo da espécie;
- isentas de matéria terrosa;
- livres de umidade (umidade de acordo com a legislação);
- não devem estar empedradas;
- isentas de parasitas ou fungos;
- coloração característica de cada espécie;
- não devem estar fermentadas ou rançosas;
- livres de fragmentos estranhos.

Armazenamento

Os cereais devem ser armazenados em lugar seco e ventilado, pois são alimentos de baixa umidade, que, em ambientes úmidos, absorvem umidade do ambiente, facilitando o crescimento de microrganismos, principalmente de fungos e pragas como: camundongo (Mus musculus), rato (Rattus rattus), ratazana (Rattus norvegicus), mariposas (Plodia interpunctella, Sitotroga cerealella), traça das farinhas (Ephestia cautella), caruncho do feijão (Acanthoscelides obtectus), gorgulho do arroz (Sitophilus oryzae), besouro dos cereais (Rhyzoperta dominica), caruncho das farinhas (Tribolium confusum, Cryptolestes ferrugineus), ácaros (20 mil espécies), entre outros.

O armazenamento desses produtos, portanto, requer os seguintes cuidados: o local deve possuir portas com molas, protetor contra roedores no rodapé, ausência de ralos, iluminação adequada, ventilação adequada e janelas com telas milimétricas. Os produtos devem ser separados por grupos: sacarias devem ficar sobre estrados fixos com altura mínima de 25 cm ou estrados móveis com, no mínimo, 10 cm, separados da parede e entre pilhas de, no mínimo, 10 cm e distante 60 cm do forro. As prateleiras devem ficar a 25 cm do piso, com profundidade não superior a 45 cm, de preferência modulada.

A temperatura ambiente não deve estar acima de 26°C e a umidade relativa do ar entre 50 e 60%.

Farinhas e grãos devem ser armazenados em bombonas plásticas de cor neutra e atóxica, sem contato com o ambiente, sendo manipulados com utensílios de cabo longo próprios para cada gênero. As embalagens devem ser íntegras com identificação visível (nome do produto, nome do fabricante, endereço, número do registro, prazo de validade etc.).

Em caso de transferência de produtos de embalagens abertas para outras embalagens, deve-se transferir também o rótulo do produto original ou desenvolver um sistema de etiquetagem para permitir uma perfeita rastreabilidade dos produtos desde a recepção das mercadorias até o preparo final.

COCÇÃO DE CEREAIS

O grão de cereal integral (trigo, milho etc.) cozinha mais facilmente quando é submetido previamente ao remolho. A água que penetra pelas porosidades da capa celulósica produz hidratações parciais do grão, facilitando sua desintegração posterior pela cocção. Parte da celulose desintegra-se pela cocção prolongada, o amido gelatiniza-se, absorvendo até três vezes seu volume em água, e o grão de cereal aumenta proporcionalmente em seu tamanho inicial.

Os cereais tratados, descorticados, são de mais fácil cocção, pois absorvem a água facilmente. Para obter o arroz polido solto, refoga-se na gordura para impedir a penetração rápida da água e a adesão da superfície de um grão ao outro, bem como pela quebra da estrutura de amido devido à exposição ao calor seco. Adiciona-se água em ebulição em quantidade justa para ser totalmente absorvida (duas a três vezes a quantidade do arroz) e, então, abaixa-se a temperatura e abafa-se a panela, ajustando bem a tampa para que a gelatinização do amido ocorra lenta e uniformemente. É conveniente utilizar panela de boa condutibilidade térmica para que o calor se distribua igualmente.

Os grãos colocados em excesso de água e submetido à cocção prolongada desintegram-se, formando papa. Facilita-se a cocção dos cereais com a adição de uma pitada de sal à preparação, devido ao efeito de ânions na propriedade do amido. A repulsão entre moléculas semelhantes causa maior hidratação nas áreas amorfas do grânulo, resultando em um maior intumescimento, como também evita a agregação de moléculas durante o resfriamento de géis de amido.

É preciso deixar sempre o cereal abrir pela cocção em água, antes de acrescentar-lhe o leite de vaca ou de côco, para que o grão amoleça melhor pela gelatinização completa do amido.

O calor seco é utilizado para cocção do grão inteiro, na preparação de milho assado, milho de pipoca etc. Assado na grelha ou braseiro, produz-se um tostado superficial e uma cocção por inteiro, com gelatinização do amido, absorvendo a própria umidade do grão. No caso da pipoca, sendo superaquecido o grão em gordura quente, sua umidade interna transforma-se em vapor, explodindo o grão com a ruptura da envoltura de celulose, fenômeno denominado extrusão natural. Geralmente, os amidos extrusados apresentam melhor digestibilidade (farinha pré-cozida, farinha láctea, neston e mucilon) e melhores características sensoriais (biscoitos snacks).

Industrialmente, a extrusão termoplástica em amido vem sendo utilizada na indústria de alimento; o calor seco é utilizado conjuntamente com a trituração e o esmagamento do grão por cilindros aquecidos, técnica de fabricação de cereais pré-cozidos. A dextrinização do amido pode ser total ou parcial. Por isso, estas farinhas podem ser servidas com leite ou frutas amassadas, mesmo sem cocção (corn-flakes, farinha dextrinizada em geral, farinha de beiju). A extrusão termoplástica também usada na produção de biscoito *snacks*.

PREPARAÇÃO COM FARINHAS

Devido ao seu conteúdo de amido, as farinhas são utilizadas como elemento de espessamento e ligação em diversas preparações. Algumas farinhas muito refinadas, como a maisena, têm até 80% de amido; colocadas a 10% em um líquido qualquer, produzem, com a cocção, preparação de consistência sólida (manjar). Para mingau de prato e molhos, usa-se a maisena a 5%, e para sopas e mingau de mamadeira, a 2,5%. A farinha de trigo, por conter menor concentração de glicídios, deve ser usada em proporção um pouco maior para produzir o mesmo resultado, especialmente quando for dextrinizada (dourada na manteiga).

Sempre que se acrescenta farinha a um líquido em ebulição é necessário dispersá-la em líquido (água ou leite) previamente, para isolar as partículas de amido e impedir que, aglomeradas, formem grumos. Nas preparações em que a receita indica que a farinha deve cozinhar ou dourar na manteiga derretida, deve-se acrescentar o leite ou o líquido em ebulição ou mais quente que a mistura de farinha e manteiga (roux), para assegurar que, derretida a manteiga, cada parcela de amido será atingida separadamente pelo líquido quente, gelatinizando-se em seguida.

Em algumas preparações como massa para eclair ou bomba e massa para base de croquete, usa-se uma concentração muito maior de farinha (15 a 50%), que é acrescentada de vez ao líquido contendo manteiga ou gordura, tendo de se bater violentamente a preparação para que não forme grumos. Ainda batendo-se muito, são incorporadas as gemas e os ovos.

Algumas farinhas grossas, como o fubá e a farinha de aveia, devem ficar de molho antes de cozinhar, para amolecerem mais prontamente. Outras farinhas grossas, como tapioca e fubá, são usadas na confecção de cuscuz, preparação que é cozida no vapor de água, em recipiente especial (cuscuzeiro).

CONFECÇÃO DE MASSAS

As massas alimentícias constituem um grande grupo de alimentos de ótima aceitação e são obtidas a partir da farinha de trigo pelo fato de ela conter grandes quantidades de glúten. Também o centeio, a cevada e a aveia contêm glúten, daí se conseguir pão destas farinhas.

As demais substâncias utilizadas na confecção das massas são: açúcar, gorduras, líquidos, ovos e agentes de crescimento.

1) **Açúcar:** a sacarose é o mais solúvel dos açúcares, distribuindo-se bem e acentuando o sabor, a cor e o aroma dos alimentos e dos produtos através da reação de Maillard (é a reação de escurecimento não enzimático que ocorre entre açúcares redutores e aminoácidos).

2) **Gordura:** as gorduras mais apropriadas para massa de pastelaria, pão doce, bolos etc. são aquelas que se apresentam sólidas à temperatura normal. A manteiga é a que confere melhor sabor, sendo substituída com resultados satisfatórios pela margarina e gordura hidrogenada.

    Os efeitos obtidos pelo emprego da gordura nas massas variam. No caso da massa folhada, a técnica de confecção desta preparação faz que tênues camadas de massa fiquem separadas por gordura, obtendo, assim, a massa em escamas, devido ao efeito isolante da gordura.

    Nas receitas comuns de bolo, a gordura é batida inicialmente com as gemas e o açúcar, tomando aspecto cremoso. Ao se incluir a farinha, o creme age sobre as proteínas, evitando a formação de glúten mesmo após a adição de líquido, que é feita logo em seguida, resultando em uma massa mais macia e não crocante como a do pão simples, pois o glúten é impedido de formar uma rede coesa no interior da massa.

    A gordura favorece a homogeneização da farinha, tornando a massa quebradiça, impedindo a formação de glúten nas preparações como empada e empadão.

3) **Líquidos:** os mais usados são a água, suco de fruta e leite nas suas mais diversas formas. Os líquidos embebem as proteínas, gelatinizam os amidos e favorecem a formação do glúten. A proporção de líquido para farinha não é constante, podendo ser de 60 a 100%, o que depende da porcentagem de glúten da farinha e do grau de embebição do amido. A consistência da massa antes de assar pode ser variável e o fato de ser bastante amolecida, dado o teor de líquido, não significa que depois de assada não se torne sólida. Pela cocção, parte da água é absorvida pelo amido e outra parte transforma-se em vapor, facilitando o levantamento da massa.

4) **Ovos:** há preparações que levam somente gema, o que lhes favorece a cor e o sabor. Além disso, a gema age como isolante do glúten na massa, tendo o mesmo efeito da manteiga ou outra gordura, isto é, tornando-a mais macia. Se a clara é adicionada no início da operação com as demais substâncias, favorece o aparecimento do glúten, por ser de natureza protéica e também conter água; se é adicionada após ter sido batida em neve, no final da operação, contribui para a incorporação de ar e, consequentemente, para o crescimento da massa.

5) **Agentes de crescimento:** são elementos empregados para se obter aumento de volume, porosidade e aspecto esponjoso na massa. Todos os agentes produzem ou incorporam ar à preparação, o qual, quando aquecido, expande-se, determinando o crescimento, que pode ser de natureza:

☐ **física:** vapor d'água e clara de ovo batida em neve, devendo esta ser adicionada no final, quando os demais ingredientes já estiverem misturados, e ser revolvida com cuidado para não danificar as bolhas de ar;

☐ **química:** fermento em pó contendo bicarbonato, amido e um sal ácido que, em presença de água, reage com o bicarbonato, produzindo anidrido carbônico. Os sais de ácido mais usados são tartaratos, fosfatos e sulfatos, de potássio, cálcio e alumínio. As preparações que levam substâncias químicas, cuja ação é imediata, devem ir ao forno logo que estejam misturadas, para aproveitar-se todo o efeito do fermento, cuja ação é maior com o aumento de temperatura.

Todos os fermentos em pó têm a mesma capacidade de liberar CO_2, só que o fazem em ritmo diferente. Os tartaratos o liberam tão logo entram em contato com a água, os fosfatos tardam um pouco mais e os pós-combinados o fazem lentamente. No preparo da massa, é necessário que se misturem rapidamente os ingredientes com a farinha e o fermento, e que seja levada rapidamente para assar. Estima-se que apenas 20 a 30% do gás liberado seja retido na massa. No pó misto, o gás liberado antes de a massa ir ao forno é produzido pelo fosfato monocálcio, enquanto o sulfato de sódio e o alumínio reagem lentamente à baixa temperatura, daí ser mais indicado para as preparações feitas em grande escala, em instituições.

Todos os pós de fermento deixam um resíduo, conforme se verifica nas reações químicas detalhadas a seguir (Tabela 20). O exagero no uso de fermento não só prejudica a preparação, porque produz quantidade exagerada de gás, como deixa um sabor desagradável, que lembra sabonete;

☐ **biológica:** leveduras que por ação enzimática desdobram os glicídios em água e dióxido de carbono. O fermento serve, durante a panificação, para tornar a massa leve, criando alvéolos (espaços vazios) nela; ele também confere sabor e cor ao pão. O cozimento é para que o ar introduzido pelos amassamentos e o dióxido de carbono liberado pelo fermento se dilatem; e, simultaneamente, a água e o álcool evaporem, bem como haja aumento da atividade do fermento.

Em temperaturas superiores a 60°C, o fermento cessa toda a atividade; em temperaturas superiores a 90°C, a crosta começa a se formar. Em seguida, à temperatura de 100°C, o vapor distribui-se no pão; o amido geleifica-se em gomas, passando de um estado semicristalino a um estado amorfo; o miolo forma-se. As proteínas do glúten são desnaturadas pelo calor, coagulam após terem perdido sua água de hidratação e formam o esqueleto rígido do miolo. A água que se evapora só abandona a massa pela superfície: esta seca e endurece, e a crosta forma-se.

As massas que levam lêvedos têm de esperar as ações lentas destes, sendo colocadas em estufas especiais ou em lugar aquecido até atingirem o dobro de seu volume inicial. A maneira prática de verificar se a massa feita com lêvedo está no "ponto" é comprimindo-a com o dedo: ela deve voltar ao nível inicial.

Tabela 20 Reação química dos fermentos em pó.

$KHC_2H_4O_6$ Cremor de tártaro ou tartarato de potássio	+	$NaHCO_3$ Bicarbonato de sódio	=	$KNaC_4H_4O_6$ Tartarato de sódio e potássio	+	CO_2 Anidrido carbônico	+	H_2O Água	
$H_2C_4H_4O_6$ Ácido tartárico	+	$2NaHCO_3$ Bicarbonato de sódio	=	$Na_2C_4H_4O_6$ Tartarato de sódio	+	$2CO_2$ Anidrido carbônico	+	$2H_2O$ Água	
$CaH_4(PO_4)_2$ Fosfato monocálcico	+	$2NaHCO_3$ Bicarbonato de sódio	=	C_aHPO_4 Fosfato dicálcico	+	Na_2HPO_4 Fosfato dissódico	+	$2CO_2$ Anidrido carbônico	+ $2H_2O$ Água
$2NaAl(SO_4)_2$ Sulfato de sódio e alumínio	+	$6NaHCO_3$ Bicarbonato de sódio	=	$4Na_2SO_4$ Sulfato de sódio	+	$2Al(OH)_3$ Hidróxido de alumínio	+	$6CO_2$ Anidrido carbônico	

MASSAS ALIMENTÍCIAS E PANIFICAÇÕES

As massas alimentícias (talharim, espaguete, pastel etc.) e as panificações constituem um grande grupo de alimentos de alto valor nutricional e de significativa importância social, tendo ampla aceitação. A presença de gliadina e glutenina possibilita a formação de glúten, e a quantidade destas proteínas nas farinhas de trigo determina o produto a ser produzido. As farinhas duras, ideais para confecção de massa e panificação, devem ser constituídas de 70% de amido, 13% de proteína, 1% de lipídio, 2,5% de açúcares, 0,5% de cinza e 13% de umidade.

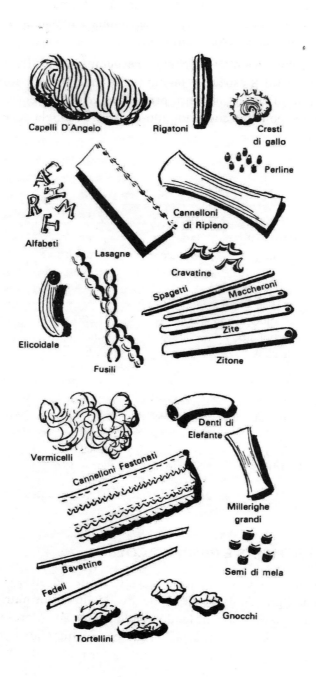

Figura 14 Massas alimentícias.

Formação de glúten

A gliadina e glutenina, quando misturadas com água, formam glúten, uma rede tridimensional formada através das ligações entre os grupos (–SH) dos aminoácidos sulfurados e das ligações como ponte de hidrogênio, forças de Van der Waals e ligações salinas. Essas ligações se quebram e se refazem à medida que prossegue a mistura, até que seja atingido um ponto máximo, no qual o glúten está mais bem desenvolvido.

As gliadinas, quando hidratadas, são extremamente pegajosas, sendo responsáveis pela coesividade da massa; já as gluteninas oferecem à massa a propriedade de resistência à extensão.

O glúten imprime à massa características viscoelásticas e permite que se possa esticá-la e estendê-la, ou seja, tenha capacidade de se deformar parcialmente sem se romper, sendo muito importante nos produtos de panificação, em que o gás gerado pelas leveduras durante a fermentação deve ser retido pela massa para que ela se expanda.

Compostos como ácido ascórbico, bromato de potássio e azodicarbonamida, conhecidos como agentes oxidantes ou melhoradores, fortalecem a massa, alterando suas características e aumentando a tolerância à mistura intensa, bem como a capacidade de reter gases durante a fermentação. Os melhoradores servem também como branqueadores da farinha. Seus efeitos refletem-se no pão com maior volume final, textura macia e aveludada e células do miolo mais uniformes.

Bolo

Proporção de substâncias para bolos

Para obter-se um bom resultado, é preciso que as indicações das fórmulas já tenham sido experimentadas anteriormente e que se baseiem na ação de cada um dos componentes da preparação. Como regra, devem ser observadas as seguintes proporções:

- ❒ o peso do açúcar não deve exceder ao da farinha;
- ❒ o volume das substâncias líquidas (leite, água, ovos) deve corresponder ao peso da farinha;
- ❒ a quantidade (em peso) das claras deve ser igual ou maior que a da gordura;
- ❒ a gordura deve entrar na proporção de 50% do peso do açúcar;
- ❒ o fermento deve relacionar-se com a farinha, sendo uma boa norma a proporção de mais ou menos 1% de fermento em pó em relação ao peso da farinha.

Nestas regras básicas, pode haver variações, as quais decorrem da diferença de qualidade da farinha, tamanho dos ovos, tipo de fermento, natureza da gordura etc.

Para obter fórmulas diferentes, é preciso fazer substituições exatas e estudar experimentalmente a preparação, de modo que bons resultados sejam assegurados.

Método para fazer bolo

1) Escolher bem a receita.
2) Separar as formas, untá-las e recobri-las com papel próprio se houver indicação.
3) Separar os ingredientes a serem usados, retirando da geladeira, com certa antecedência, os que devem tomar a temperatura ambiente.
4) Acender o forno (no mínimo dez minutos antes colocar o bolo).
5) Pesar, medir e peneirar os ingredientes secos.
6) Pesar e medir os demais ingredientes.
7) Colocar os ingredientes na ordem em que vão ser usados.
8) Bater bem a manteiga e o açúcar, até ficar um creme esbranquiçado.
9) Acrescentar as gemas e continuar batendo.
10) Acrescentar parte do líquido e continuar batendo devagar. O líquido deve estar frio para não cozinhar a farinha.
11) Acrescentar, por etapas, a farinha e o líquido e bater levemente até obter uma mistura homogênea.
12) Acrescentar as claras batidas em neve, incorporando-as, levemente, à preparação, sem bater para não desfazer o efeito do batido e perder o ar.
13) Colocar a massa nas formas e, imediatamente, no forno (a massa deve encher só metade ou 2/3 da forma).
14) A temperatura do forno para o bolo simples deve ser ao redor de 180°C, isto é, forno moderado. O forno deve estar com temperatura um pouco mais alta, a qual baixará no momento em que a forma fria for nele colocada. Inicialmente, o bolo deve ser assado (cozido) em temperatura mais baixa e, depois, a temperatura deve ser aumentada para que este doure.
15) Não abrir o forno inicialmente. Um bolo simples demora de 20 a 30 minutos para assar, levando o bolo de frutas secas mais tempo.

Quando se usa uma forma de feitio especial (oca no centro, abrindo por cima em cone), a cocção é mais rápida, podendo levar de 15 a 20 minutos.

16) Ao retirar o bolo, desenformá-lo logo sobre suporte apropriado de arame, deixando-o esfriar antes de recheá-lo e cobri-lo.

Modificações durante a cocção do bolo

Ao ser colocada no forno, a massa deve crescer, o que se obtém pela ação do calor sobre as partículas de CO_2, que se expandem à medida que vão sendo liberadas pela reação química do fermento. É necessário, portanto, que a temperatura do forno seja moderadamente alta (de 170 a 180°C), exceto para as preparações que levam muitos ovos e claras batidas (pão-de-ló), que devem ser cozidas em forno de 120 a 170°C. É preciso dar tempo para que o crescimento se opere lenta e uniformemente, à medida que mais gás vai se produzindo pela reação do fermento, no interior do bolo. A abertura brusca do forno prejudica o crescimento, porque permite uma descompressão pela entrada de ar frio, podendo solar o bolo.

O aquecimento transforma a água de composição da massa em vapor, facilitando seu levantamento. Parte da água é absorvida pelas partículas de glúten. É o glúten que dá estrutura ao bolo ou ao pão, formando uma verdadeira rede endurecida. Esta armação é modificada pelas gorduras e gemas, que impedem sua continuidade, tornando as massas macias. Daí a diferença entre o pão francês e o pão vienense. Obtido o crescimento desejado depois de 20 ou 30 minutos de cocção (dependendo do tipo de massa), doura-se a superfície, mudando o sentido da chama e aumentando a temperatura do forno. O calor acima de 150°C dextriniza o amido da superfície e carameliza o açúcar das massas que o contêm, além de produzir sua desidratação, formando a crosta. A dureza da crosta depende do tipo da massa: será dura se esta contiver muita proteína (pão francês, bolo com muita clara sem bater); será macia se contiver muita gordura ou gema.

O açúcar é ingrediente que favorece a ação do glúten, endurecendo parcialmente a massa quando não há gordura ou gema para contrabalançar sua ação.

Formas para assar bolos

É importante a escolha de formas adequadas, que devem ser de cantos arredondados para evitar que a massa queime e ter profundidade adequada para cada tipo de massa. As formas mais usadas e que dão bons resultados são as de alumínio fosco, pois as brilhantes refletem o calor, não o absorvendo uniformemente e não produzindo cocção homogênea.

TABELA DE EQUIVALÊNCIA DE PESO E VOLUME

Nos livros de receita culinária, as medidas são dadas habitualmente em xícaras e colheres. Difícil é se estabelecer unidades-padrão, dada a variedade em formato e tamanho destes utensílios. Tomaremos para base de medida uma xícara que possa conter 250 mL de líquido, quando cheia (equivalente a cup, medida inglesa).

1 xícara de açúcar refinado	corresponde a 170 g
1 xícara de açúcar cristal	corresponde a 130 g
1 xícara de farinha peneirada	corresponde a 115 g
1 xícara de manteiga	corresponde a 230 g
1 xícara de passas	corresponde a 150 g
1 xícara de nozes picadas	corresponde a 115 g
1 xícara de leite	corresponde a 250 mL
1 xícara de líquido	corresponde a 16 colheres das de sopa
1 colher das de sopa cheia de substância sólida	corresponde a 15 g
1 colher das de sopa rasa	corresponde aproximadamente a 10 g

HORTALIÇAS

CONCEITUAÇÃO

Hortaliças são vegetais, geralmente cultivados na horta, dos quais algumas partes são utilizadas como alimento em forma natural. De modo genérico, compreendem as partes comestíveis das plantas: raízes tuberosas, tubérculos, caules, folhas, flores, frutos e sementes. São vulgarmente conhecidas por verduras (parte comestível de cor verde); legumes (frutas e sementes das leguminosas); tubérculos e raízes (parte subterrânea das espécies); bulbos e talos.

ESTRUTURA

A porção viva da célula vegetal é representada pelo núcleo e citoplasma. No citoplasma de algumas hortaliças, há corpos denominados plastídeos, que contêm pigmentos responsáveis pela coloração das hortaliças.

A célula vegetal é limitada por uma membrana cuja firmeza varia de acordo com o tecido a que pertence. Quando a célula é jovem, ela é formada por uma membrana mais externa, denominada membrana primária, e composta basicamente de celulose, hemicelulose e substâncias pécticas (protopectina, pectina e ácido péctico). Nos tecidos mais macios, como de alguns frutos, esta é a única membrana.

Nos tecidos mais firmes, entretanto, surge uma segunda membrana, a membrana secundária, que se deposita internamente em relação à membrana primária. Em vegetais de aspecto lenhoso, a membrana secundária tem a mesma composição da primária, acrescida de lignina, que endurece o vegetal, tornando-o menos flexível (por exemplo, talos de brócolos mais velhos).

As paredes das células adjacentes são unidas através de uma camada intercelular (lamela média), cuja substância "cimentante" é a pectina.

A celulose pode ser de natureza diferente de acordo com a localização. Existem vários tipos:

1) **Hemicelulose:** é encontrada nos vegetais tenros e novos, nas partes carnosas e na polpa.

2) **Pectocelulose:** é encontrada nos tecidos de sustentação e membranas vegetais, nas frutas, na beterraba, na cenoura etc.

3) **Adipocelulose:** é encontrada nas folhas, nervuras e parênquima foliar.

4) **Lignocelulose:** é encontrada nos órgãos de veiculação da seiva, isto é, nas partes mais duras do tronco, não podendo ser aproveitada na alimentação.

5) **Celulose propriamente dita:** constitui o tecido celulósico de proteção dos vegetais e existe nas plantas em estado de plena maturação.

SENESCÊNCIA OU DETERIORAÇÃO

Dependendo da classe do vegetal, existem diferenças de estrutura, tamanho e rigidez das células individuais. O tempo de vida útil ou "vida na prateleira" e o processamento são muito diferentes para cada tipo de vegetal. Uma vez que o vegetal é coletado do campo, as células, agora desprovidas do abastecimento de nutrientes, normalmente obtidos do solo e do ar, entram em fase de senescência ou deterioração.

A mudança estrutural mais importante ocorrida na fase de senescência do vegetal é o amolecimento ou perda de textura, causado por reações enzimáticas naturais que degradam as paredes celulares da planta. Um grande grupo de enzimas está envolvido no estágio de senescência, incluindo a celulase, pectinase, hemicelulase, proteinases e outras. Depois de estas enzimas "quebrarem e abrirem" as células, reações químicas oxidativas passar a acontecer, o desenvolvimento do sabor e do aroma termina e começa a perda do valor nutricional. Quando isto ocorre, torna-se muito mais fácil o ataque microbiológico.

VALOR NUTRITIVO

O valor nutricional das hortaliças varia de acordo com a parte da planta. A grande importância da inclusão de hortaliças variadas na dieta deve-se ao seu efeito alcalinizante sistêmico, além de favorecer o preenchimento das necessidades vitamínicas e minerais e aumentar o resíduo alimentar no trato digestório.

1) **Proteínas (1 a 3%):** na realidade, a quantidade existente nos vegetais é ainda menor que a mostrada na tabela de composição de alimentos, pois esta equivale ao nitrogênio dosado pelo método de Kjeldhal. Depois, por cálculo matemático, é mencionado como proteína. Neste caso, ao nitrogênio protéico somam-se o conteúdo de nitrogênio da clorofila, das bases púricas, de nitritos e nitratos etc.

De todo modo, as globulinas parecem ser as proteínas mais comuns, podendo ser encontrados também peptídeos e aminoácidos livres, como aspargina e glutamina.

2) **Lipídios:** assim como as proteínas, costumam aparecer em pequena quantidade. São obtidos através de extratos etérios de vegetais, costumando este tipo de extração trazer clorofila e outros pigmentos solúveis em solventes orgânicos. Dessa forma, a cifra obtida como correspondente a lipídios pode ser exagerada. Na alimentação habitual, não se costuma dar importância às gorduras de vegetais.

3) **Carboidratos (4 a 24%):** são encontrados de formas químicas variadas e em quantidade mais abundante que as proteínas e os lipídios.

☐ **monossacarídeos:** pentoses (arbiose e xilose) e também hexoses (galactose, rafinose, frutose, levulose e glicose);

☐ **dissacarídeos:** sacarose e maltose, fundamentalmente formando amido e celobiose, como parte química da celulose;

Os monossacarídeos e dissacarídeos têm o poder edulcorantes nos vegetais.

☐ **tetrassacarídeos:** estaquiose (duas moléculas de galactose). São encontrados em pequena quantidade em quase todos os vegetais;

☐ **polissacarídeos:** são mais abundantes. Entre eles, os principais são os amidos, encontrados nas raízes, tubérculos, sementes (ver capítulo sobre cereal), paredes celulares (como estrutura de sustentação).

As fibras, parte dos vegetais que não pode ser digerida pelo homem, de uma maneira geral, têm uma grande importância na alimentação: além de serem a matéria-prima fecal, interferem na absorção de glicose e colesterol, prevenindo doenças como diabetes e doenças cardiovasculares. Entre as fibras mais importantes na ciência de alimentos, apresenta-se a pectina, encontrada abundantemente no fruto imaturo.

4) **Vitaminas:** em geral, pode-se encontrar ampla distribuição das vitaminas nas hortaliças e frutas.

☐ **Vitaminas lipossolúveis**

■ **Vitamina A:** solúvel em gorduras e solventes orgânicos e insolúvel em água, a vitamina A é sensível à oxidação pelo ar, sendo a perda de atividade acelerada pelo calor e pela exposição à luz.

A oxidação das gorduras e dos óleos (manteiga, margarina e óleo de cocção) pode destruir as vitaminas lipossolúveis, incluindo a vitamina A. A presença de antioxidante, como a vitamina E, contribui para proteção desta vitamina. Nos vegetais, são encontradas em forma de carotenóides, como β, α e ? caroteno, mas principalmente como o β-caroteno.

O β-caroteno é a vitamina mais estável em vegetais, mas pode chegar a uma perda de 25% quando submetido ao calor por tempo prolongado.

Os vegetais ricos em β-caroteno são: cenoura, vegetais de coloração verde escuro e amarelo (espinafre e brócolis, abóbora, mamão e melão).

- **Vitamina D:** solúvel em solventes orgânicos e insolúvel em água, esta vitamina é relativamente estável nos alimentos, é resistente à luz, calor, oxigênio e no meio ácido. Ela não apresenta problema de estabilidade durante o processamento e armazenamento de alimentos, embora nos alimentos enriquecidos possa ser perdida até cerca de 40% da vitamina D adicionada, como resultado da exposição à luz.

  Nos animais, a exposição ao sol é importante para a obtenção de vitamina D, mas alguns alimentos, embora poucos, também representam uma fonte desta vitamina, como a gema de ovo, fígado, manteiga e alguns tipos de peixe, como a cavala e o arenque. Não são encontrados em vegetais.

- **Vitamina E:** solúvel em solventes orgânicos e insolúvel em água, é estável à temperatura de até 200°C, em ausência de oxigênio, e à ação de ácidos e álcalis. Ela é sensível à luz, à presença de oxigênio e ao calor acima de 200°C. Alguns alimentos podem perder até 50% de sua vitamina E em apenas duas semanas de armazenamento à temperatura ambiente. A fritura destrói, em grande parte, a vitamina E nos óleos de fritar (temperatura acima de 200°C).

  Os óleos vegetais, amendoim, soja, palma, milho, girassol e gérmen de trigo são as fontes mais importantes de vitamina E, apresentando-se como fontes secundárias: nozes, sementes, grãos inteiros e vegetais de folhas verdes.

- **Vitamina K:** insolúvel em água e metanol e solúvel em outros solventes orgânicos, os compostos de vitamina K são moderadamente estáveis ao calor e a agentes redutores, mas são sensíveis aos ácidos, aos alcalinos, à luz e a agentes oxidantes. São estáveis durante o processamento e armazenamento comuns de alimentos (mesmo sofrendo redução, não perdem suas atividades biológicas).

As melhores fontes de vitamina K na dieta são os vegetais de folhas verdes (folhas de nabo, espinafres, brócolos, couve e alface), a aveia, o trigo integral, a batata, o tomate, os aspargos e a maioria dos frutos. Nos animais, outras fontes ricas são: fígado de vaca, gema de ovo, manteiga e queijo.

☐ **Vitaminas hidrossolúveis**

■ **Vitamina C:** solúvel em água e etanol e insolúvel nos solventes orgânicos, a vitamina C é sensível ao calor, à luz e ao oxigênio. A oxidação, que pode ser aeróbica ou anaeróbica, é a principal causa da degradação desta vitamina. A estabilidade da vitamina C aumenta com a diminuição da temperatura e a maior perda ocorre durante o aquecimento de alimentos. No entanto, existem casos de perda durante o armazenamento de alimentos a baixas temperaturas (batata inglesa armazenada sob refrigeração contém menor quantidade de vitamina C do que as batatas armazenadas à temperatura ambiente).

De modo geral, os vegetais submetidos à cocção perdem de 10 a 50% de sua vitamina C. Pela cocção a vapor, as batatas perdem de 5 a 20% de vitamina C; as leguminosas, cerca de 15%; as frutas, 20%; as hortaliças, 70%. Quando se utiliza a água como meio de cocção, a batata perde de 10 a 25% da vitamina C; as hortaliças, de 20 a 25%; as frutas, cerca de 35%.

A perda de vitamina C é mais acentuada quando o meio de cocção é alcalino e a temperatura é elevada, podendo destruir-se totalmente em 30 minutos de cocção a 150°C, a um pH de 12, enquanto a 100°C, a um pH de 7, só se destrói completamente após duas horas de cocção. Alimentos submetidos à desidratação (passas, caju seco) podem perder até 80% de sua vitamina C.

As fontes mais importantes são os frutos: acerola, laranja, goiaba, limão, tangerina, morango, tomate, pimentão etc. Quando as frutas, principalmente cítricas, são consumidas cruas, completam-se as quotas diárias desta vitamina.

■ **Vitamina B_1 (tiamina):** solúvel em água, pouco solúvel em etanol e insolúvel nos solventes orgânicos, a vitamina B_1 é instável ao calor, aos meios alcalinos, à presença de oxigênio e à radiação. A hidrossolubilidade é também um fator de perda de tiamina dos alimentos. Cerca de 25% da tiamina nos alimentos é perdida durante o processo de cocção normal. Podem ser perdidas quantidades consideráveis na água de descongelação dos alimentos ou na água utilizada para cozinhar carnes e vegetais.

São boas fontes os cereais integrais, as leguminosas, as carnes, as hortaliças de folhas verdes, o amendoim, o coração, o tomate e a cenoura.

- **Vitamina B$_2$ (riboflavina):** solúvel em água e etanol e insolúvel nos solventes orgânicos, a riboflavina é estável ao calor e por isso não é facilmente destruída no processo normal de cocção, exceto se os alimentos estiverem expostos à luz – pois, nesse caso, podem ser perdidos até 50%. Devido à sua sensibilidade à luz, a riboflavina desaparece rapidamente dos alimentos armazenados em embalagens transparentes, expostas ao sol ou à luz artificial (85% em duas horas). A esterilização de alimentos por irradiação ou o tratamento com óxido de etileno e a lixiviação na água de cocção podem também causar a destruição da riboflavina.

A levedura e o fígado têm as concentrações mais elevadas desta vitamina, mas as fontes de dieta mais comuns são o leite e os seus derivados, a carne, o ovo, os vegetais de folhas verdes, o tomate, a batata, a banana e a laranja.

- **Ácido nicotínico e nicotinamida:** é pouco solúvel em água fria, mas bastante solúvel em água quente e em etanol, sendo insolúvel nos solventes orgânicos. É provavelmente a vitamina mais estável, às temperaturas empregadas no processamento de alimentos, pois estas não afetam a sua estrutura. É estável em meios ácidos e alcalinos, bem como ao calor, à luz e aos agentes oxidantes.

As hortaliças e as frutas são pobres nesta vitamina – mas pode ser encontrada em pequena quantidade em muitas delas.

- **Ácido pantatênico:** facilmente solúvel em água e ácido acético e insolúvel em solventes orgânicos, o ácido pantatênico é estável em condições neutras, mas é facilmente destruído pelo calor em solução alcalina ou ácida. Podem ser perdidos até 50% durante a cocção (devido à lixiviação) e até 80% como resultado do processamento e refinamento dos alimentos (esterilização, congelamento, moagem).

O ácido pantatênico tem distribuição larga nos alimentos, sendo abundante nas carnes, vísceras (fígado, rins, coração e cérebro), ovos, leite, hortaliças e cereais de grão inteiro.

- **Ácido fólico:** é pouco solúvel em água fria, mas solúvel em água a 100°C, em acetato de etila e em ácido acético, sendo insolúvel nos solventes orgânicos. A maioria das formas de folatos nos alimentos é instável. Os vegetais de folhas frescas, armazenados à temperatura ambiente, podem perder até 70% da sua atividade em três dias. Perdas consideráveis ocorrem também por extração para a água de cocção (até 95%) e pelo aquecimento.

Os folatos são encontrados em uma grande variedade de alimentos. As fontes mais ricas são fígado, gema de ovo, vegetais de folha escura, feijões, gérmen de trigo, levedura e suco de laranja.

- **Vitamina B_6 (piridoxina):** solúvel em água e etanol e estável em meio ácido. A vitamina B_6 é relativamente estável ao calor, podendo ser aquecida até 100°C por 30 minutos, porém decompõe-se por oxidação na presença da luz ultravioleta e no meio alcalino. O congelamento de vegetais causa redução de até 25% desta vitamina, mas pode chegar a 40% de perda durante os processamentos de alimentos.

  Geralmente, hortaliças e frutas são fontes pobres de vitamina B_6. Entre os alimentos considerados fonte desta vitamina, estão os feijões, a couve-flor, a batata, a cenoura, a ervilha, o espinafre, o repolho, a banana e as passas.

- **Vitamina B_{12} (cianocobalamina):** pouco solúvel em água, a vitamina B_{12} perde lentamente a sua atividade quando exposta à luz, ao oxigênio e em meios ácidos ou alcalinos, mas é estável ao calor, sob pressão. A perda de atividade na cocção (aproximadamente 70%) acontece com maior probabilidade a partir da lixiviação para a água do que pela destruição.

  Na dieta humana, a vitamina B_{12} é fornecida principalmente por produtos animais, em particular as carnes, as vísceras (fígado, rins, coração, cérebro), os peixes, os ovos e os lacticínios. Os alimentos de origem vegetal são essencialmente desprovidos desta vitamina.

- **Biotina:** solúvel em água, pouco solúvel em solventes orgânicos, é estável em meio ácido e alcalino, à temperatura ambiente e à ação da luz e do ar. À temperatura mais alta e em presença de agentes oxidantes, ela é destruída pela oxidação. É encontrada em couve-flor, laranja e morango.

5) **Minerais:** as hortaliças verdes e folhosas contêm grande quantidade de potássio, magnésio, sódio, cálcio, ferro, zinco, cromo, selênio e outros minerais indispensáveis ao organismo, podendo a sua composição variar de acordo com o solo cultivado.

Perdas minerais acontecem principalmente por dissolução, sendo a quantidade de minerais dissolvido proporcional ao tempo de cocção. Os sais de sódio e potássio são mais solúveis que os de cálcio, embora os de ferro e os de fósforo também se dissolvam em grande proporção. Durante a cocção, pode-se perder de 20 a 50% do ferro, de 15 a 45% do fósforo e de 10 a 30% do cálcio.

Pela superfície de contato com a água, a batata cozida com casca perde apenas 2% dos minerais; sem casca, 17%. A cenoura em pedaços grandes perde 25% dos minerais e em pequenos pedaços perde 50%. Portanto, a superfície de contato com a água aumenta as perdas.

FATORES ANTINUTRICIONAIS

Existem nos vegetais alguns fatores antinutricionais que prejudicam o aproveitamento integral dos alimentos. Por isso, faz-se necessário conhecer os fatores e a forma de inativá-los para o melhor aproveitamento destes alimentos.

1) **Ácido oxálico e ácido fítico:** a absorção de minerais como cálcio, ferro, zinco e magnésio pode ser difícil já que, nos mesmos vegetais, encontram-se antinutrientes como o ácido oxálico (presente na cenoura, na couve-flor, no espinafre e no repolho) e o ácido fítico (presente no aipo, na cebola e no espinafre) que formam complexo com estes minerais (oxalato de Ca, de Fe e Zn; fitato de Ca, de Fe, e Zn), dificultando sua solubilidade e impedindo, assim, a sua absorção.

2) **Hemaglutininas:** enzimas capazes de desnaturar as proteínas, são proteases que têm a propriedade de aglutinar in vitro os eritrócitos, fator que é desativado pelo calor.

3) **Saponinas:** presentes no aspargo, no açafrão e no espinafre, são caracterizadas por sabor amargo, capazes de produzir espuma e hemólises dos eritrócitos in vitro.

4) **Solanina:** glicosódio tóxico encontrado em brotos de batata, parcialmente destruído pela cocção após completa remoção dos brotos.

5) **Ácido cianídrico:** encontrado em mandioca brava, é um veneno a partir de certa dosagem, perigoso tanto para o homem como para o animal. A preparação artesanal ou industrial do produto da mandioca (farinha, por exemplo) faz que este ácido se evapore.

OUTROS COMPONENTES
Ácidos orgânicos

Os ácidos responsáveis pelos sabores e aromas, mais particularmente nas frutas, são: málico, cítrico, tartárico e oxálico. O conteúdo varia de um tipo a outro, em um mesmo vegetal, segundo o grau de desenvolvimento ou maturação. Em geral, a quantidade de ácidos diminui à medida que a maturação avança e, paralelamente, aumenta o conteúdo de açúcares.

Estão presentes em menor importância e quantidade os ácidos succínico, acético, benzóico e salicílico. Este último pode ser adicionado como conservante em produtos de conservas de frutas e hortaliças, determinando a quantidade encontrada sua verdadeira origem.

Constituintes odoríferos

É impossível enumerar a quantidade de substâncias odoríferas encontradas nas hortaliças e frutas, dada sua enorme variedade. Estas substâncias, além do aroma, conferem também sabor. Entre as substâncias que conferem aroma e sabor acentuado, citaremos os compostos sulfurados voláteis de alilsulfírico, que dão sabor forte às cebolas e ao alho; o isotiocianato de alilo, encontrado na mostarda; a sinigrina, proveniente da combinação de hidrato de carbono com o sulfocianeto de alilo, encontrada no repolho, couve-flor e brócolis. Esta última pode desdobrar-se, pelo calor, em ácidos e enzimas, em alilamina e gás sulfídrico, de cheiro desagradável e forte.

Entre os compostos inorgânicos, temos sulfureto de carbono e outros sulfuretos que podem dar aos vegetais cheiro especial. Pimentas contêm capsaicina e piperina de princípio ativo.

Enzimas

As enzimas existentes nos vegetais compreendem uma enorme variedade. Elas são responsáveis pelas transformações relacionadas às inúmeras modificações que ocorrem nos vegetais.

1) **Enzimas que modificam os pigmentos:** clorofilases, hidrolases e oxidases.
2) **Enzimas que agem sobre as vitaminas:** ácido ascórbico oxidase, lipoxidase, tiaminase.
3) **Enzimas que atuam sobre a celulose:** celulases.
4) **Enzima que age sobre o tanino:** polifenol oxidase, que provoca escurecimento enzimático em frutas e hortaliças que contêm polifenóis em sua com-

posição química. Quando as frutas e as hortaliças são cortadas e os componentes expostos ao ar, formam um composto escuro, denominado melanina, facilmente observado em bananas, maçãs e batatas.

5) **Enzimas que alteram a cor:** peroxidases – provocam escurecimento. A inativação desta enzima sinaliza o branqueamento das hortaliças (aplicação de calor úmido de 70 a 80°C, durante o intervalo de dois a cinco minutos).

6) **Enzimas proteolíticas:** papaína, no mamoeiro, e bromelina, no abacaxi. São empregadas no amaciamento de carnes. A bromelina é também utilizada em alguns Serviços de Nutrição – utiliza-se 200 mL de suco de abacaxi para 100 kg de carne bovina.

Para que os alimentos processados se conservem por mais tempo, é necessário não somente que os microrganismos sejam destruídos, mas também que a atividade enzimática seja inibida (branqueamento). O controle da ação enzimática torna-se difícil em vegetais devido a fatores como grande conteúdo aquoso com atividade intensa, bem como pelo fato de as enzimas possuírem temperaturas ótimas de ação em níveis baixos, tornando os alimentos de origem vegetal com vida útil menor. Os principais métodos empregados para controlar a ação enzimática são: calor, mudança de pH até valores extremos, adição de sulfito ou dióxido de enxofre e congelamento.

Pigmentos

As hortaliças contêm uma variedade de pigmentos, oferecendo diversificação de cores, favorecendo coloração nas alimentações humanas, tornando-as mais estimulantes. Entre os pigmentos encontrados, estão:

1) **Clorofilas: hortaliças verdes.** Pigmentos mais largamente distribuídos na natureza, pouco solúveis na água. Durante o processamento de alimentos ricos em clorofila, submetidos à cocção em meio ácido fraco, a clorofila presente nestes perde magnésio, transformando-se em feofitina de cor verde-oliva ou marrom, produzindo uma reação de escurecimento enzimático, o que prejudica a aparência dos alimentos.

As substâncias alcalinas intensificam a cor verde, daí o uso de bicarbonato de sódio durante a cocção das hortaliças, o que é contra-indicado do ponto de vista técnico por destruir vitaminas hidrossolúveis.

O pigmento clorofila tem facilidade de substituir o seu íon de magnésio por metais divalentes como cobre, formando complexos que têm o metal firmemente ligado, o que torna seguro o seu emprego em alimentos, uma vez que o metal nessa forma não é absorvido – porém, por medida de segurança, a quantidade de cobre livre ionizável não deve ultrapassar a 200 ppm. O complexo formado com o cobre tem cor verde brilhante. Assim, os alimentos tornam-se mais atraentes. O exemplo é o doce de figo preparado na panela de cobre.

Ainda que as folhas sejam os principais depósitos deste pigmento, as frutas também o contêm até a etapa de maturação, quando desaparece. Então, este pigmento está sempre acompanhado de outros pigmentos amarelos, tais como carotenos e xantofilas, que só aparecem com o desaparecimento da clorofila, na fase da maturação.

2) **Carotenóides: hortaliças amarelas, alaranjadas e vermelhas.** Estes pigmentos estão sempre acompanhados da clorofila. A mudança de cor no amadurecimento dos frutos ou envelhecimento de vegetais é causada pelo desaparecimento das clorofilas, as quais, enquanto presentes, mascaram a cor dos outros pigmentos. São grupos de pigmentos em solução (gordura) e proporcionam cor amarela, mas, no estado sólido, têm cor avermelhada e, às vezes, violácea.

Quimicamente, podem ser: α e β-caroteno da cenoura, abóbora, manga; licopeno do tomate e melancia; crioptoxantinas e xantofilas do milho amarelo e mamão; capsantina do pimentão vermelho.

Estes pigmentos são estáveis em pH ácido e alcalino e resistem também à cocção. No entanto, são muito sensíveis à oxidação e são responsáveis por muitos vegetais transformarem sua cor através do cozimento. A sulfatização ou tratamento com SO_2 evita, em parte, tais mudanças.

Estes pigmentos também são valorizados como antioxidantes orgânicos, prevenindo envelhecimento e doenças cardiovasculares. Alguns carotenos são precursores da vitamina A.

3) **Betalaínas:** pigmentos de **coloração vermelha**, encontrados na beterraba, são semelhantes, em aparência e comportamento, às antocianinas. Elas são solúveis em água e mais estáveis a pH entre 4 e 5. São instáveis em presença de luz e ar; sendo destruídas quando submetidas a altas temperaturas e tempo longo de armazenamento.

4) **Flavonóides: hortaliças vermelho-arroxeadas**, cuja cor é dada pelas antocianinas, pigmentos responsáveis por uma variedade de cores atrativas e brilhantes de frutos, flores e folhas. Podem variar de vermelho alaranjado do morango, ao roxo da uva e berinjela, passando pelo vermelho vivo da cereja. São pigmentos muito solúveis, que, na presença de ácido, tornam-se vermelho-escarlate e, na presença de alcalino, modificam-se para um tom azul ou arroxeado.

Estes pigmentos, junto com vitamina C, causam degradação de ambos os compostos, com descoloração do pigmento e perda de atividade da vitamina.

5) **Flavonas e flavonóides: hortaliças brancas e branco-amareladas**, normalmente são incolores. No entanto, em meio alcalino, transformam-se quimicamente, dando cor amarela e escurecendo com a cocção prolongada. Na presença de ferro, podem adquirir cor esverdeada ou parda (cocção da couve-flor).

6) **Taninos:** possuem comportamento semelhante aos flavonóides, de **coloração vermelho ao marrom**. Também são responsáveis pela consistência e sabor das frutas e hortaliças, sendo substâncias de natureza coloidal, de intenso sabor adstringente, geralmente denominado "cica", e que tomam coloração escura em meio alcalino e em contato com oxigênio (escurecimento não enzimático).

O princípio que os forma é o ácido tânico, substância mordente capaz de precipitar proteínas, causando a sensação adstringente. A presença de metal oxidável intensifica a reação; por esse motivo, é aconselhável usar facas de aço inoxidável para descascar hortaliças e mantê-las em água, água acidificada ou solução salina fraca até o momento da cocção. De acordo com a maturação dos vegetais, tornam-se solúveis, evitando a precipitação das proteínas – perdendo, assim, o sabor adstringente.

A presença de pequena quantidade de tanino em frutas confere a elas uma qualidade desejável de consistência firme; no entanto, quantidades maiores dão sabores adstringentes, indesejáveis.

PRODUÇÃO (SAFRA)

Com o avanço da tecnologia de cultivos, quase todas as hortaliças são produzidas e comercializadas o ano inteiro. No entanto, existem meses do ano em que a produção é maior (período de safra), conforme podemos observar na Tabela 21.

CLASSIFICAÇÃO BOTÂNICA

Várias partes das plantas são utilizadas como alimentos. A classificação botânica destas partes dos vegetais tem a vantagem de indicar características de estrutura e composição química, que determinam a forma de preparação a ser escolhida.

Partes diferentes da planta têm um teor diverso de água, proteínas, vitaminas, minerais e glicídios. As hortaliças são mais ricas em amido e são usadas em preparações salgadas, enquanto as frutas têm maior concentração em glicídios solúveis e são, normalmente, utilizadas em preparações doces.

1) **Folhas:** acelga, agrião, aipo, alface, almeirão, azedinha, bertalha, bredo, cardo, caruru, couve, espinafre, mostarda, repolho, salsa, serralha, taioba. São ricas em fibra, ferro, cálcio e pró-vitamina A. Além disso, contêm quotas variáveis de outras vitaminas e minerais, sendo pobres em calorias (média de 20 kcal por 100 g).

Hortaliças

Tabela 21 Meses de produção de hortaliças.

Hortaliças	Jan.	Fev.	Mar.	Abr.	Maio	Jun.	Jul.	Ago.	Set.	Out.	Nov.	Dez.
Grupo A												
Abobrinha	XX	X	X	–	–	–	–	–	–	–	–	XX
Acelga	–	–	–	–	XX	XX	XX	XX	XX	X	X	X
Agrião	XX	X	X	X	X	X	X	X	XX	X	X	X
Aipo	–	–	–	–	–	X	X	–	–	–	–	–
Alcachofra	–	–	–	–	–	–	X	–	–	–	–	–
Alface	X	X	X	X	XX	XX	XX	XX	XX	XX	XX	XX
Alho-porro	X	X	–	–	X	X	X	–	–	–	–	X
Almeirão	–	–	–	–	X	X	X	X	X	X	X	–
Aspargo	X	–	–	X	X	X	X	X	X	X	X	–
Azedinha	–	–	–	X	X	X	X	X	X	X	X	–
Berinjela	XX	XX	XX	XX	XX	XX	XX	XX	XX	X	X	XX
Bertalha	X	X	X	X	X	X	X	X	X	X	X	X
Brócolos	XX	X	XX	X	–	–	–	X	X	XX	XX	XX
Caruru	–	–	–	X	–	–	–	–	X	X	X	–
Cebola	X	X	X	X	XX	X	X	XX	X	–	X	X
Cebolinha	X	X	X	XX	XX	XX	XX	XX	XX	XX	XX	XX
Chicória	X	X	X	XX	XX	X	XX	XX	XX	XX	XX	X
Coentro	–	–	X	X	X	X	X	X	X	X	X	–
Couve	X	X	X	XX	XX	XX	XX	XX	XX	XX	XX	XX
Couve-flor	–	X	X	X	X	–	X	X	–	–	–	X
Espinafre	X	X	X	X	X	–	X	X	X	X	X	X
Hortelã	X	X	X	X	X	X	X	X	X	X	X	X
Jiló	–	–	–	–	–	–	–	–	–	–	–	–
Maxixe	X	X	X	X	X	X	X	X	X	X	X	X
Mostarda	X	X	X	X	X	X	X	X	X	X	X	X
Palmito	–	–	–	–	–	–	–	–	–	–	–	–
Pepino	XX	X	X	X	X	X	X	X	X	X	XX	XX
Pimentão	X	X	X	X	–	–	X	–	–	–	X	X
Rabanete	X	X	X	X	X	X	X	X	X	X	X	X

Continua

Continuação
Tabela 21 Meses de produção de hortaliças.

Hortaliças	Jan.	Fev.	Mar.	Abr.	Maio	Jun.	Jul.	Ago.	Set.	Out.	Nov.	Dez.
Repolho	X	X	X	X	X	X	XX	XX	X	X	X	X
Salsa	X	X	X	X	X	X	X	X	X	X	X	X
Taioba	X	X	X	X	X	X	X	X	X	X	X	X
Tomate	–	–	–	–	–	–	X	X	X	X	X	X
Grupo B												
Abóbora	X	–	–	–	–	–	X	X	–	–	–	X
Beterraba	X	X	X	X	X	X	X	X	X	X	X	X
Cenoura	X	X	X	X	X	X	X	X	X	X	X	X
Chuchu	X	X	X	X	X	XX	X	X	X	XX	X	X
Ervilha	–	–	–	–	–	X	X	X	X	X	X	X
Fava	–	–	–	–	X	X	–	–	–	–	–	–
Feijão-fradinho	–	–	–	–	–	X	X	–	–	–	–	–
Moranga	–	–	–	–	–	–	X	X	X	X	X	X
Nabiça	–	–	–	–	X	X	X	X	–	–	–	–
Nabo	–	–	–	–	–	–	X	X	X	X	X	XX
Quiabo	XX	X	X	–	–	–	–	–	–	–	–	–
Repolho-roxo	–	–	–	–	XX	XX	XX	XX	X	X	X	XX
Vagem	X	–	X	X	X	–	X	X	X	X	X	X
Grupo C												
Aipim	X	XX	XX	X	X	XX	XX	X	X	X	X	X
Araruta	–	–	–	X	X	X	–	–	–	–	–	–
Batata-baroa												
Batata-doce	X	X	XX	XX	XX	XX	X	X	X	X	X	X
Batata-inglesa	X	X	X	X	X	X	XX	XX	X	X	X	X
Cará	X	X	X	X	X	X	X	X	X	X	X	X
Inhame	X	X	X	X	X	X	X	X	X	X	X	X
Milho verde	XX	XX	X	X	X	X	X	XX	XX	X	X	XX

Nota: Abastecimento do Grande Rio de acordo com o Calendário Agrícola da área de origem dos vegetais, nas várias épocas de produção. Aumento em zonas e áreas por sistema de cultivo, irrigação, hidroponia etc.

As folhas tenras podem ser ingeridas cruas, enquanto as envelhecidas, com alto teor de celulose endurecida, têm de ser cozidas e subdivididas para serem aproveitadas pelo aparelho digestório.

2) **Sementes:** ervilha, vagem, feijões verdes, milho verde. A cutícula que envolve as sementes é constituída de celulose endurecida, devendo-se cozinhar antes de servir.

3) **Tubérculos e raízes:** beterraba, cenoura, nabo, rabanete, aipim, batata, cará e inhame. A beterraba, cenoura, nabo e rabanete, quando novos, podem ser ingeridos crus, mas os tubérculos em geral têm de ser submetidos à cocção para modificar o amido e neutralizar as substâncias tóxicas.

4) **Bulbos:** alho-porro, alho comum e cebola. A substância volátil cistina, encontrada nestas hortaliças, confere às preparações odor característico, sendo usadas especialmente como condimento.

5) **Flores:** alcachofra, brócolis, couve-flor, flor de abóbora. Servem-se ligeiramente cozidas.

6) **Frutos:** abacate, abóbora, berinjela, chuchu, fruta-pão, jiló, maxixe, melão, moranga, pepino, pimentão, pimenta, quiabo e tomate. A única coisa que têm em comum é sua classificação como fruto, pois tanto do ponto de vista nutritivo quanto das formas de preparação possuem as mais variáveis características.

7) **Caules:** acelga, aipo, aspargo e ruibarbo. Cada um deles, tem características próprias, especialmente de sabor.

8) **Parasitas:** champignon, funji, shitake, semeji. São cogumelos de várias espécies de plantas criptógamas, com 12% de proteína e 20 a 28% de carboidratos.

CLASSIFICAÇÃO SEGUNDO O TEOR DE GLICÍDIOS

As hortaliças são classificadas, segundo sua concentração de glicídios, em:

1) **Grupo A – contendo cerca de 5% de glicídios:** abobrinha, acelga, agrião, aipo, alcachofra, alface, alfafa, almeirão, aspargo, azedinha, beldroega, berinjela, bertalha, bredo, brócolos, broto de bambu, broto de samambaia-do-campo, carapicus, caruru, cebolinha, coentro, couve, couve-flor, dente-de-leão, escorcioneira, espinafre, folhas (de abóbora, batata, beterraba, cenoura, couve-flor, inhame, mandioca, quiabo, uva e urtiga, quando ainda tenras), funcho, jambu, jiló, maxixe, nabiça, oranóbis, palmito, pepino, pimentão, rabanete, repolho, serralha, salsa, taioba, tomate, trapoeraba etc.

2) **Grupo B – contendo cerca de 10% de glicídios:** abóbora ou jerimum, bardana, beterraba, calabura, cenoura, chuchu, ervilha verde, fava, jurubeba, nabo, quiabo, rábano, repolho-de-bruxelas, tupinambo (girassol-batateiro), vagem etc.

3) **Grupo C – contendo cerca de 20% de glicídios:** aipim, araruta, batata-baroa (mandioquinha), batata-doce, cará, cogumelo, fruta-pão, inhame, jujuba, mandioca, milho verde, pinhão (que tem 37% de glicídios).

A classificação das hortaliças nos grupos A, B e C, segundo a concentração em glicídios, permite uma flexibilidade maior nos cardápios, substituindo-se as hortaliças do mesmo grupo umas pelas outras, sem modificar o valor calórico da dieta. As hortaliças do mesmo grupo comparam-se somente no que se relaciona às calorias, e não no seu valor mineral e vitamínico, pois cada qual tem características próprias. Por exemplo: couve tem alto teor de pró-vitamina A, muito mais elevado que a alface; espinafre tem mais ferro; e brócolis tem mais vitamina C.

RECEBIMENTO E ARMAZENAMENTO

As hortaliças e as frutas são alimentos muito perecíveis: além da proliferação microbiana, a ação enzimática natural dos alimentos não cessa após a colheita, por isso há amadurecimento dos vegetais depois da pós-colheita (murcham e amarelam). As hortaliças também são fonte de nutrientes como vitaminas sensíveis aos diversos fatores (calor, oxigênio, luz). Então, o cuidado deve ser redobrado com estes grupos de alimentos no recebimento e armazenamento.

Recebimento

Segundo o Diário Oficial do Município de São Paulo (Decreto n. 25.544, de 14 de março de 1988, publicado no Diário Oficial do Município de São Paulo em 15 de março de 1988), as hortaliças e frutas devem apresentar as seguintes características:

- frescas, sem defeito, com folhas verdes, sem traço de descoloração;
- grau de evolução completa do tamanho, aroma e cor própria da espécie e variedade;
- turgescentes, intactas, firmes e bem desenvolvidas;
- livres de enfermidades e insetos ou larvas;
- não danificadas por qualquer lesão de origem física e mecânica que afete sua aparência; sem ressecamentos ou queimaduras e perfuração ou corte;

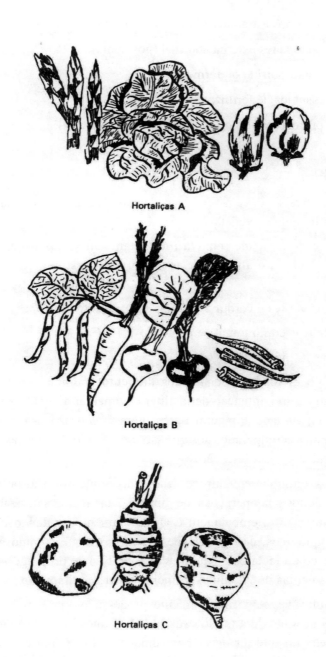

Figura 15 Hortaliças A, B e C.

- não estar sujas de terra;
- não conter corpos estranhos aderentes à superfície externa;
- isentas de umidades externa anormal (gosmenta);
- isentas de odor pútrido ou fermentado;
- livres de resíduos de fertilizantes;
- livres da presença de bolor ou mucosidade (gosmenta).

Armazenamento

As hortaliças frescas devem ser colocadas sob refrigeração, cuja temperatura varia de acordo com os vegetais – entre 4 e 16°C.

O controle de umidade relativa (90%) também se faz necessário, pois ar muito seco desidrata o alimento e ar muito úmido estimula a proliferação de bolores.

- para folhas verdes e verduras e frutas de climas frios: 4°C;
- para hortaliças como tomate e pepino: 8 a 12°C;
- para frutas tropicais: 12 a 16°C.

Existem no mercado os chamados alimentos minimamente processados. Estes surgiram com a intenção de facilitar e aumentar a vida útil das hortaliças e frutas, principalmente. Em geral, apresentam características mais próximas da forma in natura se comparados aos que são processados da forma convencional, como desidratação e acidificação.

Alimentos minimamente processados são alimentos (hortaliças, frutas e carnes) submetidos a operações de limpeza, lavagem, sanitização, seleção, descascamento, corte, embalagem e armazenamento, podendo ou não sofrer tratamentos químicos, com aplicações de antioxidantes (como ácido cítrico, ácido ascórbico ou lactato de cálcio), com objetivo de prolongar a vida útil ou minimizar as perdas de vitaminas, principalmente, a vitamina C.

Em produtos vegetais minimamente processados, podem ser conjugados os processos de atmosfera modificada (AM) e atmosfera controlada (AC), nos quais se injeta, no interior da embalagem, $O_2 + CO_2$, para que se estabeleça uma atmosfera equilibrada para cada produto, com a intenção de controlar a respiração celular, diminuindo o metabolismo fisiológico dos vegetais, que não cessa após a colheita, provocando o amadurecimento e até a deterioração dos vegetais.

UTILIZAÇÃO

As hortaliças, por seu colorido e variedade de sabor, melhoram as características sensoriais do cardápio, favorecendo a sua aceitação.

Vem sendo cada vez mais incentivado o aumento do consumo de hortaliças para prevenir as doenças, melhorando a qualidade de vida das pessoas. No entanto, este é um hábito pouco praticado em nosso país, porque contraria hábitos alimentares profundamente estruturados. É provável que a resistência ao uso sistemático de hortaliças prenda-se ao fato de que, sendo elas perecíveis, estragam-se facilmente. Assim, exigem cuidados especiais e dão trabalho para preparar; são caras e apresentam uma porcentagem alta de desperdício. Mas isso não justifica o déficit nutritivo que a sua ausência representa na dieta e não compensa os preços dos medicamentos que terão de suplementar minerais e vitaminas.

Depois da implantação dos grandes mercados hortigranjeiros em quase todos os grandes centros, verifica-se melhor abastecimento das principais hortaliças e frutas, bem como a maior disponibilidade de produção, com o avanço de novas tecnologias de plantio e de pós-colheita, as quais, certamente, vieram a favorecer o consumo de hortaliças e frutas, tão importantes na alimentação.

DESPERDÍCIOS OU PERDAS

Para seu aproveitamento na alimentação, as hortaliças são submetidas a operações culinárias que constam de limpeza, subdivisão e cocção.

Removem-se, inicialmente, folhas velhas, talos endurecidos, pedaços deteriorados, cascas, que representam uma perda inevitável do peso inicial, podendo representar até 62%, como é o caso do milho verde. O Fator de Correção para hortaliças é, geralmente, alto, devendo ser levado em conta no ato da compra, observando-se, cuidadosamente, o aspecto e as condições em que são oferecidas. Não se deve deixar seduzir por preços aparentemente baixos, e deve-se procurar ver quanto realmente se aproveitará do vegetal, depois de limpo e preparado.

Influi sobre a porcentagem de perdas o tratamento que recebe a hortaliça na cozinha, dependendo das aparas e da grossura das cascas removidas. Havendo um critério econômico, as partes menos tenras, como folhas exteriores, talos e partes folhosas de nabo, beterraba e couve-flor, podem ser aproveitadas, cozidas e subdivididas, em sopas, suflês etc.

Tabela 22 Média de porcentagem de perdas e Fator de Correção (FC) de hortaliças.

Hortaliças	Partes	Perda (%)	FC*
Alface	Folhas e talos	31	1,45
Aspargo	Pontas duras	16	1,20
Batata	Casca e broto	16	1,20
Beterraba	Folhas e casca	25	1,33
Brócolis	Folhas e talos duro	53	2,13
Cebola	Pele	6	1,07
Cenoura	Folhas e casca	37	1,60
Couve-flor	Folhas e talos	55	2,22
Ervilha	Vagem	55	2,22
Espinafre	Folhas e talos	18	1,22
Milho verde	Palha e sabugo	62	2,63
Pepino	Casca	30	1,43
Repolho	Folhas e talo	27	1,37
Tomate	Pele	2	1,02
Vagem	Haste fios e pontas	10	1,11

Fonte: HUGHES (1950).
* Calculado.

PREPARAÇÃO PRELIMINAR (PRÉ-PREPARO)

A maioria das hortaliças cresce junto ao solo, contaminadas por terra, inseticidas e microrganismos os mais variados. O uso de água poluída para regá-las e a manipulação posterior descuidada de intermediários aumentam sua contaminação.

Calcula-se que 20% das frutas e hortaliças utilizadas para consumo humano são perdidas como consequência de alterações microbacterianas, cujos principais agentes causadores são as bactérias, leveduras e fungos.

A seleção da microbiota deterioradora das hortaliças e frutas ocorre principalmente pelo seu teor de nutriente, microrganismos proteolíticos, lipolíticos e sacarolíticos, que crescem mais rapidamente nos alimentos que contêm proteínas, lipídios e carboidratos, respectivamente, havendo, por consequência, uma seleção de acordo com a composição química do alimento.

Os patógenos que causam doenças de origem alimentar, mais frequentemente associados a alimentos de origem vegetal, são: Listeria monocytogenes, Clostridium botulinum, Aeromonas hydrophila, Salmonella, Escherichia coli, Yersinia enterocolítica, Campilobacter jejuni, vírus e protozoários.

Os fungos usualmente encontrados nos vegetais são: Cryptococcus, Rhodotorulas e Cândidas.

As hortaliças e frutas devem ser lavadas sempre em água potável, e escovadas as mais compactas, para uma limpeza inicial. Aquelas que devem ser consumidas cruas merecem atenção especial, lavando-se parte por parte, folha por folha, em água corrente e imersa em sanitizante.

A contaminação durante o processamento (corte e montagem) pode ocorrer devido a falhas de higiene do pessoal ou por contato do vegetal com equipamentos inadequadamente limpos. A manipulação deve ser feita corretamente para evitar danos aos produtos, desperdícios e contaminações por microrganismos deterioradores e patogênicos.

Os equipamentos e utensílios utilizados para processamento podem ser potenciais fontes de contaminações, pois, normalmente, possuem partes de difícil higienização, nas quais os microrganismos se alojam.

O cloro, nas suas várias formas, é o sanificante mais utilizado nos alimentos, pois os compostos à base de cloro são bactericidas que reagem com as proteínas das membranas da célula microbiana, interferindo no transporte de nutrientes, promovendo a morte do microrganismo.

Utilização de cloro como sanificante em hortaliças e frutas:

- cloro na concentração de 300 ppm, por 15 minutos;
- hipoclorito de sódio a 2,5% (água sanitária), 10 mL diluído em 1 l de água, por 30 minutos.

A casca pode ser removida manual ou mecanicamente. Deve ser retirado o menos possível da polpa das hortaliças, raspando-as de preferência, em vez de descascá-las. O uso de descascador de legumes é aconselhável para grandes volumes de alimentos, sendo mais empregado para descascar hortaliças compactas, como batata, cenoura, chuchu. Após a operação, exigem um retoque manual para completar o trabalho.

Depois de descascadas, deve-se manter as hortaliças cobertas com pano úmido, em vasilha tampada ou dentro d'água, para evitar que, em contato com o ar, escureçam. Nunca descascá-las com muita antecedência, pois, além de prejudicar seu valor nutritivo, torna-as ressecadas, murchas ou excessivamente amolecidas, se mantidas na água.

Muitas hortaliças podem ser cozidas com casca, removendo-se depois uma fina cutícula superficial, por exemplo: batatas, cenouras, chuchus, beterrabas. As batatas de superfície lisa e uniforme podem ser usadas com a casca, cozidas ou assadas. Tomates e pimentões podem ser escaldados para retirar a cutícula.

A água na qual as hortaliças são colocadas em remolho deve conter 0,7% de cloreto de sódio (sal de cozinha) para diminuir as perdas por dissolução.

As hortaliças e frutas devem ser cortadas com faca afiada para impedir maceração e conseqüente destruição das vitaminas. As hortaliças podem ser cortadas em formatos diferentes, para atender às exigências estéticas de certas receitas. Cada corte tem, na cozinha clássica, sua designação especial (ver Figura 16):

1) **Juliana:** tirinhas de 4 a 5 cm de comprimento por 2 a 3 mm de largura. Usado para sopas do mesmo nome, com cebola, cenoura, nabo, repolho, aipo e batata.

2) ***Brunoise***: cubos de 2 a 3 mm quadrados. Para guarnição ou sopa de hortaliças.

3) **Paisana ou camponesa:** corte em forma de ¼ de medalhão, que se obtém com vegetais compactos, seccionando-os em sentido perpendicular, depois horizontal, e, em seguida, tirando fatias de 2 a 3 mm de largura. Os folhosos cortam-se em pedaços quadrados com 2 cm de lado. É usado para sopas e ensopados.

4) **Noisette ou em forma de avelãs:** corte em forma de bolinhas de tamanho diverso, utilizando-se um cortador especial. Empregado em batatas para fritura, guarnição de vegetais compactos (cenoura, nabo, abóbora e chuchu) e para acompanhar sopas, cremes e purês.

5) ***Chateau (castelo):*** é um corte torneado que se faz com uma faquinha de ponta, dando aos vegetais compactos uma forma de amêndoa. Também usado para guarnição em preparações de carne.

6) ***Bâton*** **(bastão):** usado para batatas que são cortadas em bastõezinhos de 5 a 6 cm de comprimento e 1 ½ a 2 cm de largura.

7) ***Allumettes*** **(fósforo):** usado para batatas que são cortadas em 1 e 1 ½ a 2 mm de largura e 5 a 6 cm de comprimento.

8) **Paille (palha):** corte em tirinhas como juliana. Empregado em batatas para fritura.

9) ***Liard:*** modelam-se os vegetais compactos em forma de cilindro, e, então, cortam-se em pedaços de 3 a 4 cm.

10) ***Chip:*** usado para batatas grandes, cortadas em lâminas muito finas para frituras, que são servidas como aperitivos. Este corte também é usado em outras preparações mistas.

11) **Jardineira:** corte em cubo de 1 cm usado para guarnições simples e mistas de vegetais compactos.

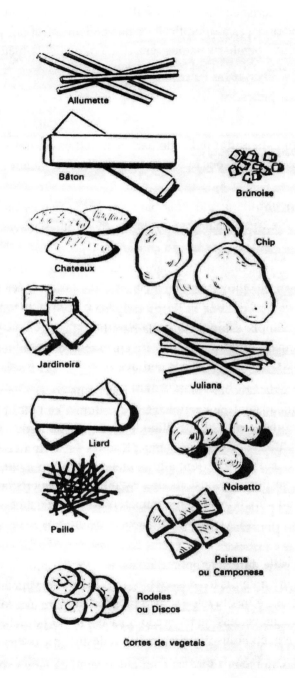

Figura 16   Tipos de cortes de hortaliças.

MÉTODOS DE COCÇÃO DE HORTALIÇAS

Estudadas as características de cada hortaliça quanto à sua estrutura e composição química, e verificadas as modificações que podem sofrer nos processos a que são submetidas na cozinha, vejamos, em resumo, quais os métodos de cocção indicados.

Calor úmido

1) **Cocção a fogo brando:** indicado para as hortaliças tenras e novas que exigem pouco tempo de cocção e pouca água (chuchu, vagem, cenoura, aipim e batatas).

2) **Cocção por ebulição:** indicada para hortaliças menos novas, tubérculos e raízes, que exigem mais tempo de cocção (folhas mais velhas, aipim e batatas).

3) **Cocção por pressão:** indicada para hortaliças endurecidas ou naturalmente compactas, quando se deseja encurtar o tempo de cocção e diminuir as perdas por dissolução (leguminosas, batatas e beterrabas).

4) **Cocção no vapor** (estufa): indicada para hortaliças compactas, quando se deseja cozinhar volumes maiores, em curto tempo e sem perdas por dissolução (batatas, beterraba, folhas endurecidas, abóbora etc.).

O componente da água tem grande importância na cocção das hortaliças, podendo ser classificada em "água mole" e "água dura". Um mesmo vegetal pode comportar-se de maneira diferente durante a cocção, abrandando-se em maior ou menor tempo de acordo com a composição da água em que se cozinha. As águas chamadas "moles", que têm alto conteúdo de sódio e baixo de potássio, facilitam a cocção dos vegetais. As águas "duras", ricas em sais de potássio, cálcio e magnésio, dificultam o amolecimento dos vegetais, pois se combinam com outros constituintes. O cálcio e o magnésio combinam-se com a celulose, endurecendo-a.

Existem águas de dureza temporária, nas quais predomina o bicarbonato de sódio, que, durante a ebulição, reage com o potássio dos vegetais, produzindo carbonato de potássio insolúvel, que não interfere no cozimento. As de dureza permanente são aquelas nas quais predomina o sulfato de potássio. As águas "duras" tornam a pectina insolúvel e de difícil desintegração.

O sódio, diferentemente, apressa o abrandamento da hemicelulose; por este motivo, uma das características da água potável é sua propriedade de permitir o amolecimento do vegetal nela cozido.

O acréscimo de cloreto de sódio a 0,7%, além de favorecer o sabor e diminuir perdas por dissolução, facilita o abrandamento dos vegetais. Os fenômenos de osmose são mais pronunciados quando o alimento está submerso em uma solução menos concentrada em minerais que a encontrada em suas próprias células.

Tabela 23 Cocção de hortaliças.

Hortaliças	Parte usada	Tempo de cocção em minutos		
		Por ebulição	Vapor	Pressão
Abóbora	Polpa picada	8 – 10		
Aipo	Talo cortado	20 – 25	25 – 30	3 – 4
Alcachofra	Inteira	20 – 25	35	10
Aspargo	Pontas	5 – 10	10 – 15	1 – 1 ½
Batata	Inteira	30 – 35	40 – 60	15
Batata	Cortada	20 – 30	30 – 35	8
Batata-doce	Inteira	20 – 30		
Berinjela	Cortado	10 – 20		
Beterraba	Inteira	30 – 45	60 – 75	
Beterraba	Fiolhas	15 – 20		
Brócolos	Talos	20 – 25		
Brócolos	Flores	5 – 10		
Cebola	Inteira	25 – 35		6 – 7
Cenoura	Inteira (nova)	20 – 25	25 – 30	4
Cenoura	Cortada	15 – 20		2 – 3
Couve-flor	Flor e talo	8 – 16	10 – 15	1 ½
Ervilha	Debulhada	10 – 20		2 a 2 ½
Espinafre	Folhas	6 – 8		
Milho verde	Espigas novas	5		
Nabo	Inteiro	25 – 30	30 – 35	7
Quiabo	Picado	10 – 20	20 – 25	3
Repolho	Picado	6 – 10	9 – 12	1 – 3
Tomate	Inteiro	5 – 10	20	1 – 2
Tomate	Recheado		20 – 30	

Nota: A quantidade de hortaliças usada foi de ½ a 1 kg. Para as mais compactas, foi adicionada água até cobri-las, enquanto para as folhosas, usou-se um mínimo de água, e as hortaliças subdivididas foram cozidas parcialmente cobertas por água.
Fonte: LEES (1975).

Calor seco

O calor seco, que ocorre quando se utiliza forno e fritura para a cocção, concentra o valor nutricional do alimento mediante a perda de água, mas pode ocasionar considerável perda vitamínica pela ação do calor. Pela desidratação obtida com calor seco, o alimento torna-se saboroso, pois se concentram, também, as substâncias que lhe dão sabor e aroma.

1) **Assada:** não há perdas por dissolução. As hortaliças mais apropriadas para serem assadas inteiras são: batatas, beterraba e fatias de abóbora. Muitas outras são usadas em preparações mistas, recheadas, gratinadas, pudim e suflê, podendo o milho verde e batata ser assados diretamente na grelha ou na brasa. A cocção em temperaturas muito altas ocasiona a destruição de algumas vitaminas, principalmente do complexo B e vitamina C. Também a vitamina A pode destruir-se de 5 a 10% no alimento assado.

2) **Fritura:** pode utilizar-se a hortaliça crua para cozinhar na fritura, o que toma mais tempo e exige quantidade maior de gordura. Quando se emprega alimento cozido previamente, faz-se apenas o dourado superficial ou sauté. As hortaliças mais apropriadas para fritura simples são: batata, berinjela, aipim, cará e batata-doce. Para que os vegetais não absorvam muita gordura, aconselha-se o uso de um cestinho metálico, perfurado, o qual, ajustado dentro da fritadeira, facilita a imersão e a retirada dos alimentos e permite escorrer a gordura.

Variantes da fritura simples são as preparações com envolturas, tais como milanesas, romanas, croquetes e bolinhos, para o que se empregam ovo e farinha. Para essas preparações, usa-se chuchu, couve-flor, espinafre, vagem, berinjela, abobrinha e brócolis.

A gordura aquecida pode atingir mais de 200 °C, ocasionando, assim, a distribuição, principalmente, de vitaminas hidrossolúveis. Também há o incon-

Tabela 24 Perdas por dissolução.

Substâncias	Forma de cocção			
	A vapor	Sob pressão	Fogo brando	Em ebulição
Proteína	15%	20%	30%	40%
Cálcio	10%	10%	20%	30%
Fósforo	15%	20%	30%	40%
Ferro	20%	20%	40%	50%

Fonte: ROTHMAN (1940).

veniente de que a própria gordura descompõe-se ao iniciar-se o fenômeno de fumegamento, produzindo, então, a acroleína, que é uma substância irritante e nociva para o aparelho digestório. Nunca aquecer a gordura além da temperatura necessária para a cocção do alimento nem reutilizar a gordura.

COR E FORMA DE COCÇÃO

A classificação das hortaliças segundo a cor, conhecendo-se a propriedade dos pigmentos nelas encontrados, facilita a escolha acertada do método de cocção a ser empregado em cada caso.

As hortaliças verdes devem ser cozidas rapidamente para que o ácido contido nas células vegetais não venha a modificar o tom verde da clorofila, formando feofitina. As folhas tenras devem ser cozidas em pouca água, abafadas, e por curto tempo. As folhas mais duras, quando se quer aproveitá-las, devem ser cozidas em quantidade maior de água em ebulição, encurtando o tempo de cocção. Usar, então, excepcionalmente, panela destampada, para que se volatilizem os ácidos e os vegetais mantenham a cor verde.

Tabela 25 Modificação dos pigmentos de hortaliças pela cocção.

Pigmento	Cor	Hidrossolubilidade	Ação ácida	Ação álcali Prolongada	Ação cocção
Clorofila	Verde	Pequena	Toma Verde-oliva	Toma Mais verde	Toma Verde-oliva
Caroteno	Alaranjado	Insolúvel	Mínima	Mínima	Escurece
Xantofila	Amarela	Pouco solúvel	Mínima	Mínima	Escurece
Licopeno	Vermelho	Insolúvel	Mínima	Mínima	Escurece
Antociacina	Vermelho	Muito solúvel	Intensifica o vermelho	Torna roxo Ou azul	Não altera
Flavinas ou flavonas	Branco-amareladas	Solúveis	Ficam brancas	Ficam amareladas	Escurecem e, na presença de ferro, ficam esverdeadas e pardas
Taninos	Incolor	Insolúvel	Não altera	Escurece	Anula

Fonte: HUGHES (1950).

As hortaliças amarelas e vermelhas contendo caroteno, xantofila e licopeno não oferecem dificuldade, mas aconselha-se cozinhá-las sempre em pouca água, a fogo brando, para evitar perdas por dissolução dos nutrientes no excedente de água que se venha a desprezar e perdas por destruição, por excesso de calor mantido por muito tempo.

Nas hortaliças arroxeadas, deve-se impedir ou diminuir a perda do pigmento por dissolução. Como não é possível cozinhar beterraba em pequena quantidade de água, é prudente evitar a solução de continuidade, deixando-a com casca, parte do caule e raízes. Cozinhá-la junto com o feijão favorece a cor de ambos e a economia de combustível. Mais conveniente ainda é assar a beterraba. Acidificar o meio de cocção com adição de suco de limão ou vinagre à preparação de vegetais arroxeados torna-os vermelhos, sem prejudicar o seu valor nutritivo.

As hortaliças brancas, da mesma forma que as amarelas, devem ser cozidas em pouca água e a fogo brando. Quando forem duras, é aconselhável usar o método de cocção por vapor a pressão, pois a cocção é mais rápida e não há perdas por dissolução.

A cocção por calor seco acentua a cor de hortaliças como a cenoura e a batata, porque produz a dextrinização do amido. O acréscimo de pequena quantidade de açúcar acentua a cor e o dourado, ao caramelizar-se.

O branqueamento das hortaliças também realça as cores, devido à inativação das enzimas que modificam os pigmentos.

CONSISTÊNCIA E COCÇÃO

Dentro dos grupos de hortaliças existem algumas com características semelhantes de estrutura e consistência. As folhas são ricas em celulose, enquanto os tubérculos e raízes contêm muito amido.

Influem na escolha da forma e tempo de cocção das hortaliças sua estrutura e composição química, principalmente para preservar o seu valor nutritivo.

Estando presentes nos vegetais vários compostos celulósicos, de consistência variável, devem eles ser submetidos a processos de abrandamento prévio, para que sejam adequados à alimentação e possam ser digeridos no aparelho digestório.

Consiste este processo no remolho durante duas, três, quatro, seis ou mais horas, como é o caso do feijão, da ervilha etc. A água, penetrando no interior dos grãos, dá-lhes um certo amolecimento, encharcando o amido e aumentando os grãos em cerca de 50% do seu volume.

O tempo de cocção das hortaliças pode ser abreviado alcalinizando a água do remolho. Baseados nesse conhecimento é que muitos cozinheiros procuram diminuir o tempo de remolho adicionando bicarbonato de sódio à água de cozimento, o que é prejudicial, porque reduz o teor vitamínico do alimento. É aconselhável, nestes casos, colocar os grãos de molho em uma solução isotônica de cloreto de sódio (sal de cozinha) a 0,7%.

A subdivisão e a cocção da celulose permitem o aproveitamento do amido encontrado no interior de grãos e sementes, que, de outra forma, não poderiam ser digeridos pela espécie humana.

Ressalte-se que uma parte da celulose deve ser ingerida crua, nos vegetais de saladas e nas frutas, para favorecer o peristaltismo intestinal.

As hortaliças do grupo C, ricas em amido, exigem tempo mais prolongado de cocção, que é tanto maior quanto mais compacto for o vegetal. Pode-se diminuir o tempo de cocção utilizando panela de pressão ou forno, em temperatura alta. Certos tubérculos e raízes, como a batata e o aipim, podem desintegrar-se facilmente quando se excede o tempo de cocção.

A batata fica aguacenta quando não se permite a evaporação da água depois de escorrida. Quando ela é cozida com casca, deve ser furada previamente para

Tabela 26   Modificação do teor de glicídios em hortaliças.

Alimentos	Cru (g)	Cozido (g)	Perda (g)
Aipo	3,0	1,5	50,0
Aspargo	3,2	1,5	53,1
Batata	16,3	20,3	–
Berinjela	4,4	2,4	45,4
Cebola	9,5	4,9	48,4
Cenoura	8,2	5,9	28,0
Chicória	2,0	1,5	25,0
Couve-flor	4,0	1,5	67,5
Ervilha fresca	10,0	8,6	14,0
Espinafre	2,3	2,6	–
Repolho	4,3	1,0	73,0

Fonte: ROTHMAN (1940).

que a casca não arrebente quando o vapor de água, que se forma no seu interior, aumenta a pressão, forçando-a. O mesmo acontece quando se assa a batata, que, submetida à temperatura além de 100°C, ocasiona a formação de vapor no seu interior, fazendo explodir a casca.

Quando se deseja preparar batata recheada ou em salada, para o que esta deve conservar a forma, é aconselhável usar batata nova, que contém mais proteína, a qual, coagulada, dá maior consistência à batata. Quando velhas, as batatas contêm mais açúcar, pouca proteína, pouco amido, e se desfazem durante a cocção. A batata farinhosa é a que contém muito amido. É de ótima qualidade a que contém muito amido e muita proteína.

Durante a cocção, as partículas de amido absorvem a água que as rodeia dentro da estrutura da batata, a qual, quando crua contém 78% de água; cozida por ebulição, tem 75%; e assada, tem 74,5% de umidade.

De acordo com o que foi exposto, conclui-se que é aconselhável escolher para a alimentação vegetais tenros, que cozinhem rapidamente em pequeno volume de água. Deve-se escorrê-los antes de colocá-los na panela. Colocar sempre as partes mais duras em primeiro lugar, depois as mais moles, para que se abrandem uniformemente. Os talos são mais duros que as folhas de acelga e, em um ensopado, nabos e cenouras demoram mais a cozinhar que o chuchu e as batatas.

Quanto mais subdividido, mais prontamente cozinhará o vegetal, mas deve ser colocado na água já em ebulição, que produz coagulação superficial, diminuindo perdas de nutrientes por dissolução.

REGRAS PARA COCÇÃO DE HORTALIÇAS

Hortaliças frescas

1) Preparar as hortaliças o mais próximo possível da hora de cozinhá-las.
2) Preparar as hortaliças inteiras ou subdividi-las o menos possível para preservá-las de perdas vitamínicas e minerais.
3) Cozinhar as hortaliças com casca, sempre que houver indicação.
4) Cozinhar as hortaliças o mais próximo possível da hora de servi-las.
5) Cozinhar as hortaliças em quantidade pequena de água, apenas para cobrir o vegetal, pois todas as substâncias solúveis (proteínas, glicídios, sais minerais, vitaminas, substâncias extrativas, pigmentos, ácidos e taninos) podem passar para o meio de cocção. As perdas são tanto maiores quanto maior for o volume de água usado. Escorrer a água antes de colocar a hortaliça na panela.

6) Acrescentar o sal depois que as hortaliças estiverem quase cozidas.
7) Nunca adicionar bicarbonato de sódio ao meio de cocção.
8) Observar o "ponto" de cocção para cada hortaliça, devendo ficar apenas tenra, abrandada, sem desintegrar-se. É importante conservar-lhe a forma, por motivos estéticos e para redução de perdas nutritivas.
9) Colocar as hortaliças na água já em ebulição para encurtar o tempo de cocção.
10) Cozinhar vegetais folhosos de folha dura em panela destampada e em bastante água em ebulição e curto tempo de cocção, para conservar a cor verde.
11) Colocar os folhosos de folhas novas e tenras com um mínimo de água em panela abafada, para cozinhar rapidamente, sem prejudicar a cor.
12) Cozinhar hortaliças de sabor forte, ricas em enxofre – repolho, couve-flor e nabos –, em panela destampada e em quantidade maior de água, para volatização dos ácidos aromáticos. Cozinhá-las demais produz sabor indesejável e escurece-lhes a cor.
13) Cozinhar couve-flor e brócolis com o talo voltado para baixo.
14) Cozinhar aspargos amarrados em molhos e perpendicularmente em panela alta para submergir os talos e deixar as pontas para cima.
15) Colocar vinagre ou limão na água de cocção dos vegetais vermelhos (uma colher das de sopa para 1 l de água) – beterraba, repolho-roxo.
16) Usar a água de cocção de hortaliças para sopas, molhos e ensopados.

Tabela 27 — Temperatura e tempo para cocção de hortaliças. (fritura e assado)

Alimentos em preparações de	Temperatura graus C	Tempo minutos
Batata, cebola (crua): fritura à francesa	196 – 202	6 a 8
Croquetes e bolinhos	182 – 190	3 a 5
Croquetes (mistura cozida): fritura superficial (sauté)	190 – 199	2 a 5
Escalope (alimento cozido)	176 – 200	15 a 30
Escalope (alimento cru)	176 – 200	60 a 90
Gratinado a forno	200	10 a 15
Pudins (em banho-maria)	162 – 176	30 a 45
Suflê (em banho-maria)	162 – 176	30 a 45

Fonte: HUGHES (1950).

17) As partes mais duras dos vegetais e aqueles que levam mais tempo para abrandar-se devem ser colocados primeiro na panela, depois, os mais tenros, para obter-se uma cocção uniforme.

Hortaliças congeladas

1) Não descongelar as hortaliças antes de cozinhá-las.
2) Seguir as instruções que acompanham o pacote de alimento congelado industrialmente.
3) As normas gerais de cocção são as mesmas que para hortaliças frescas, apenas o tempo de cocção é mais curto porque as hortaliças congeladas são branqueadas antes de serem empacotadas, além de se modificarem pelo processo de congelamento.

FORMAS DE PREPARAÇÃO

1) **Saladas:**
   - ☐ hortaliças cruas servidas com molho francês, maionese etc. As mais usadas são: agrião, alface, caruru, chicória, cebola, aipo, couve-flor, beterraba, cenoura, palmito, pepino, tomate, rabanete, repolho etc.;
   - ☐ hortaliças cozidas: abobrinha, aspargo, berinjela, beterraba, brócolis, cenoura, jiló, maxixe, chuchu, ervilha, nabo, vagem, batata etc.

2) **Sucos:** de tomate, cenoura, beterraba, associados com suco de limão, laranja, abacaxi, caju, maracujá etc.

3) **Cozidos n'água e sal:** seguindo instruções anteriores, quase todas as hortaliças, frescas e novas, podem ser cozinhadas a fogo brando e em pouca água, com 0,7% de sal de sozinha.

   Serão servidas ao natural ou acompanhadas de molhos variados, tais como o molho branco, molhos de tomate, manteiga, azeite etc.

4) **Sopas:** simples ou mistas, de hortaliças subdivididas ou em purê, preparadas com caldo comum ou à base de leite e farinha.

5) **Purês:** simples, de vegetais feculentos, como batata, aipim, abóbora, ou com molho branco, de vegetais folhosos e hortaliças pouco consistentes, como chuchu, couve-flor, cenoura etc.

6) **Pudins:** preparações feitas a partir do purê de hortaliça ao qual se acrescenta gema de ovo. Cozidos em banho-maria ou ao forno.

7) **Suflê:** preparação semelhante ao pudim, mas à qual se acrescenta a clara batida para torná-la aerada e leve, devendo ser feita ao forno.

8) **Recheados:** utilizam-se hortaliças que se prestam, pelo seu formato próprio (chuchu, berinjela, tomate, pimentão, batata, abobrinha, repolho etc.), a este tipo de preparação. O recheio pode ser da própria polpa com miolo de pão, queijo, ovo, carne moída, arroz etc., nas mais variadas combinações.

9) **Fritos:** mais empregados para hortaliças compactas.

10) **À milanesa e à romana:** preparações com envoltura de ovo e farinha e usadas para vegetais compactos.

11) **Bolinhos e croquetes:** preparações com envoltura de vegetais subdivididos, podendo usar-se também os folhosos e menos compactos.

12) **Sauté:** acabamento de fritura, usado para vegetais pré-cozidos, geralmente feito na manteiga.

13) **Ensopado:** preparação mista de hortaliças subdivididas com carne picada, que são cozidas juntas, acrescentando-se lentamente a água.

14) **Refogados:** passados na gordura quente, com cebola e outros temperos desejados, acrescentando-se, então, um pouquinho de água para terminar a cocção.

15) **Gratinados:** acrescenta-se à hortaliça cozida um molho grosso, de tomate, molho branco, ou molho de carne e queijo ralado, e leva-se ao forno quente ou coloca-se na grelha para "gratinar", ou seja, dourar a superfície.

16) **Galantina:** é uma gelatina salgada à qual se pode acrescentar, além de hortaliças (as indicadas para saladas), fruta picada.

HORTALIÇAS CONSERVADAS

1) **Hortaliças enlatadas:** a técnica moderna de industrialização de alimentos já alcançou um nível tão alto que, utilizando hortaliças e frutas, da melhor qualidade, consegue-se apresentar alimentos enlatados com teor nutritivo igual ou melhor do que certos alimentos frescos encontrados no mercado. Em princípio, o alimento fresco é melhor e mais barato que o enlatado. Como eles já vêm cozidos, deve-se aquecê-los rapidamente, para evitar que se desintegrem. Estudos mostram que parte das vitaminas que permanecem na conserva são encontradas no líquido de preparação. Ao reaquecer o vegetal, perde-se de 20 a 60% da vitamina, não se modificando o teor das vitaminas B_1 e B_2 nele existente. Desprezando-se o líquido de cocção, perde-se de 30 a 40% das vitaminas C, B_1 e B_2. A vantagem de aproveitar o líquido, por exemplo, em uma sopa-creme de palmito ou aspargo, está em favorecer o sabor por conter outros componentes do vegetal nele dissolvidos.

2) **Hortaliças desidratadas:** os vegetais desidratados reduzem de 75 a 85% o seu peso inicial. Entretanto, vários produtos têm sido oferecidos ao consumidor, como vegetais folhosos, vagens, cenouras, tomates, cebolas, batatas, ervas aromáticas e aipo, subdivididos em forma granulada, picados ou em pó. As técnicas modernas, efetuando a desidratação, pretendem conservar não só o valor nutritivo, mas o sabor e as características originais dos alimentos. Depois de convenientemente reidratados, usam-se para eles as formas de preparação empregadas para alimentos frescos. Tem-se de escolher receitas que melhor se ajustem aos alimentos subdivididos, tais como pudins, suflês, croquetes, bolinhos, purês, sopas etc.

3) **Hortaliças congeladas:** o método de congelamento mantém melhor as características sensoriais dos vegetais do que outros processos. Os vegetais, antes de serem congelados, devem ser branqueados, para evitar, principalmente, alterações de cor e consistência. Exigem, no entanto, equipamento especial para congelamento e para estocagem (câmara frigorífica de temperaturas mais baixas), o que significa aumento de espaço e de custo.

Para a preparação dos alimentos congelados, basta colocá-los na água em ebulição, ou refogados, e depois utilizá-los, tal como os vegetais frescos.

4) **Pickles:** constituem os pickles uma forma de conservar os vegetais através da mudança de pH (ácido) e pela adição de sal. São mais indicados para este tipo de conserva pepinos, cebolas, cenouras, couve-flor, pimentas. Escaldam-se os vegetais e colocam-se em frasco próprio, esterilizado. Acrescenta-se vinagre aquecido com temperos (pimenta-do-reino, sal, folhas de louro), à temperatura de ebulição, até cobrir os vegetais. Fecha-se hermeticamente o frasco. Deixa-se curtir por algumas semanas. Por não terem sido fervidos e por estarem em meio ácido, os vegetais têm ótimas condições para conservar as vitaminas hidrossolúveis, além dos demais nutrientes que contêm.

FRUTAS

CONCEITUAÇÃO

Os alimentos comumente designados por frutas são realmente os frutos de certas plantas. No entanto, estes frutos têm características especiais: geralmente de natureza polposa, aromas próprios, são ricos em açúcares solúveis, de sabor doce e agradável, podendo ser consumidos, na maioria das vezes, crus. São as frutas, segundo o Velho Testamento, o primeiro alimento de que se serviu o homem.

As frutas devem ser incluídas diariamente nos cardápios, pois têm um alto valor vitamínico e mineral, e os glicídios que encerram têm fácil digestão.

TIPOS DE FRUTAS

1) Frutas com caroço: ameixa, cereja, damasco, nectarina e pêssego.
2) Frutas duras: maçã, maçã ácida e pêra.
3) Frutas moles: amora, framboesa, morango e uvas.
4) Frutas cítricas: laranjas, limões, tangerinas e mexericas.
5) Frutas mediterrâneas e tropicais: abacaxi, bananas, carambola, caqui, figos, frutas-de-conde, goiaba, lechias, mamão, manga, mangostões, maracujá, melão, melancia e papaia.

VALOR NUTRITIVO

O valor nutricional assemelha-se ao das hortaliças. No entanto, de uma maneira geral, são mais ricas em açúcares mais simples, como mono e dissacarídeos, açúcares solúveis que atribuem sabor doce às frutas.

Pode variar, em cada fruta, o valor vitamínico de acordo com a espécie, o grau de amadurecimento, a natureza do solo em que foi cultivada e os cuidados na colheita e na conservação. Geralmente, são excelentes fontes de vitamina C.

Quando a fruta não está em boas condições ou existe um excedente que não pode ser consumido ao natural, ou mesmo quando se deseja variar sua forma de apresentação, pode-se prepará-la de diferentes maneiras, agregando ou não outros nutrientes: sucos, sorvetes, gelatinas, geléias, compotas, doces diversos. O importante é usar a técnica de preparo que menos prejudique o valor nutritivo da fruta.

SABOR E AROMA

O sabor das frutas deve-se aos açúcares solúveis, minerais, ácidos orgânicos, componentes aromáticos, ésteres – como o metilbutirato, responsável pelo odor característico do abacaxi. Os ácidos orgânicos mais comuns são: málico (na maçã), tartárico (na uva), cítrico (nas frutas cítricas, como limão, laranja), oxálico (no morango, laranja) e benzóico (na ameixa).

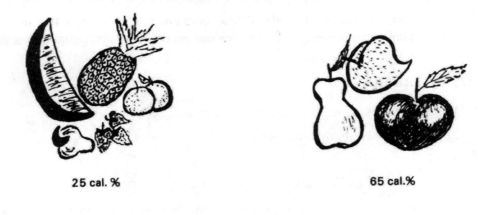

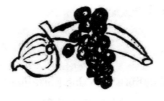

Figura 17 Diferentes frutas.

CONSISTÊNCIA

A consistência das frutas é dada pela celulose e por compostos pécticos, que constituem os componentes de sua estrutura. A substância considerada elemento cimentante é a pectina. Nas frutas verdes, está em forma de pró-pectina, e nas muito maduras, transforma-se em ácido péctico, determinando a desintegração da fruta.

A camada externa das frutas é constituída por uma capa de celulose, de natureza diferente segundo a espécie da fruta em questão. É de adipocelulose a cutícula mais fina, e de lignocelulose a casca endurecida.

Pectina

As pectinas são glicídios não aproveitados pelo organismo. É um colóide hidrófilo capaz de reter e fixar água, daí a indicação de alimentos ricos em pectina nos casos de diarréia. Mesmo depois da cocção da fruta, mantém-se a pectina, conservando suas propriedades antidiarréicas, que se devem provavelmente ao seu efeito emoliente sobre as paredes intestinais e à sua condição de colóide hidrófilo.

A pectina solúvel é a substância que permite a confecção de geléias, pois, em meio ácido e em uma concentração de 60% de açúcar, precipita-se como cristal maleável e transparente. É encontrada em maior concentração em maçãs, bananas e marmelos. Os cereais também a contêm, principalmente o arroz.

Encontra-se dissolvida nos sucos de vegetais e como substância cimentante na polpa das frutas. Dissolve-se por ação da água quente e pelo acréscimo de álcool. A pectina solúvel predomina na casca e ao redor das sementes, apresentando aspecto gomoso e característico.

PIGMENTOS

Os pigmentos encontrados nas frutas são os mesmos das hortaliças (ver capítulo sobre hortaliças), predominando nas frutas os carotenóides, antociânicos e flavonóides: flavonol (queretin, na maçã, ameixa e uva), flavonas (luteolina, na casca de limão; hisperidin, na laranja).

A mistura de sucos diversos de frutas pode produzir uma combinação indesejável de cor, especialmente se o líquido for mantido à temperatura ambiente e exposto à oxidação. Não sendo consumido logo depois de preparado, deve ser guardado na geladeira.

Os sais de estanho e ferro presentes em algumas compotas enlatadas acarretam cor desagradável a certas preparações.

O suco de abacaxi, apesar da acidez, adicionado a preparações que contenham frutas de cor vermelho-arroxeada, confere-lhes coloração azulada, ao passo que o suco de limão intensifica a cor vermelha das frutas. O suco de laranja, usado em grande quantidade, toma coloração pardacenta quando misturado a outros sucos.

A descoloração da fruta é produzida por oxidação, utilizando-se ela do próprio oxigênio retido em suas células para respiração. Mantidas no refrigerador, retarda-se o processo respiratório e sua descoloração, dada a menor quantidade de oxigênio.

AMADURECIMENTO

Amadurecimento natural

Várias modificações ocorrem na planta durante o processo de amadurecimento. Operam-se modificações físicas e químicas: alteração da cor com intensificação de colorido; abrandamento da parte polposa, devido, provavelmente, à transformação da pró-pectina em pectina e à ação enzimática sobre as envolturas celulares; ação enzimática também sobre o amido, transformando-o gradativamente em açúcares solúveis.

A modificação do amido pode ser apreciada passando-se uma solução de iodo sobre a face de uma maçã que tenha sido seccionada horizontalmente. Haverá reação azulada (iodo com amido) na parte central, enquanto a reação será negativa junto à casca se já houver um grau satisfatório de amadurecimento. Também a banana, quando verde, contém amido, e, ao amadurecer, vai ficando com aspecto menos compacto e mais transparente, assim como com sabor mais doce, devido à formação de açúcares. Mesmo nos pêssegos, que, quando verdes, contêm pouco amido, observa-se pronunciado aumento de açúcares quando maduros.

Com o amadurecimento diminui a acidez da fruta, e também o tanino modifica-se, acreditando alguns autores que se transforme em pigmentos. A pró-pectina transforma-se em pectina, e esta, na fruta já passada, em ácido péctico, que ocasiona a desintegração da fruta por falta de elemento cimentante.

Amadurecimento artificial

Os gases de etileno são empregados para o amadurecimento de frutas colhidas verdes, tais como: limão, laranja, banana, tâmara, caqui e tomate. Aparentemente, a ação do gás deve-se a um estímulo geral do metabolismo celular, acelerando o amadurecimento. Mangas colhidas verdes, acondicionadas com cera tag, para amadurecimento às temperaturas de 16 e 23°C, em ambientes de 60-70% de umidade relativa, apresentaram reduzida perda de peso e aumento do tempo de conservação.

Apesar de não haver grande diferença entre as frutas amadurecidas natural ou artificialmente, sem dúvida o amadurecimento artificial influi diminuindo o teor vitamínico, especialmente de vitamina C.

PRODUÇÃO (SAFRA)

Com o avanço da tecnologia de cultivos, quase todas as frutas são produzidas e comercializadas o ano inteiro, mas existem meses do ano em que a produção é maior (período de safra) – ver Tabela 28.

CLASSIFICAÇÃO SEGUNDO O TEOR DE GLICÍDIOS

Varia a concentração de glicídios das frutas de 5 a 20% – com raros casos que excedem esta porcentagem. Podemos classificá-las em quatro grupos, isto é, de 5, 10, 15 e 20%. No entanto, procuraremos agrupá-las em apenas dois grupos: A (de 5 a 10% de glicídios) e B (de 15 a 20%). Fica à parte o grupo das frutas oleaginosas.

1) **Frutas A** – contendo até 5% de glicídios: abacaxi, açaí, araçá, biribá, buriti, caju, carambola, cúbio, goiaba, groselha, melancia, melão, morangbuinho, pitanga, uvaia, umbu.

    Contendo de 5 a 10% de glicídios: abiu, abricó, bacaba, cajá, cucura, jaca, jambo, laranja, lima, limão, maracujá, ovo-de-ema, pêssego, pitanga, pixuna, romã, taperibá, tucumã.

2) **Frutas B** – contendo de 10 a 15% de glicídios: abacate (contém 16% de gordura), ameixa, amora, bacuri, cereja, condessa, cupuaçu, cutitiribá, damasco, figo, framboesa, fruta-de-conde, graviola, imbu, jamelão, maçã, mamão, manga, mangostão, pariri, pêra, sapoti.

    Contendo de 15 a 20% de glicídios: anona, banana, caqui, fruta-pão, ingá, mangarito, marmelo, nêspera, pequi ou pequiá, pupunha, uva.

3) **Frutas especiais** – contendo 35% de glicídios: tuturubá, uchi. Contendo 53% de glicídios: tamarindo.

4) **Frutas oleaginosas** – contêm cerca de: 16% de glicídios, 20% de proteínas e 60% de lipídios. Fazem parte deste grupo: amêndoas, avelãs, castanha de caju, castanha-do-pará, castanha de sapucaia, nozes, patauá, sementes de jabotá etc. Além de grande concentração de calorias, contêm também proteínas de alto valor biológico e microminerais: selênio, cobre e magnésio.

    São alimentos de difícil digestão por serem muito gordurosos e conterem muita celulose.

Tabela 28 Meses de produção de frutas.

Frutas	Jan.	Fev.	Mar.	Abr.	Maio	Jun.	Jul.	Ago.	Set.	Out.	Nov.	Dez.
Abacate	XX	XX	XX	X	X	X	–	–	–	–	–	–
Abacaxi	X	X	X	–	–	–	–	–	–	–	–	–
Abiu	–	X	X	–	–	–	–	–	–	–	–	–
Açaí	–	–	X	X	–	–	X	X	X	X	X	–
Araçá	–	–	–	–	X	X	X	X	X	–	–	–
Banana	X	X	X	X	X	X	X	X	X	X	X	X
Biribá	–	–	–	–	–	–	–	–	–	X	X	X
Caju	X	X	X	–	X	–	–	–	–	X	X	X
Caqui	–	X	X	X	–	–	–	–	–	–	–	–
Carambola	–	X	X	X	X	X	X	X	–	–	–	–
Cereja												
Damasco												
Figo fresco	X	X	X	X	X	–	–	–	–	–	–	–
Framboesa												
Fruta-de-conde	–	X	X	X	X	X	–	–	–	–	–	–
Fruta-pão	–	–	–	–	–	–	X	X	X	–	–	–
Goiaba	–	–	–	X	X	X	X	X	X	–	–	–
Grape-fruit	–	–	–	–	–	–	–	–	–	–	–	XX
Jaca	XX	X	X	X	X	X	X	X	X	X	XX	–
Jambo	X	–	–	–	–	–	X	X	–	–	–	X

Continua

Continuação

Tabela 28 Meses de produção de frutas.

Frutas	Jan.	Fev.	Mar.	Abr.	Maio	Jun.	Jul.	Ago.	Set.	Out.	Nov.	Dez.
Jamelão												
Laranja-baía	–	–	X	X	X	X	X	X	X	–	–	–
Laranja-lima	–	X	X	X	X	X	X	X	X	–	–	–
Laranja-pêra	X	–	–	–	X	X	X	X	X	X	X	X
Laranja-seleta	X	X	X	X	X	X	X	X	X	–	–	–
Maça	X	X	–	–	–	–	–	–	–	–	–	X
Mamão	X	X	X	X	X	X	X	X	XX	XX	XX	XX
Manga	X	X	X	–	–	–	–	–	–	–	X	X
Maracujá	X	X	X	X	–	–	–	–	–	–	–	X
Marmelo												
Melancia	X	–	–	–	–	–	–	–	–	–	X	X
Melão	–	–	–	X	–	–	–	–	–	X	X	X
Moranguinho	X	X	–	X	–	–	–	–	–	–	X	X
Pêra	X	X	X	–	–	–	–	–	–	–	–	X
Pêssego	XX	XX	XX	–	–	–	–	–	–	X	X	X
Sapoti	X	X	X	–	–	–	–	–	X	X	X	X
Tangerina	–	X	X	XX	XX	X	X	–	–	–	–	–
Uva branca	XX	X	X	–	–	–	–	–	–	–	–	XX
Uva preta	XX	X	X	–	–	–	–	–	–	–	–	XX

Nota: Abastecimento do Grande Rio, segundo Calendário Agrícola das áreas de produção (Estado do Rio de Janeiro, São Paulo, Paraná e Minas Gerais) de origem desses em diferentes épocas do ano.

Aumento em zonas e áreas diversas, segundo prevalência de clima, sistema de cultivo etc.

CUIDADOS

As frutas possuem um invólucro natural, a casca, que as protege de perdas de vitaminas por oxidação e dissolução de substâncias nutritivas em geral, bem como evitam contaminação.

Muitas frutas podem ser ingeridas com a casca, na qual, às vezes, encontram-se vitaminas e sais minerais, além de celulose, que concorre para a exoneração intestinal. A casca é contra-indicada para crianças menores de dois anos de idade e pessoas que tenham lesões no aparelho digestório.

A casca da fruta pode estar contaminada por germes patogênicos ou pode conter substâncias químicas aplicadas em sua superfície com o objetivo de favorecer sua conservação – por exemplo, a sulfuração (exposição ao dióxido de enxofre ou imersão em solução de bissulfito de sódio).

Antes de ingerida, a fruta deve ser lavada devidamente, e sempre que houver dúvida quanto às condições higiênicas da casca, é preferível removê-la para comer a fruta.

Algumas frutas apresentam grande porcentagem de desperdício porque têm casca grossa e caroços grandes ou numerosos, sendo de aproximadamente 50% para a melancia, abacaxi e abacate – portanto, o Fator de Correção das frutas é muito alto. Por motivo de economia e para prevenir as perdas nutritivas, deve-se retirar a casca o mais fino possível.

As frutas, em geral, têm cerca de 85% de água (possuindo, assim, alta atividade de água), o que favorece a deterioração natural e a atividade microbiana.

Quando a fruta é colhida antes do amadurecimento completo, ela deve ser mantida à temperatura ambiente até atingir o grau desejado de maturação. Será, então, colocada em temperatura ao redor de 10°C, no gavetão da geladeira ou em câmaras frigoríficas próprias.

As frutas colhidas maduras são mais ricas em vitamina C, e à medida que se prolonga a conservação inadequada, vão perdendo a concentração desta vitamina, podendo a perda atingir 50% do valor inicial.

Bananas do mesmo cacho, umas verdes e outras maduras, apresentam uma variação de 6,1 a 7,3 mL de ácido ascórbico. Tomates amadurecidos ao sol revelam conteúdo maior de vitaminas A e C do que os cultivados em estufas.

Deve-se procurar guardar as frutas inteiras, pois qualquer solução de continuidade facilita o processo de decomposição e perdas nutricionais. Frutas maduras demais, moles, esmagadas apresentam alto índice de desperdício.

Tabela 29 Média de percentagem de perdas e Fator de Correção (FC) de frutas.

Frutas	Aparas	%	FC*
Abacate	casca e caroço	40	1,67
Abacaxi	casca	39 – 55	164 – 2,22
Abricó	caroço	6	1,07
Ameixa	casca e caroço	33	1,50
Banana	casca	33	1,50
Cereja	caroço	6	1,07
Figo	casca	15	1,18
Grape-fruit	casca e caroço	34	1,52
Laranja	casca e caroço	20 – 28	1,25 – 1,39
Laranja (suco)	bagaço	54	2,17
Lima	casca e caroço	49	1,96
Limão	casca e caroço	38	1,62
Limão (suco)	bagaço	55	2,22
Mamão	casca e caroço	47	1,89
Melancia	casca e caroço	54	2,17
Morango	talo e folha	4	1,04
Pêssego	casca e caroço	12	1,14
Tangerina	casca e caroço	28	1,38
Uva	casca e caroço	22	1,37

Fonte: HUGHES (1950).
*Calculado.

ARMAZENAMENTO (CONSERVAÇÃO PELO FRIO)

Os refrigeradores comerciais e domésticos apresentam, geralmente, a temperaturas de 4 a 8°C, podendo reduzir as atividades orgânicas (processos respiratórios) que alteram o sabor, aroma, textura e teor nutritivo das frutas (ver capítulo hortaliças).

Em operações comerciais, procura-se modificar a atmosfera das câmaras frigoríficas com a redução da umidade relativa e a introdução de CO_2 (dióxido de carbono), para diminuir o oxigênio.

O congelamento tem aplicação limitada para consumo de frutas frescas, devido à formação de cristais de gelo no interior da fruta, o que altera principalmente sua consistência.

O processo de congelamento é utilizado em frutas subdivididas, polpas e sucos frescos ou concentrados de frutas.

Sucos concentrados de várias marcas e de diferentes frutas são largamente produzidos pela indústria de alimentos. Se mantidos congelados (até por um ano), perdem apenas 5% de vitamina C.

PREPARAÇÃO DE FRUTAS CRUAS

Grande é a variedade de preparações que se podem fazer com as frutas maduras, utilizadas em refrescos, sorvetes, purês, saladas mistas, batidas com leite etc. A maior precaução deve ser a de não deixar que tais preparações sejam mantidas por muito tempo expostas à temperatura ambiente e à luz, que, tal como o acréscimo de açúcar, agente redutor, produzem diminuição, principalmente, do teor de vitamina C da preparação.

No uso de frutas para saladas, deve-se evitar combinações que venham a prejudicar o aspecto e o sabor, servindo-se o mais breve possível depois de preparadas.

As frutas adstringentes contêm tanino, como a polpa de maçã e de banana, sendo indicadas para diarréias, quando não contêm celulose. Estas frutas, que contêm também pectina, têm efeito antitóxico. A pectina, ao se desdobrar em pectose e arabinose, libera ácido galacturônico, que, segundo estudos, conjuga-se com as substâncias tóxicas, no aparelho digestório.

Frutas como mamão, abacaxi e figo, ricas em enzimas proteolíticas – papaína, bromelina e ficina, respectivamente –, não devem ser batidas com leite quando não vão ser consumidas imediatamente, pois, com o passar do tempo, as enzimas atuam sobre as proteínas do leite, coagulando-as, alterando a consistência e o sabor da preparação.

COCÇÃO DAS FRUTAS

As frutas muito se assemelham às hortaliças em sua estrutura física e composição química, exceto pelo fato de que as frutas têm porcentagem mais elevada de açúcares solúveis e menor quantidade de corpos celulósicos insolúveis. Por isso mesmo, as frutas estão expostas a maiores perdas nos vários processos de cocção. Todas as regras mencionadas para prevenir perdas por dissolução e destruição de nutrientes dos vegetais devem ser cuidadosamente observadas na cocção das frutas.

Em princípio, as frutas deveriam ser usadas ao natural, maduras e cruas. Modificações por subdivisão e cocção são indicadas em circunstâncias especiais: necessidade de utilizar um excesso de safra, impossibilidade de estocar as frutas ao natural por longo período, frutas colhidas ou caídas verdes, preparações de frutas que se destinam a crianças ou enfermos e desejo de variedade nos cardápios.

A remoção da casca, a subdivisão da fruta e seu abrandamento pela cocção tornam-na de mais fácil digestão, principalmente quando ainda não tiver atingido o máximo de amadurecimento. Algumas preparações indicadas são:

1) **Fruta assada:** banana, maçã, fruta-pão e marmelo. Pode-se abrir um orifício por cima da fruta, para colocar geléia, mel ou açúcar, ou adicionar edulcorante não calórico, atendendo a exigências de dietas especiais.

2) **Compota de fruta:** descascar e cortar a fruta no formato desejado, colocá-la em calda rala (30% de açúcar) ou em solução de edulcorante não calórico e deixá-la cozinhar o tempo necessário para abrandar apenas, sem desintegrar-se.

3) **Doce em massa (doce de corte):** cozinhar as frutas partidas, com casca, até que amoleçam. Passá-las pela peneira e acrescentar 60 a 70% de açúcar. Cozinhar, mexendo sempre com colher de pau e apurando até o ponto desejado.

4) **Geléia de fruta:** para essa preparação, são mais indicadas as frutas ricas em pectina: marmelo, uva, maçã, morango, figo, goiaba, laranja. Para obter-se boa geléia, é necessário que a fruta escolhida contenha pectina e um certo grau de acidez; do contrário, é preciso que se acrescente à preparação suco de limão e pectina, extraída do bagaço de laranja ou pectina comercial.

A concentração de pectina no caldo de fruta deve ser de 0,75 a 1,95%, e a acidez para obtenção de boa geléia deve ser de pH 3 a 3,l.

Para passar ao estado de geléia, é necessário que a pectina perca a estabilidade; suas partículas, então, atraem a água, formando uma estrutura semelhante à colméia, o que se pode dar também com pH alcalino 7.

Para determinar se o caldo já tem a concentração devida de pectina, coloca-se um pouco dele em um tubo com álcool e vira-se o tubo obstruído com o dedo, verificando se dá o aspecto gelatinoso. Se o teste for negativo, concentra-se mais o caldo à temperatura de 104 a 106°C (fogo brando).

A geléia pode ser preparada de suco transparente da fruta ou com adição de fragmentos da fruta (polpa) ou fruta inteira (cereja, morango, framboesa). Para obtenção do caldo, deve-se ferver a fruta subdividida com casca e semente, exceto a banana. No marmelo, laranja e maçã, a maior concentração de pectina está perto da casca e das sementes.

5) **Fruta seca:** a secagem da fruta para fazer passas produz grande concentração das substâncias termoestáveis, glicídios, celulose e minerais, porque se evapora a água. Ameixa seca, passa de uva, figos e abricó são ricos em ferro, sendo indicados nas anemias. Pelo seu teor de celulose, estimulam o peristaltismo intestinal, principalmente as ameixas secas, que contêm uma substância extrativa estimulante da atividade intestinal.

6) **Frutas oleaginosas descascadas:** são servidas inteiras, subdivididas, torradas ou não, e têm alto valor nutritivo, mas são de difícil digestão e devem ser consumidas com moderação.

As perdas ocasionadas nos diferentes métodos de cocção das frutas, por calor úmido ou calor seco, processam-se da mesma maneira que nas hortaliças, porém em proporções maiores, dada a estrutura e a composição química das frutas.

Tratando-se de hortaliças que não podem ser consumidas cruas, uma perda relativa de nutrientes é um mal menor, que sua cocção produz, mas possibilita seu aproveitamento pelo organismo. No caso das frutas maduras, que se digerem facilmente, é sempre preferível consumi-las ao natural.

Tabela 30 Comparação de teor de vitamina C em frutas.

Frutas	Fruta fresca mg%	Conserva mg%	Suco fresco mg%	Suco enlatado mg%
Abacaxi	24	5	?	7-4
Abricó	4	4	?	?
Caju	190-270	10-50	223	48,5
Goiaba	45-80	20-40	?	?
Grape-fuit	40	25	16	37
Laranja	53	?	53	44
Limão	26-53	?	53	52
Maçã	6	1	?	5
Mamão	20-80	10	?	?
Manga	25-27	8-20	?	?
Pêra	4	2	?	0
Pêssego	8	3	?	0
Tangerina	25-50	?	?	?
Tomate	23	17	?	13
Uva	2-3	?	?	0

Nota: Aos sucos enlatados, às vezes, acrescentam-se vitaminas (ver rótulo).
Fonte: LEES (1975).

FORMAS DE PREPARAÇÃO DE FRUTAS

Ao natural, sucos, refrescos, batidas com leite, sorvetes, saladas, purês, em preparações diversas, em combinação com salgados como presunto, aves e carnes. Também podem ser consumidas assadas, cozidas, em compota, doces em massa, gelatinosas, geléias, cristalizadas, secas.

PRODUTOS INDUSTRIALIZADOS

A indústria brasileira tem progredido e aperfeiçoado métodos na produção de sucos tropicais (laranja, limão, tangerina, goiaba, maracujá, abacaxi, caju, manga, mamão e pitanga), conquistando, inclusive, mercado internacional pela sua qualidade.

Outras frutas nativas menos divulgadas – como abiu, araçá-boi, biribá, cupuaçu, genipapo, graviola, jabuticaba, mangaba, marolo, piqui, umbu, uvaia – vêm sendo usadas também em forma de compotas, purês, pasta, polpa, como insumo no preparo de sorvetes, baby food, recheio de bolos, bombons, caramelos.

PRODUTOS *DIET* E *LIGHT*

A indústria de alimentos vem oferecendo grande diversificação em produtos derivados de frutas, similares aos convencionais anteriormente citados neste capítulo, nos quais o açúcar é substituído por adoçantes não calóricos.

Pela redução relativa em carboidratos e calorias, esses produtos têm aplicação nas dietas hipocalóricas e nas dietas para diabéticos, obedecidas às quotas permitidas, baseadas na composição química explicitada no rótulo do produto. Há de se evitar abuso no uso de tais produtos, induzido pela falsa idéia de liberação total de calorias.

GORDURAS E ÓLEOS

CONCEITUAÇÃO

Os lipídios abrangem um número muito grande de substâncias, razão pela qual não é possível defini-los exatamente. De maneira extremamente genérica, podem ser considerados "compostos encontrados nos organismos vivos, geralmente insolúveis em água, mas solúveis em solventes orgânicos".

São substâncias untuosas ao tato e ao paladar, que fixam e ressaltam o sabor dos alimentos, servem de meio de cocção por calor seco, concentrando os alimentos e ativando seu sabor. Têm valor energético elevado e servem como veículo de vitaminas lipossolúveis.

O estado físico é o que diferencia um óleo de uma gordura. Os óleos são líquidos à temperatura ambiente, enquanto as gorduras são semi-sólidas.

CLASSIFICAÇÃO (GORDURAS E ÓLEOS)

1) **Saturadas:** são gorduras que contêm maior quantidade de ácidos saturados. Estas gorduras, geralmente de origem animal, estão em estado sólido e possuem alto ponto de fusão. Pertencem a este grupo as gorduras de origem animal, o toicinho, o bacon e o sebo.

2) **Insaturadas:** são gorduras que contêm maior quantidade de ácidos insaturados. São óleos em estado líquido, geralmente de origem vegetal. Pertencem a este grupo os óleos vegetais, o amendoim, o arroz, a canola, o milho, a oliva e a soja.

3) **Gorduras do leite e derivados:** são gorduras que contêm ácido graxo de cadeia curta em grande quantidade e decompõem-se em temperatura mais baixa. Pertencem a este grupo o creme de leite e a manteiga.

4) **Grupo de ácido láurico:** são gorduras que contêm grande quantidade de ácido láurico (ácido graxo de cadeia média) e baixa quantidade de ácido saturado e insaturado, o que faz que esses óleos tenham um tempo de armazenamento muito grande. Pertencem a este grupo o óleo de dendê e o babaçu.

GORDURAS COMESTÍVEIS

1) **O toicinho, o bacon (toicinho defumado) e as gorduras das carnes:** encontram-se retidos em rede tissular e separam-se quando submetidos ao calor, pela fusão ou pela distribuição do tecido que os envolve.

2) **Os óleos e azeites:** estão livres de estrutura celular e são líquidos à temperatura ambiente, dada a natureza dos ácidos graxos que os integram. Podem ser aquecidos a temperaturas mais altas, sendo de mais fácil digestão que as gorduras retidas em rede tissular.

3) **O creme de leite e a gordura da gema do ovo:** encontram-se em forma emulsionada, que é de mais fácil digestão.

4) **A manteiga:** resultante do batido do creme de leite, apresenta estrutura de rede de gordura que retém partículas de caseína e lactose. É também de fácil digestão, porém decompõe-se facilmente quando submetida à temperatura acima de 120°C.

5) **A margarina:** gordura líquida de origem vegetal, quando hidrogenada toma consistência cremosa e sólida à temperatura ambiente. A margarina deve ser enriquecida de vitaminas A e D e de substâncias que tornam sua cor e sabor semelhantes aos da manteiga. A margarina pretende ser um substituto econômico da manteiga. Do ponto de vista da técnica dietética, exceto no sabor das preparações, obtêm-se resultados bastante satisfatórios com o uso da margarina em substituição à manteiga.

    Há os que discutem sobre o índice de digestibilidade de ambas. A margarina, sendo de origem vegetal, seria mais indicada para as dietas com restrições de colesterol. Contudo, pelo processo de hidrogenação (saturação de ácidos graxos, passando da forma "eis" para "trans"), altera-se a propriedade das gorduras poliinsaturadas. Atualmente, muitos estudos suspeitam da possibilidade de ela provocar doenças cardiovasculares.

6) **As gorduras hidrogenadas:** os ácidos graxos insaturados contidos em óleo de soja, com a hidrogenação, tornam-se ácidos saturados, transformando o óleo em gordura sólida – o processo de hidrogenação aumenta a temperatura de fusão. As insaturações dos ácidos graxos favorecem a utilização deste tipo de gordura em fritura, pois são mais resistentes ao ranço e podem ser utilizadas por mais tempo, produzindo alimentos mais sadios – no entanto, também são ricos em gordura "trans".

7) **As manteigas de amendoim:** existem hoje, no mercado, produtos industrializados do amendoim, os quais podem ser usados para enriquecer o valor nutritivo da alimentação.

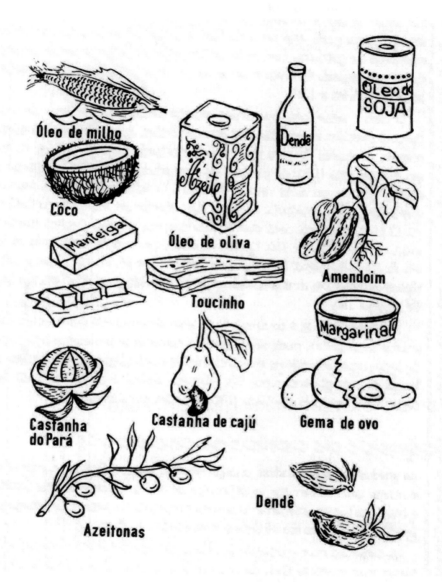

Figura 18 Óleo e gordura e suas fontes.

TEOR DE ÁCIDOS GRAXOS, COLESTEROL E ÍNDICE DE IODO

Estudos recentes demonstraram que a ingestão de diferentes tipos de gorduras afeta o equilíbrio das LDL e HDL. Dietas com ingestão de gorduras ricas em ácidos graxos saturados (gordura do leite e derivados e gorduras animais) podem gerar alto nível de LDL e colesterol sérico. Ao contrário, o consumo de gorduras contendo ácidos graxos poliinsaturados (gorduras de origem vegetal) favorece o aumento do nível de HDL e abaixa o nível de colesterol sérico e LDL.

O óleo é tanto mais insaturado quanto maior for o número de duplas ligações contidas na molécula de seus glicérides. Analiticamente, o número relativo de duplas ligações pode ser determinado pela quantidade de iodo, em gramas, que 100 g da gordura ou óleo adicionam (reação química) sob condições determinadas (índice de iodo). O ácido oléico puro, com uma dupla ligação na molécula, adiciona dois átomos de iodo, dando índice de 90. O ácido linoléico, com duas duplas ligações, adiciona quatro átomos de iodo, dando índice de 180. O óleo de oliva, que tem 80% de ácido oléico e 8% de ácido linoléico, tem um índice de iodo de 86, ao passo que o óleo de algodão, com 22% de ácido oléico e 51% de ácido linoléico, tem um índice de iodo de 110.

Logo, sabendo-se a composição de uma determinada gordura em ácidos graxos insaturados, pode-se facilmente determinar seu índice aproximado de iodo, multiplicando-se a quantidade de duplas ligações contidas na molécula de seus glicérides por 90, achando, assim, o corresponde ao ácido oléico (90), ao ácido linoléico (180), e assim por diante.

DECOMPOSIÇÃO DAS GORDURAS (RANCIFICAÇÃO)

As gorduras e óleos podem estragar-se com relativa facilidade, produzindo o ranço, que consiste em modificações de ordem físico-químicas (oxidação e hidrólise), com alterações das suas propriedades sensoriais, chegando a provocar recusa como alimento adequado.

A oxidação ocorre quando gorduras não saturadas são expostas ao ambiente sem proteção (luz, calor e umidade), produzindo o sabor e o odor característicos das gorduras rançosas. A presença de traços de metais, como cobre e ferro, também acelera o processo de oxidação.

A hidrólise ocorre quando a gordura contém enzimas que a desdobram em seus ácidos graxos e glicerinas, o que aumenta sua acidez e desprende o odor dos ácidos que se liberam. No caso da manteiga, o odor é dado pelos ácidos butírico

Tabela 31 Teor de ácidos graxas, colesterol e índice de iodo em gorduras alimentares.

Gordura 100 g	Saturados total	Insaturados total	Ácidos graxos em g				Colesterol mg	Índice de iodo
			Oléico	Linoléico	Linolênico	Araquidônico		
Banha	40	60	48	11	1	–	100	40
Cacau	59	41	38	2	1	–	–	40
Coco	91	9	7	1	1	–	–	10
Gordura carne	50	50	46	2	2	–	100	40
Gordura peixe	25	75	16	4	–	55	–	160
Manteiga	59	41	35	3	–	3	280	30
Margarina	27	73	60	9	–	4	–	–
Óleo de algodão	26	74	22	51	1	–	–	110
Óleo de amendoim	19	81	50	31	–	–	–	90
Óleo de cártamo	8	92	15	76	1	–	–	145
Óleo de girassol	12	88	21	66	1	–	–	133
Óleo de linhaça	10	90	22	18	50	–	–	180
Óleo de milho	12	88	30	55	3	–	–	123
Óleo de oliva	12	88	80	8	–	–	–	86
Óleo de sésamo	15	85	40	44	1	–	–	110
Óleo de soja	18	82	21	55	6	–	–	135
Óleo de arroz	19,50	39	39	33,50	1,60	–	–	60

Fonte: USA Departament of Agriculture quanto ao teor de ácidos graxos e índices de iodo da tabela de E. F. Drew Co. Inc. Nova York. Comissão Nacional de Alimentação-Aditivos químicos alimentares- Ministério da Saúde, Rio de Janeiro, 1962; WEIHRAUCH et al (1976).

e capróico, que são voláteis. A decomposição da lecitina dá um sabor de peixe às gorduras.

O ranço, além de prejudicar o sabor e o odor das gorduras, condiciona a inativação das vitaminas lipossolúveis A e E.

A decomposição da gordura pode ocorrer pelo aquecimento excessivo. Ela se desdobra, inicialmente, em ácidos graxos e glicerol. Intensificado o aquecimento, o glicerol desidrata-se, produzindo aldeído acrílico, também chamado de acroleína.

$CH_2H - CHOH - CH_2OH$ menos $2H_2O$ produz $CH_2 - CH - COH$
Glicerol   água   acroleína

A acroleína é percebida como vapor tênue, esbranquiçado, de odor desagradável e extremamente irritante para as mucosas conjuntivas e gástricas.

A temperatura em que se produzem as modificações com formação de acroleína é denominada "ponto de fumaça". Pelo fato de as gorduras e óleos apresentarem diferentes pontos de fumaça, quando utilizados para frituras, devem ser escolhidos aqueles que tiverem maior resistência.

As gorduras e os óleos podem ser retardados das ranças com uso de anntioxidante. Além disso, é preciso conservá-los sob refrigeração em embalagens herméticas, opacas e a vácuo.

Quanto à rancificação pela alta temperatura, pode ser protegida respeitando-se o ponto de fumaça de cada gordura. Não se deve prolongar demasiadamente a exposição de uma mesma gordura à ação do calor, nem acrescentar novas quantidades à medida que ela se esgota, não devendo ser reutilizada por mais de duas vezes. O recipiente para fritura deve ser mais fundo e com menor diâmetro, para diminuir a área de superfície do óleo em contato com o ar.

TEMPERATURA E MÉTODOS DE COCÇÃO

A gordura é utilizada em diversas formas de cocção:

1) **Dourar:** para dourar o alimento previamente cozido (croquetes e bolinhos), ele deve permanecer o mínimo de tempo em uma gordura aquecida de 190 a 198°C, para não se embeber demais.

2) **Corar:** quando se deseja corar apenas a superfície do alimento (batata corada), utiliza-se quantidade pequena de gordura aquecida de 130°C a 150°C e passa-se rapidamente o alimento já cozido.

3) **Fritar:** a fritura propriamente dita é quando se tem de cozinhar o alimento ainda cru na gordura, utilizando-se maior quantidade do meio de cocção (imersão na fritura) e temperatura mais elevada (180°C, 200°C ou mais), dependendo do tipo de gordura escolhida.

A temperatura de gordura é considerada baixa quando entre 135 e 140°C. A fritura em temperatura alta (gordura quente) é entre 155 e 160°C. A fritura em temperatura muito alta (gordura muito quente) é entre 180 e 200°C ou mais.

Ao introduzir-se um alimento frio (batata em bastonetes para fritar) na gordura quente, a temperatura abaixa. Por exemplo: gordura a 180°C à qual se tenham adicionado batatas cruas baixa sua temperatura para 150°C, deixando de ser gordura quente e não possibilitando o dourado superficial desejado. Em restaurantes, faz-se a cocção inicial à baixa temperatura, e, antes de servir, coloca-se a batata já cozida em gordura a 180°C para obter somente o dourado superficial. O procedimento é conveniente também para economia de tempo.

Retirado o alimento cozido da gordura, esta deve ser afastada do fogo, pois, se continuar aquecendo, atingirá facilmente o ponto de decomposição, principalmente se ficarem resíduos do alimento. O sinal mais fácil de perceber no processo de decomposição da gordura é o desprendimento de fumaça escurecida, acompanhada do cheiro característico da formação de acroleína.

Cada gordura tem a temperatura de ponto de combustão e ponto de fumaça. Isso depende de sua composição química, dos ácidos graxos e demais substâncias que a integram. A manteiga decompõe-se a 130°C; o óleo de algodão, a 230°C; a banha, a 220°C; o sebo, a 195°C; os azeites comestíveis, a 250°C.

A manteiga clarificada possui a temperatura de aquecimento alterada, suportando, assim, um aquecimento de 135 a 140°C. Isto ocorre porque ela contém quase exclusivamente gordura, uma vez que, com o tratamento, a caseína é retirada junto com a espuma, havendo, ainda, perda de água e de ácidos graxos voláteis por evaporação.

Também podem modificar a temperatura de decomposição, em caso de reutilização, o aquecimento e superaquecimento prévios. Assim, uma gordura que só se decompõe a 200°C passará a decompor-se a 190°C, 180 °C e assim sucessivamente, à medida que se for repetindo o seu aquecimento.

Influi na temperatura de decomposição a superfície livre da gordura; desse modo, se em uma panela com 8 cm de diâmetro a temperatura de decomposição for de 195°C, em uma panela com 25 cm de diâmetro será de 170°C. Daí a vantagem de usar fritadeiras com cestos metálicos, mais profundas, em lugar das frigideiras comuns.

O método de imersão da fritura exige maior quantidade de gordura e seria muito dispendioso desprezar a gordura usada cada vez. Esta pode ser aproveitada, sendo coada em pano para retirar resíduos, e assim poderá ser clarificada. Acrescenta-se-lhe água quente e deixa-se em repouso para esfriar, colocando-se depois na geladeira para obter uma separação nítida da parte de gordura menos densa, que sobe à tona do recipiente, e da água que permanece no fundo com os restos de partículas carbonizadas.

Para as frituras prolongadas, quando se tem de cozinhar alimento de relativa espessura, escolher sempre gorduras que suportam aquecimento mais alto. Também porque, mesmo que a temperatura de aquecimento decresça com um reaquecimento, ainda será conveniente para ser usada em repetidas frituras por imersão.

As gorduras têm a propriedade de absorver o odor e o sabor do alimento que nelas se fritou (peixe, bacalhau etc.), devendo-se destinar a gordura que foi usada para peixes só para outros similares; a de batatas ou pastéis também.

Para obter a gordura do toicinho ou banha de porco, é necessário observar-se sua temperatura de aquecimento, que deve ser baixa e constante, ao redor de 100°C. A gordura que se funde a cerca de 55°C sairá lentamente à medida que se forem desintegrando os tecidos celulares. Há os que usam o método de banho-maria para obter melhores resultados, pois asseguram, assim, um aquecimento constante a 100°C. O processo será mais eficiente se o toicinho estiver bem subdividido.

PROPORÇÃO DE GORDURA

A quantidade de gordura a empregar está em relação com o alimento a preparar e com a forma de preparação. Nas imersões em fritura, terá de encobrir a porção que se frita de cada vez. O alimento será escorrido após a cocção para que não se impregne de gordura. Os alimentos preparados com envolturas de farinha e ovo absorvem mais gordura. Em instituições, estima-se dobrar a quantidade de óleo calculado, para cardápio que contém fritura.

Os alimentos refogados e dourados devem atender às mesmas precauções quanto ao aquecimento da gordura, nunca devendo queimar-se o alimento (cebola, carne etc.). Usa-se uma proporção de, no máximo, uma colher das de café de gordura (1,5 a 2 mL) per capita para cada preparação.

Certamente, a maneira como a gordura é mais bem tolerada é quando empregada ao natural, sem fritar – por exemplo, manteiga adicionada a hortaliças cozidas em água e sal, azeite em saladas etc. Inegavelmente, a gordura usada como meio de cocção permite a obtenção de preparações deliciosas e que serão perfeitamente toleradas em uma dieta comum, se forem preparadas com as devidas precauções e se não houver repetição de pratos com frituras no cardápio do mesmo dia.

AÇÚCARES E AÇUCARADOS

AÇÚCARES

O açúcar natural, sacarose, é extraído da cana-de-açúcar, da beterraba, das frutas, do néctar de flores, da seiva da árvore bordo do Canadá ou "acer", de onde pode ser retirado em forma de sucos ou soluções.

O suco de cana-de-açúcar concentrado produz o melaço, rico em ferro, assim como a rapadura, que é obtida pela cristalização do açúcar bruto. No processo de refinação para obtenção de açúcar branco, perde-se o ferro.

O açúcar é obtido pela sulfitação do caldo de cana, seguido de calagem e decantação, tendo 99,8% de sacarose e 0,2% de umidade, o que o torna muito estável.

Classificação

O açúcar é produzido por diferentes processos tecnológicos nos diversos países do mundo, existindo muitas maneiras de se classificarem os açúcares comercializados, segundo os seus diferentes tipos. A seguir, apresenta-se uma classificação em que eles estão ordenados conforme o grau crescente de industrialização ou de pureza:

1) **Artesanal:** produzido geralmente em indústria de pequeno porte ou em empresa familiar, como o mascavo e a rapadura.
2) **Demerara:** açúcar não clarificado e de cristais grandes que não são lavados durante a centrifugação, ficando assim recobertos por uma película do mel. Este açúcar não é destinado ao consumo humano, sendo matéria-prima para refinarias de açúcar, que o transformam em açúcar refinado. Existe um produto destinado à exportação que se diferencia do mascavo por sofrer uma lavagem e secagem, o que eleva o seu teor de sacarose, sendo conhecido pela sigla VHP (Very High Polarization ou polarização muito alta).

3) **Cristal:** também conhecido como açúcar branco de usina, é comercializado com os nomes de cristal superior, cristal especial, cristal especial extra etc., conforme o seu grau de pureza. É destinado para o consumo humano direto ou como matéria-prima para indústrias de doces e refrigerantes. Sua principal característica durante a fabricação é a utilização do gás sulfito como agente clarificante.

4) **Refinado:** açúcar obtido pelo reprocessamento de açúcar demerara ou cristal de baixa qualidade. subdividem-se nas categorias de refinado granulado e refinado amorfo.

5) **Outros:** são produtos que não se enquadram em nenhuma das categorias anteriores, como açúcar líquido, açúcar invertido e melado.

Para fins de classificação do açúcar, são utilizados vários critérios ou itens analíticos, obtidos em laboratório químico. Os parâmetros químicos mais utilizados são: polarização ou teor de sacarose, umidade, cor e cinzas. Como itens analíticos de apoio para fins de classificação e para atender à legislação alimentar, são analisados: reflectância, pH, densidade, metais pesados, resíduos insolúveis, partículas magnéticas, microbiologia, granulometria, dextrana, sulfito etc.

O desdobramento do amido encontrado nos cereais, tubérculos e raízes produz, em última análise, glicose. O amido do milho é utilizado industrialmente para obtenção da dextrese (Dextrosol) e do açúcar amorfo em solução xaroposa (karo), que contém de 40 a 50% de uma mistura de glicose e maltose, além de dextrina, água e resíduo mineral.

Outro cereal empregado para obtenção de açúcar é a cevada, que, pela germinação natural, produz a maltose. Submetida à evaporação no vácuo, a solução de maltose solidifica-se e, depois de seca, é triturada, sendo designada por extrato de malte, utilizado em preparações como o leite maltado.

A lactose é o açúcar do leite, extraído comercialmente para uso especial dado seu sabor pouco doce e sua propriedade laxante.

Propriedades

Açúcares possuem propriedades como:

1) **Sabor:** o poder edulcorante dos açúcares varia de acordo com o tipo de açúcar e com a substância. O sabor doce dos edulcorantes tem como referência a sacarose, igual a 1 relativo como podemos observar na Tabela 32.

2) **Solubilidade:** a frutose é o mais solúvel dos açúcares, e a 55°C em 100 ml de água dissolvem-se 740 g. Já a lactose é o menos solúvel, dissolvendo-se

Tabela 32   Sabor doce relativo de açúcares e edulcorantes.

Açúcares* e edulcorantes não calóricos**	Sabor doce relativo
Levulose*	1,75
Frutose*	1,7
Açúcar invertido*	1,3
Glicerol*	1,1
Sacarose*	1,0
Glicose*	0,7
Maltose*	0,3
Galactose*	0,3
Lactose*	0,3
Ciclamato de sódio**	35
Sacarina**	550

Fonte: SALINAS (2002).
*Calórico e **não calórico

apenas 139,2 g a 100°C em 100 mL de água – mas sua solubilidade aumenta à medida que se eleva a temperatura. Em 100 mL de água a 5°C dissolvem-se 184,7 g de sacarose, e a 100°C dissolvem-se na mesma quantidade de água, 487,2 g de sacarose.

Analisando uma solução saturada de sacarose em temperaturas progressivamente mais altas, verifica-se que varia de 64% a 5°C, atingindo 83% a 100°C.

Ao se resfriar rapidamente uma solução supersaturada de açúcar, obtém-se a cristalização.

3) **Ponto de fusão:** com a aplicação do calor seco, o açúcar funde-se. A 160°C a sacarose transforma-se em líquido claro, mas à medida que se aumenta a temperatura, atingindo 170°C, modifica-se a cor, tornando-se parda (caramelização). Neste ponto de caramelização, além da mudança de estado físico, há mudança de características sensoriais (sabor, aroma e cor). O açúcar caramelado serve como corante artificial, muito utilizado na culinária.

O açúcar submetido a 180°C produz fumaça e, finalmente, a 182°C, a sacarose decompõe-se com formação de acetona, ácido fórmico e furfural, causando odores muito fortes.

A maltose funde-se a 100°C e decompõe-se muito mais facilmente que a sacarose.

4) **Absorção de umidade:** o açúcar tem propriedades higroscópicas e, quando mantido em lugar úmido, fica empedrado. O merengue, depois de velho, fica mole e umedecido. Bolos e biscoitos contendo mel e melaços permanecem úmidos por muito mais tempo que os que contêm açúcar comum, pois parte do mel e dos melaços são constituídos de frutose, que absorve mais água que os outros açúcares. Desta maneira, deve-se evitar a frutose em preparações que não contêm umidade.

5) **Fermentação:** por ação enzimática os açúcares podem sofrer desdobramento e fermentação alcoólica. Esta propriedade permite a confecção de confeitos ou bombons de licor. Feita a mistura de açúcar com essência aromática ou licor e adicionado um fermento, ela é envolvida por um revestimento de chocolate ou amido açucarado. Mantido em temperatura própria, o açúcar no interior do bombom vai fermentando e liquefazendo-se.

Os alimentos ricos em açúcar favorecem a fermentação. Assim, preparações com solução de açúcar (compotas e doces em geral), expostas às bactérias do ar, em temperatura ambiente, criam bolor e fermentam.

6) **Hidrólise (açúcar invertido):** a hidrólise dos açúcares, denominada inversão de açúcar, é obtida por ação de ácido fraco, calor ou enzima invertase. Durante a hidrólise ocorre a isomerização das moléculas (de dextrógiro para levógiro), como nos dissacarídeos, que são divididos em seus dois componentes, a frutose e a glicose. Sua importância está no fato de a molécula de açúcar tornar-se emoliente, isto é, reter água, da umidade do ambiente, e diminuir o tamanho dos cristais formados no resfriamento; consequentemente, obtém-se uma preparação menos endurecida (fondant), que serve para cobertura de produtos de confeitaria, por manter por mais tempo a aparência de frescor e ter maior poder adoçante. Para a inversão, adiciona-se cremor de tártaro ou a própria glicose em forma de karo.

A hidrólise ocorre também com a presença de álcalis, que decompõem os açúcares, produzindo coloração mais acentuada e sabor pronunciado e amargo.

7) **Temperatura de ebulição:** é aquela em que a pressão do vapor de água do líquido ultrapassa a pressão exercida sobre ele, usualmente, pela atmosfera. A temperatura de ebulição aumenta com a altitude, porque é menor a pressão atmosférica. O vácuo diminui artificialmente a pressão atmosférica, aumentando a temperatura e a pressão do vapor (panela de pressão) dela aquecidas no vácuo.

Dissolvendo-se na água substâncias que não se volatilizam na temperatura de ebulição dela, diminui a pressão, aumentando, consequentemente, a temperatura de ebulição da solução. Quanto maior for a concentração da substância dissolvida, maior será a temperatura de ebulição, que permanecerá constante no ponto de saturação. O açúcar constitui exceção, pois, depois de atingir o ponto de saturação, funde-se, e a temperatura de ebulição continua aumentando, até produzir-se a carbonização. Uma solução a 10% de açúcar entra em ebulição a 100,4°C, enquanto uma solução de 90,8% só entra em ebulição a 130°C.

8) **Concentração de açúcar:** é indispensável conhecer todos os pontos de concentração e cocção da calda para obter-se a consistência exata de xaropes, melaços, bombons, fondants e caramelos.

Começaremos com as graduações do peso xarope Baumé, o qual se mede pelo grau de densidade, e não pela temperatura. Introduzindo-se o areômetro de Baumé na solução (vasilha com 25 cm de profundidade) ou calda, verifica-se sua densidade. Por exemplo: a solução obtida com 2 kg de açúcar e 1 l de água em ebulição dá 34 graus Baumé e, a frio, dá 36 graus. O densímetro só registra até 40 graus de concentração da calda; daí por diante é preciso recorrer ao termômetro.

A calda a 30 graus Baumé, posta ao ar, forma na superfície um pequeno véu; a 32 graus, passando-se a calda entre o dedo indicador e o polegar, formará um pequeno filete; a 34 graus, forma fio mais grosso, grande filete; a 36 graus, deixando-se pingar algumas gotas da calda sobre um prato, esta toma forma redonda sem alargar-se (ponto de pérola); e a 38 graus, esticada entre os dedos, a calda faz fio opaco com tendência a açucarar (ponto de pasta). Deste ponto em diante, a concentração deve ser registrada pelo termômetro. A 118°C, colocando-se algumas gotas da calda em água fria, ela apresenta tendência para grudar (ponto de grude); a 120°C, já faz bola (ponto de bola); a 125°C, ponto de bola dura; a 135°C, ponto de quebrado; a 140°C, ponto de quebrado forte; finalmente, a 150°C, ponto de caramelo, que, segundo alguns autores, só é atingido aos 170ºC. Destas gradações de pontos obtidos pela concentração da calda depende a consistência da preparação de xaropes, fondant, fudge, caramelo, marshmallow, toffy, glacê etc.

9) **Cristalização:** a cristalização da sacarose ocorre em soluções supersaturadas. O tamanho e o número de cristais dependem da agitação da solução e da presença ou ausência de ingredientes, como gordura, proteína, açúcar invertido, que impedem sua formação.

MEL

O mel é o produto elaborado pelas abelhas a partir do néctar das flores. Ele contém 40% de frutose, 35% de glicose e 2% de sacarose, além de conter vitaminas do complexo B e ferro. Dependendo da origem do néctar, o mel pode variar em cor (do claro ao vermelho vinho) e sabor (do suave ao pungente), conhecendo-se até 350 tipos, que provêm de centenas de espécies de flores e são identificados por epicuristas.

Colhido na colméia, o mel apresenta os atrativos de alimentos naturais e antigos, atribuindo-lhes propriedades e virtudes até místicas. Acompanham o mel resíduos de pólen (de natureza protéica), alérgeno em potencial.

GELATINA

Substância obtida da hidrólise de escleroproteínas, especialmente colágeno, parte aderida aos ossos de carcaças de animais, aparas de couro, peles de aves e peixes. É apresentada, comercialmente, em forma de pó, folhas e adicionada de açúcar e aromatizante natural ou com sabor de fruta, pronta para ser preparada.

Propriedades

1) **Gelatina de origem animal (protéica):** a gelatina em pó ou em folha hidrata-se e incha, quando colocada de molho na água fria. Acrescentando-se, então, água quente, à temperatura de 35°C ou mais, a gelatina dissolve-se. Pelo resfriamento, forma-se um líquido viscoso ou gel, cuja consistência depende da concentração de gelatina, tempo e temperatura de resfriamento.

   O grau de hidratação da gelatina depende da subdivisão, tanto maior quanto mais subdividida (em pó melhor que em folha), bem como de ser colocada primeiro em água fria.

   A temperatura de solidificação está entre 10 e 16°C, dependendo da concentração e do tipo de gelatina usada. Uma boa textura é obtida com 1,5 a 2% de gelatina, sendo que 5% dá uma preparação mais concentrada.

   A adição de ácido diminui o poder geleificante da gelatina, isto é, a capacidade de absorver água, pela desnaturação da proteína.

   A gelatina feita com leite é mais consistente, o que se acredita ser devido aos minerais presentes no leite. Também a gelatina feita com as "águas duras" (que têm minerais) é mais firme do que a preparada utilizando-se água destilada. Já o excesso de açúcar diminui a firmeza da gelatina, devendo o açúcar entrar na proporção máxima de 20%.

Frutas cruas que contêm enzimas, como o abacaxi, mamão e figo, ocasionam a hidrólise da proteína da gelatina, destituindo a sua propriedade de geleificar.

Para encurtar o tempo de solidificação e impedir a perda de substâncias aromáticas voláteis, basta acrescentar uma porção de água em ebulição (o suficiente para dissolver a gelatina) e completar o restante da receita com água gelada.

É possível incorporar ar à gelatina, batendo-a. No entanto, é necessário esperar que tenha atingido uma fase de certa firmeza, podendo-se, assim, fazê-la alcançar duas vezes seu volume inicial. É melhor batê-la ainda em estado amorfo, pois batê-la quando já está sólida produz sua fragmentação no meio da massa. Para obter uma preparação esponjosa e estável, é necessário aumentar a proporção da gelatina.

2) **Gelatina de origem vegetal (glicídica):** o ágar-ágar, proveniente de algas, também pode ser usado na confecção de gelatinas. Por tratar-se de um tipo de fibra, não é digerido e tem propriedade laxativa.

Obtém-se a gelatina colocando uma colher de sopa de ágar-ágar em pó em ½ copo de água por 30 minutos ou até hidratar-se. Esta preparação solidifica-se mais prontamente que a de gelatina de origem protéica e mantém a consistência sólida em temperatura ambiente. Por isso, o ágar-ágar é usado em recheios de tortas, coberturas, glacês, merengues, confeitos e produtos enlatados de carne, em função de suas propriedades coloidais e geleificantes.

Preparações

Como variante de preparação, podem as gelatinas conter partículas sólidas de frutas, pão-de-ló etc. Podem também dispor-se em camadas sucessivas de sabores diferentes, esperando-se que cada camada vá se solidificando por vez, antes de acrescentar a seguinte. A combinação com creme de leite, sorvete, pudim de leite etc. as favorece, dando ótimas sobremesas.

As gelatinas salgadas, com carne, hortaliças etc., usadas para prato de entrada, são chamadas de galantinas. As gelatinas de porco, peixe, galinha e de mocotó são preparações caseiras obtidas pela cocção prolongada dos ossos do animal. É preciso ter o cuidado de retirar o excesso de gordura, especialmente quando se deseja fazer uma preparação doce, sendo necessário saber reconhecer o "ponto" da gelatina, que é quando ela se torna viscosa colocada em água gelada.

GELÉIAS

São preparações obtidas pela precipitação da pectina na presença de ácido e com a concentração de aproximadamente 65% de açúcar (ver capítulo sobre frutas).

Tabela 33   Classificação de frutas para geléia.

Ricas em ácido e em pectina	Ricas em pectina, pobres em ácido	Ricas em ácido, pobres em pectina	Pobres em ácido e pectina
Ameixa	Ameixa doce	Abacaxi	Figo maduro
Goiaba (araçá)	Banana verde	Cajá maduro	Framboesa
Grape-fruit	Carambola	Caju maduro	Frutas passadas
Groselha	Figo verde	Cereja	Pêssego
Laranja ácida	Goiaba	Damasco	
Limão	Maçã doce	Granada	
Maçã ácida	Marmelo maduro	Moranguinho	
Marmelo verde	Pêra verde	Uva de vinicultura	
Uva			

Fonte: ROTHMAN (1940).

SORVETES

Segundo a Agência Nacional de Vigilância Sanitária (Anvisa, 1999), Portaria n. 379, sorvetes ou gelados comestíveis são produtos alimentícios obtidos a partir de emulsão de gorduras e proteínas, com ou sem adição de outros ingredientes e substâncias, ou de uma mistura de água, açúcares e outros ingredientes e substâncias que tenham sido submetidos ao congelamento.

Ingredientes básicos

1) **Gordura:** o uso da correta concentração de gordura é importante não somente para o correto balanceamento da mistura, mas também para satisfazer padrões legais. Entre as principais fontes de gordura, estão: gordura vegetal, leite integral, creme de leite, manteiga.

2) **Sólidos não gordurosos do leite:** estes sólidos (leite em pó desnatado, leite em pó integral, leite, leite desnatado, leite condensado) são valiosos nutricionais e, por conferirem aroma e sabor, são usados para aumentar a palatabilidade do sorvete.

3) **Adoçante:** o açúcar é um dos principais componentes do sorvete e sua principal função é aumentar a aceitação do produto, tornando-o doce, deixando também mais agradável o aroma do creme e mais delicados o sabor e o aroma das frutas.

   Também tem a função de aumentar a viscosidade e o teor dos sólidos da mistura, bem como melhorar o corpo e a textura do sorvete.

   Os edulcorantes de baixa caloria mais usados são: sacarina, ciclamato, aspartame, acesulfame-k e sucrarose.

4) **Estabilizante:** evita formação de grandes cristais de gelo, além de ter alta capacidade de retenção de água, proporcionando o corpo e a maciez na textura do produto. Entre os estabilizantes mais utilizados na indústria de sorvetes, estão: os goma guar e locusta, a carboximetilcelulose (CMC), as carragenas, os alginatos, a gelatina e a pectina.

5) **Emulsificantes:** na indústria de sorvete, os emulsificantes são utilizados para diminuir o tamanho das células de ar e torná-las mais bem distribuídas na estrutura interna do sorvete, conferindo ao corpo mais firmeza e textura mais macia, em reduzido tempo de agitação. Entre os mais utilizados, estão: os mono e diglicerídeos, compostos de glicerol e ácidos graxos selecionados.

6) **Aromatizantes:** são utilizadas frutas naturais e essências.

7) **Água e ar:** a água é a fase contínua do sorvete, estando presente como líquido, sólido e como uma mistura dos dois estados físicos; o ar está disperso e incorporado na emulsão de gordura em soro.

Corpo, estrutura e aumento do volume

1) **Corpo.** Refere-se à consistência da preparação. O sorvete caseiro derrete mais facilmente, dando impressão de ser pouco concentrado, diluído, quando, na verdade, pode conter até maior proporção de ingredientes.

2) **Estrutura.** Refere-se à maior ou menor subdivisão das partículas de gelo, à leveza e à porosidade da preparação. Estudos indicaram que o consumidor prefere uma preparação lisa e homogênea (cristais menores de gelo).

3) **Aumento de volume.** Resulta da incorporação de ar na preparação enquanto é batida no processo de congelamento. O sorvete caseiro apresenta de 30 a 40% de aumento do volume inicial, enquanto o comercial atinge de 90 a 100%, o que se obtém pela determinação exata do ponto de congelamento e pela homogeneização da mistura básica. O excesso de ar prejudica a preparação, que se torna espumosa.

Tipos de sorvetes

1) **Sorvetes de creme:** produtos elaborados basicamente com leite e/ou derivados lácteos e/ou gorduras comestíveis.

2) **Sorvetes de leite:** produtos elaborados basicamente com derivados lácteos.

3) **Gelados de frutas:** produtos elaborados basicamente com polpas, sucos ou pedaços de frutas e açúcar. Neles se emprega água em lugar de leite.

INFUSOS E BEBIDAS

INFUSOS

Os infusos são líquidos resultantes da infusão de vegetais aromáticos (folhas, sementes, raiz e caule), dos quais se extrai o flavor (aroma, sabor e cor). Os mais usados são café, chá preto e mate, que podem ser servidos quentes ou frios, levando calorias ao organismo, ativando a circulação. Contêm substâncias estimulantes e diuréticos, tais como derivados de purinas, cafeína (trimetilxantina), teobromina, taninos etc.

O valor calórico destas infusões decorre do açúcar que a elas se acrescenta. A maneira de reduzir o valor calórico dos infusos e bebidas é adoçá-los com edulcorantes não calóricos ou de baixa caloria, transformando-os em preparações diet.

1) **Café:** existem tipos diferentes de café, segundo as espécies e as normas de cultivo. Independentemente da qualidade do grão, durante a torrefação do café há formação de ácido graxo com menores números de carbonos, produtores de aroma e sabor, como cafeol e cafeona, substâncias voláteis capazes de dissolver-se na água, emprestando à infusão grande parte do seu aroma característico. Pela torrefação obtém-se também um óleo aromático. Forma-se ainda o anidrido carbônico, do qual se perde 65% após 24 horas da trituração do café torrado. Os cafés torrados e moídos, expostos ao ar, reagem com o oxigênio e, no prazo de nove dias, perdem todo o anidrido carbônico e a maior parte dos óleos voláteis. Daí por diante começa a apresentar um sabor cada vez menos agradável.

   De acordo com o tempo de torrefação, pode o café apresentar coloração mais ou menos pronunciada. A torrefação junto com açúcar acentua ainda mais a coloração, porém modifica a pureza de seu sabor.

   No mercado, podem ser encontrados como:

   ❑ **café granulado e pulverizado:** difere pelo grau de subdivisão a que se submete o café. No Brasil, é mais comum o uso de café pulverizado, com o qual se prepara a bebida, pelo sistema de coador ou com uso de máquina própria. O segundo método é mais eficiente, porque impede a volatilização de substâncias aromáticas e mantém o café em temperatura mais adequada. A proporção de café é de uma colher de sopa (5 g) para cada xícara de café (50 mL) forte (3 g para café médio). As características desejáveis de um bom café são: muito aroma, que se obtém com café fresco e feito pelo processo de percolação em cafeteira automática; solubilidade da cafeína, de substâncias extrativas e de tanino, o que é feito pelo emprego da água à temperatura de ebulição. Há os que usam o método de ebulição, colocando o café em pó ou granulado em água fervente, deixando em ebulição por dois ou três minutos, para assegurar maior dissolução dos seus componentes. Na realidade, a cafeína e o cafeol dissolvem-se imediatamente. O aumento do tempo de cocção extrai somente mais tanino e favorece a perda de cafeol. O café deve ser servido de uma única vez para que não tenha de ser requentado, quando perde as substâncias aromáticas e concentra-se em tanino, adquirindo sabor amargo;

- **café instantâneo:** também denominado solúvel, para reconstituição instantânea em água ou leite (chamamos de produto instantâneo quando um produto desidratado sofre um processo tecnológico que agrega os pós, para que estes se tornem mais pesados, facilitando a solubilidade);
- **café descafeinado:** reconhecidas as características estimulantes da cafeína sobre o sistema muscular e nervoso, há os que a ela atribuam efeitos causadores de insônia, preferindo o café descafeinado;
- **café aromatizado:** café com adição de aroma como menta, canela, coco, avelã e baunilha.

A infusão de cevada e similar é opção para consumidores habituais de café, sensíveis à cafeína.

2) **Chá:** entende-se como chá exclusivamente o produto obtido pelo processamento adequado de partes (botões, folhas, pecíolos e talos tenros) da planta da espécie Camellia sinensis.

Segundo a procedência e o processo de fabricação, existem quatro tipos básicos de chá:

- **chá verde:** rujas folhas são submetidas ao vapor, enroladas e desidratadas;
- **chá preto:** primeiro murcham-se as folhas, deixando-as fermentar e oxidar para, então, enrolar e desidratar. Este processo toma parte do tanino insolúvel e libera melhor as substâncias aromáticas voláteis;
- **tipo *oolong*:** é parcialmente fermentado, dando um produto intermediário entre o chá verde e o preto;
- **chá aromatizado:** algumas marcas de chá da China e Formosa são aromatizadas com aroma de jasmim, gardênia e um tipo de magnólia. Os

chás contêm teína, substância análoga à cafeína. Como o chá é feito com mais água que o café, a teína é mais diluída em comparação com a concentração de cafeína encontrada no café. Os chás também contêm taninos e substâncias aromáticas próprias. Na confecção do chá, adiciona-se água em ebulição sobre as folhas (proporção de uma colher das de chá para uma chávena), tapando o bule para não perder as substâncias voláteis, até que se concentre no ponto desejado a infusão. O chá fervido é adstringente, amargo e sem aroma.

O chá pode ser servido gelado, com limão e folhas de hortelã. O acréscimo de suco age sobre os compostos de tanino, descolorando-os. Em meio alcalino, estes compostos dão cor escura.

3) **Mate:** produto elaborado pelas folhas, ramas e pecíolos de Ilex paraguaiensis Saint Hilaire. Também contém teína, taninos e substâncias aromáticas. A preparação é semelhante à do chá, porque também se procura obter uma infusão com pouco tanino e muito aroma. Pode servir-se quente ou gelado, acrescentando-se limão.

Os tipos mais comuns são:

- **mate verde para chimarrão:** geralmente consumido pelos gaúchos;
- **mate torrado:** usado nas infusões comuns;
- **extrato de mate instantâneo:** semelhante ao café instantâneo, pode ser diluído na água ou leite. Dissolve-se melhor quando quente, devendo, para fazer refresco gelado, ser dissolvido antes de gelar.

4) **Diversos:** várias ervas (folhas, caules, raízes e sementes) são utilizadas para fazer infusões de diferentes efeitos, como diuréticos, calmantes, digestivos, carminativos – muito do agrado principalmente de pessoas idosas, que as tomam por prazer e como medicamento. Podemos citar como alguns exemplos: chá de erva-doce, de erva-cidreira, chá de folha e flor de laranjeira, chá de anis e centeio.

5) **Chocolate:** denominamos cacau a semente do Theobroma cacao L., fermentada e dessecada. O cacau não pode ser preparado pelo método usado para as infusões anteriores, porque tem de cozinhar a parcela de amido.

Chocolate é a mistura de pó de cacau desengordurado total ou parcialmente, manteiga de cacau, sacarose e, às vezes, leite ou essências (baunilha, menta). Essas misturas em pó são chamadas de achocolatados, que são adicionados ao leite. Possuem as mesmas substâncias básicas do café e do chá, isto é, os alcalóides teobromina, cafeína, taninos e substâncias aromáticas, acrescidas de amido e lipídios.

O cacau é boa fonte alimentar de ferro. São preparações de valor calórico muito maior porque, além do açúcar usado no chá e no café, o chocolate é feito geralmente com leite. Também as preparações de chocolate são servidas quentes ou geladas, espumantes ou não, sendo aquelas batidas no liquidificador ou em batedor próprio de bar. Nas preparações em que se usa o chocolate em barra, é conveniente fundi-lo em banho-maria, para não alterar seu sabor e para obter diluição homogênea.

BEBIDAS

Bebidas não alcoólicas

Também denominadas bebidas sem álcool, são as soluções aquosas de sucos, extratos ou essências de plantas ou de suas partes; sucos de frutas; leite ou soro de leite com substância aromática, gaseificado ou não com anidrido carbônico.

1) **Sucos de vegetais:** são líquidos obtidos de extração de frutas e hortaliças. Encontram-se no mercado nas formas integral, líquido natural do vegetal, concentrado, parcialmente desidratado e desidratado em produto em forma sólida.

   Os sucos mais comuns são os de laranja, tangerina, tomate e uva, que podem ser consumidos sem diluição, e caju, abacaxi e maracujá, que devem ser diluídos para serem consumidos. Devem ser servidos prontamente, depois de preparados, para não ficarem expostos à luz e à oxidação, prejudicando seu valor nutritivo.

2) **Refrescos:** são bebidas obtidas por diluição de suco de frutas e extrato de vegetais, acrescidas de açúcar ou não.

3) **Refrigerantes:** são bebidas gaseificadas, com extrato de frutas, vegetais essências, flavorizantes e aromatizantes. Os mais consumidos são os refrigerantes de guaraná, cola, laranja, limão, uva e quinino.

4) **Leites aromatizados:** leites aromatizados com extratos (baunilha, caramelo), frutas ou suco de frutas (leite batido com banana, morango, maçã). Algumas frutas como mamão e abacaxi, quando batidas com leite, devem ser consumidas imediatamente, pois devido à presença de enzimas proteolíticas (papaína e bromelina), coagulam a proteína do leite, tornando-se uma preparação sólida de sabor desagradável.

5) **Água:** líquido insípido, inodoro e incolor. A Organização Mundial de Saúde estabeleceu normas internacionais para defesa da água potável, elemento primordial à vida.

   Exceto as águas meteóricas (chuvas, neve, granizo, sereno), as águas de fontes que se filtram pelo solo, quando potáveis, podem conter porcentagem de 0,5% de minerais. Podem ser sulfatadas, carbonatadas, bicarbonatadas, magnesianas, ferruginosas, sulfurosas, litinadas, brometadas, iodetadas, arsenicais, oferecendo oligominerais importantes. Segundo o pH, as águas podem ser alcalinas (pH superior a 8), neutras (pH entre 6 e 8) ou ácidas (pH inferior a 6).

Bebidas alcoólicas

1) **Fermentadas:** são aquelas que, além do álcool etílico obtido na fermentação, ainda contêm a maior parte dos demais componentes da matéria-prima empregada, modificados ou não por fermentação.

    - **vinho:** bebida alcoólica produzida de uva. Quando fabricado a partir de outras frutas, tem o nome complementado (vinho de maçã, vinho de cereja, vinho de pêra). O teor alcoólico do vinho pode variar de 8 a 12%. Podem ser classificados quanto à coloração em:
        - **vinho tinto:** produzido somente com a uva preta. A coloração do vinho é determinada pela casca, que contém antocianina – dependendo da fabricação e do tipo de uva pode ser vermelho-violeta a vermelho-rubi. Contém maior concentração de tanino e geralmente é servido com carnes vermelhas e carnes de caças.
        - **vinho rosê ou rosada:** é deixado fermentar na presença das peles, somente por um curto período. Acompanha qualquer tipo de carne.
        - **vinho branco:** é produzido com qualquer tipo de uva branca ou qualquer tipo sem casca e geralmente é servido com as carnes brancas (aves e pescados);
    - **cerveja e chope:** bebidas obtidas da fermentação da mistura de água, malte (cevada + açúcar), lúpulo e levedo. O teor alcoólico pode variar de 2 a 5%. A cerveja e o chope podem ser claros ou pretos, possuindo mais corpo (sabor e aroma da bebida). A cerveja passa por processo de pasteurização, enquanto o chope não é pasteurizado;
    - **sidra:** é a bebida obtida pela fermentação alcoólica de suco de maçã. Seu teor alcoólico está entre 4 e 6% e geralmente é consumida gaseificada;
        - **saquê:** bebida de origem japonesa, obtida pela fermentação do arroz, com teor alcoólico de 14 a 25%. Pode ser consumido frio, quente (38°C) ou à temperatura ambiente;
        - **bebidas fermentadas e de preparação doméstica:** em algumas regiões do Brasil e de outros países sul-americanos, são usadas preparações caseiras, originadas de bebidas preparadas primitivamente por índios. São uma espécie de mucilagem ou decoto (cozimento de cereais ou sumo de mandioca), ou cozimento de frutas e cascas de frutas que se deixa fermentar (espontaneamente ou pelo acréscimo de enzimas), que se serve diluído com água ou leite e adoçado com açúcar.

No Brasil, são usados ualuá ou aluá, cozimento fermentado de arroz ou, então, de aparas e casca de abacaxi; caiçuma e cauim, bebidas feitas de sumo de mandioca ou milho cozidos e fermentados; acaçá, refresco feito à base de cozimento de milho fermentado e servido com leite ou diluído com água e adoçado com açúcar; jacuba, bebida feita com água, farinha de mesa e açúcar.

Na Bolívia, é popular a "chicha", bebida obtida da fermentação do milho (triturado com os dentes, segundo a tradição índia), hoje subdividido mecanicamente e adicionado de fermento (em lugar da saliva), fervido, coado, diluído com água e servido com açúcar.

Barimbé é um arbusto de cujo suco se fabrica uma bebida excitante. Também de gengibre, laranja e mel são feitas bebidas caseiras, fermentadas.

Do ponto de vista nutritivo, o valor de tais bebidas decorre do teor de glicídios, desdobrados pela fermentação e cocção, somados com o açúcar que é adicionado. A concentração alcoólica é geralmente muito baixa.

2) **Destiladas:** geralmente o cereal (centeio, milho, cevada), cana-de-açúcar ou suco de frutas são fermentados e depois destilados. Possuem teor alcoólico em torno de 40%, ou seja, mais alto que os fermentados.

- **aguardente:** bebida alcoólica fermentada (vinho, cana-de-açúcar e frutas). A aguardente específica da cana-de-açúcar é denominada cachaça. Podem ser adicionados vegetais (gengibre, canela), mel e açúcar;
- **uísque:** o uísque original é uma bebida elaborada da fermentação do malte. Após a destilação, o uísque passa pelo envelhecimento, por pelo menos três anos, em tonéis de madeira, adquirindo aroma, sabor e coloração característicos. Pode ser consumido puro, com gelo ou com água;
- **rum:** provém dos melaços de cana-de-açúcar. Após o envelhecimento, adquire sabor, aroma e coloração característicos;
- **vodca:** destilado de batata e cereais.

3) **Licores:** são bebidas alcoólicas elaboradas misturando-se aguardente com substância de origem vegetal ou com extratos obtidos por infusões, mais açúcares ou mel em quantidade variada. Têm teor alcoólico que varia de 15 a 35%. Os licores mais conhecidos são: Cherry brandy (cereja), Curaçau, Cointreau, de pêssego, de coco.

CONDIMENTOS

CONCEITUAÇÃO

Condimentos ou temperos são substâncias usadas para ressaltar ou alterar as características sensoriais dos alimentos, tendo sido usados historicamente para conservar alimentos.

Os condimentos traduzem, na maioria das vezes, hábitos regionais. Grande parte dos ingredientes básicos dos condimentos originam-se das regiões tropicais do Oriente, em menor proporção da Europa e ainda das Américas: cravo, proveniente da Indonésia e Madagáscar; canela, do Ceilão; louro, dos países do Leste do Mediterrâneo; anis, da Espanha, Índia e México; mostarda, dos Estados Unidos e Inglaterra; semente de papoula, da Holanda e Alemanha; salva, dos Estados Unidos e Iugoslávia; tomilho e manjerona, da França; páprica, da Hungria, Chile e Argentina – e assim por diante.

A utilização dos vários condimentos já está muito generalizada, pois, à medida que aumenta o intercâmbio universal, difundi-se, de um país para outro, seu cultivo e uso. Há de ressaltar o acréscimo importante de nutrientes (vitaminas e minerais) no uso de ervas e outros condimentos.

CLASSIFICAÇÃO

De acordo com sua aplicação e sabor, os condimentos podem classificar-se em: essências ou aromatizantes; salgados; potencializador de sabor; picantes; ácidos; especiarias; ervas aromáticas frescas, secas ou em pó; bulbos; gorduras; corantes; extratos; edulcorantes. A seguir, tratamos de cada um desses tipos.

Essências ou aromatizantes

1) **Natural:** solução alcoólica (álcool etílico) contendo extrato aromático ou partículas obtidas pela maceração da planta ou parte da planta que dá nome à essência. As essências naturais podem ser suco de frutas (morango e framboesa), casca de fruta (laranja e limão) e essências de bagas, ervas, raízes e nozes.

- **baunilha:** sabor e aroma que provêm do princípio aromático vanilina, utilizado em preparações doces;
- **anis:** semente avermelhada, com forma de estrela. Deve ser utilizado em quantidade moderada, pois é tóxico. É empregado em preparações doces e salgadas;
- **menta:** preparada à base do concentrado do óleo essencial, destilado da Mentha piperita, que possui o mentol como seu princípio ativo mais importante.

2) **Sintética:** simula o sabor natural, ou seja, mistura de várias substâncias químicas até apresentar uma imitação aproximada do sabor natural (baunilha, limão, abacaxi, coco, banana e framboesa).

Salgados

1) **Sal de cozinha puro ou grosso (NaCl-cloreto de sódio):** além de imprimir sabor, é utilizado como conservante, pois diminui a atividade de água dos alimentos.
2) **Sal com carbonato de magnésio a 1%,** que o mantém seco e fácil de sair do saleiro.
3) **Sal de lítio e potássio,** sem sódio, para dietas hipossódicas.
4) **Sal iodetado:** sal (NaCl) adicionado com iodo para prevenir bócio.
5) **Sal condimentado:** sal acrescido de alho, aipo e cebola.

Potencializador de sabor

Glutamato monossódico, derivado de proteína vegetal, ressalta o sabor de preparações salgadas (carnes e vegetais).

Picantes

1) **Pimenta-da-jamaica:** pimenta caiena verde, geralmente, utilizada moída.
2) **Pimenta-malagueta:** existem vários tipos desta pimenta, variando em sabor, cor, picante e ardência.
3) **Pimenta-do-reino** (pimenta-preta e pimenta-branca): a pimenta-preta é o grão integral da planta Piper nigrum; já a branca é obtida retirando-se a pele dos grãos de pimenta-preta. Podem ser usadas inteiras ou moídas em preparações salgadas.
4) **Pimentões:** podem ser verde, vermelho e amarelo.

5) **Mostardas:** provêm da semente da planta mostarda. São comercializadas em pó ou diluídas em água ou vinagre, podendo ser utilizadas em molhos, em preparações de carnes ou à mesa para temperar saladas, pizzas e sanduíches.

6) **Curry:** mistura de condimentos (louro, gengibre, alho, alcarávia, canela, noz-moscada, pimenta-malagueta, açafrão, coentro, cravo, mostarda e gengibre dourado).

7) **Gengibre:** é a raiz de Zingiber oficinalis, utilizado em preparações doces e salgadas.

8) **Alcaparras:** são os frutos da alcaparreira em conserva, com sabores acres, picantes e estimulantes. São usados em molhos que acompanham, principalmente, os pescados.

9) **Páprica:** é produzida a partir da pimenta-da-guiné ou da caiena, uma pimenta suave e utilizada, também, para decorar preparações de ovos.

Ácidos

1) **Vinagre:** devido ao baixo pH, além de imprimir sabor às saladas, serve como amaciante de carnes e também como conservante.
2) **Suco de limão e laranja.**
3) **Tomate:** hortaliça utilizada como molho.
4) **Vinhos:** são usados em preparações doces e salgadas. Há uma grande variedade: vinho tinto, vinho branco, vinho moscatel, vinho do porto, vinho de arroz (saquê).

Especiarias

1) **Alcarávia:** às vezes, é confundida com o cominho, mas a sua semente é mais escura e tem sabor muito forte. Utilizada como ingrediente do curry, confere sabor ao chucrute alemão, e serve como condimento em carnes e embutidos.
2) **Cardamomo:** possui um sabor quente e fortemente oleoso.
3) **Canela:** casca de arbusto da canela. É usada em pau ou em pó e tem uma vasta utilização em preparações doces.
4) **Semente de aipo:** desidratada, é empregada para aro matizar sopas, molhos, ensopados e preparações de ovos, pescados e queijos. Se forem usadas frescas em sopas e molhos, devem ser amarradas em saco de pano, para não causar descoloração.
5) **Semente de gergelim:** sementes inteiras ou moídas são usadas como cobertura de pães, biscoitos, bolo e culinária oriental.

6) **Cravos:** são os botões desidratados, não abertos de flores. São utilizados como aromatizantes em caldos, molhos, carnes, bem como para decorar carnes e doces.

7) **Cominho:** tem sabores quentes, doces e levemente oleosos, sendo empregado frequentemente como um dos ingredientes do curry.

8) **Noz-moscada:** é uma semente da castanha da noz-moscada. Ralada, é empregada em molhos, sopas, vegetais e preparações doces.

9) **Semente de papoula:** as sementes inteiras são usadas como cobertura de pães e biscoitos.

10) **Azeitonas:** servem como ingredientes e como decoração nas preparações. A azeitona preta é a azeitona verde fermentada.

Ervas aromáticas frescas, secas ou em pó (simples ou em misturas)

1) **Aipo:** as folhas e os talos são usados como hortaliças em saladas e sopas. Devido ao seu sabor forte, é usado para aromatizar as preparações.

2) **Alecrins:** com sabores fortes, aromáticos, picantes e canforáceos, são utilizados em quase todas as preparações salgadas, com exceção dos peixes.

3) **Coentro:** muito parecido com a salsa, é usado para aromatizar, guarnecer e decorar, principalmente preparações de pescado.

4) **Alfavaca:** variedade arbustiva de manjericão, utilizada em sopas, molhos, massas, carnes e pescados.

5) **Estragão:** não deve ser desidratado, pois perde o aroma. Pode ser usado em preparações salgadas.

6) **Erva-doce:** utilizada em saladas, chás e bolos.

7) **Cebolinha verde, salsa crespa e lisa:** são as ervas mais usadas para aromatizar, guarnecer e decorar uma grande variedade de preparações.

8) **Cerefólio:** semelhante à salsa.

9) **Hortelãs:** existem cerca de 25 variedades, mas todas com sabor característico e aroma refrescante. A variedade que mais se destaca é a hortelã-menta, pois é mais refrescante, sendo usada em saladas, sucos, chás, cordeiro assado. Desta erva é extraída a essência mentol (menta).

10) **Louro:** as folhas de louro vêm da árvore do mesmo nome, podendo ser frescas ou desidratadas. São usadas para aromatizar carnes, sopas, molhos e leguminosas.

11) **Manjerona:** é uma erva-doce que pode ser usada fresca em saladas, preparações de carne suína e pescados.

12) **Manjericão:** é uma pequena folha de sabor picante e aroma doce. É usado nos pratos cozidos ou crus de tomates ou molhos, saladas e preparações de cordeiro.

13) **Sávia:** erva com sabor fortemente picante e amargo que, além de condimentar as preparações, auxilia na digestão das preparações de carnes gordurosas. Por este motivo, é usada para rechear patos, gansos e leitões.

14) **Tomilho:** é usado, fresco ou desidratado, para dar sabor a sopas, molhos, ensopados, saladas e vegetais.

15) **Orégano:** tem sabor e aroma parecido com o da manjerona. É usado, principalmente, nas culinárias italiana e grega, em preparações de carnes, saladas, sopas, massas, molhos e vegetais.

16) **Ervas finas:** mistura de ervas frescas ou desidratadas. Geralmente é uma mistura de cerefólio, estragão e salsa.

Bulbos

1) **Alho:** é um bulbo culinário e medicinal, podendo ser usado inteiro (dentes), fatiado ou amassado, em todas as preparações salgadas.

2) **Alho-porro:** da mesma variedade da cebolinha verde, pode ser usado como hortaliça ou como condimento.

3) **Cebolas:** existem diferentes variedades de cor, tamanho, aroma e intensidade de sabor picante. Podem ser utilizadas cruas ou cozidas; quando refogadas, exalam aroma característico.

Gorduras

Creme de leite, manteiga, azeites e óleos, banha, gordura vegetal hidrogenada, margarina, toucinho, óleo de coco, azeite de dendê (ver capítulo sobre óleos e gorduras).

Corantes

1) **Massa de tomate:** suco de tomate concentrado com coloração intensa.

2) **Açafrão:** estigmas desidratados de uma flor conhecida como açafrão. É utilizado como corante e aromatizante em sopas, molhos e arroz.

3) **Páprica:** feita com sementes moídas e ressecadas do pimentão, a páprica tem vários sabores, desde o doce até o picante. Além de muito nutritiva, tem a propriedade de colorir e dar sabor às preparações, classificando-se entre as três especiarias mais populares do mundo.

4) **Caramelo:** o açúcar é queimado até que se obtenha a coloração desejada (marrom claro ou escuro). Além da cor, imprime, também, sabor característico.

5) **Colorau ou colorífico:** é um corante vermelho, obtido do arilo, que envolve as sementes do urucum ou urucu, e proporciona coloração amarela e alaranjada. É muito utilizado no Nordeste e serve como corante de carnes, sopas, pães e arroz.

6) **Chocolate e café:** geralmente são utilizadas as sementes, em pó ou líquido.

Extratos

Substâncias concentradas por evaporação (extrato de malte, extrato de carne, extrato de tomate, extrato de legumes).

Edulcorantes

Os edulcorantes são definidos como substâncias de sabor doce, podendo conter, em sua composição molecular, açúcares ou polióis, que apresentam valores calóricos inferiores ao da sacarose e com quantidades equivalentes ou superiores à capacidade adoçante desta.

A obtenção dos edulcorantes pode ser feita a partir de plantas e frutas, quando referente aos edulcorantes naturais; ou pela produção de substâncias adoçantes em laboratório, quando referente aos adoçantes artificiais ou sintéticos.

A Portaria n. 38, de 13 de janeiro de 1998, estabelece a denominação "adoçantes de mesa" aos produtos especificamente formulados para conferir o sabor doce aos alimentos e bebidas. Utiliza-se a expressão "adoçante dietético" quando o produto for formulado para dietas com restrição de sacarose, frutose e glicose (dextrose), atendendo às necessidades de pessoas sujeitas à restrição de ingestão desses açúcares.

De acordo com a Resolução n. 4, de 24 de novembro de 1988 (BRASIL, 1988), do Conselho Nacional de Saúde, publicada em 19 de dezembro de 1988, os edulcorantes podem ser classificados como:

- ❏ **naturais, nutritivos ou calóricos:** sacarose, glicose, frutose, estevídio, xilitol, sorbitol e manitol;

- ❏ **artificiais, sintéticos, não nutritivos ou não calóricos:** sacarina, ciclamato, acessulfame-K e aspartame.

Edulcorantes calóricos

Sacarose

A sacarose vem sendo utilizada desde a antiguidade e é descrita como "açúcar comum" ou "açúcar de mesa". Possui grande importância no mercado devido à sua aceitabilidade por parte dos consumidores, palatabilidade, alta disponibilidade e baixo custo de produção. Em consequência desses fatores, foi adotada como padrão de doçura relativa e de perfil de sabor. Apresenta solubilidade de 2 g/mL a 25°C e valor calórico de 4 kcal/g. Pode ser fundida a uma temperatura de 185-186°C e, quando submetida a 200°C, sofre caramelização e carbonização. Quando hidrolisada pela enzima invertase ou sacarose, gera glicose e frutose – composto também conhecido por açúcar invertido. Se estiver presente em altas concentrações, a sacarose resiste à decomposição por microrganismos.

A adição de sacarose confere aos alimentos as seguintes características: sabor doce; intensificação da cor, devido às reações de escurecimento não enzimático e caramelização; diminuição do ponto de congelamento; aumento da viscosidade com consequente aumento da textura e estabilidade; diminuição da atividade de água, o que, por sua vez, leva à inibição do crescimento de microrganismos; inibição da degradação oxidativa.

Frutose

Também conhecida como levulose ou açúcar da fruta, a frutose é um edulcorante geralmente encontrado nas frutas, no mel e em alguns vegetais. Possui um valor calórico semelhante ao da sacarose, de 4 kcal/g, porém apresenta uma capacidade adoçante equivalente a duas vezes a da sacarose, sendo, então, consumida em menores quantidades. Sua doçura aumenta de acordo com a diminuição da temperatura, do pH e do teor de sólidos.

Como a frutose possui valores calóricos equivalentes aos da sacarose, seu consumo não é indicado para indivíduos em dietas hipocalóricas. Quando em pequenas quantidades, não interfere no aumento das taxas de glicemia no sangue, mas não é indicado em casos de hipertrigliceridemia.

A frutose possui alta solubilidade em água, em torno de 80% a 20°C, bem como alta higroscopicidade, ou seja, é um ótimo inibidor da formação de cristais no armazenamento de alimentos. No entanto, recomenda-se um maior cuidado quando se mistura este edulcorante a alimentos com alto teor de umidade, assim como com embalagens que permitam a entrada de umidade.

Tem como características o fato de contribuir para a diminuição do ponto de congelamento dos alimentos; aumento do ponto de ebulição e de pressão osmótica; e exaltação de sabor e aroma dos alimentos, especialmente frutas e ácidos.

Por ser menos reativa que a glicose, funciona como substrato para a reação de Maillard. Apresenta menor viscosidade do que a sacarose e, a altas temperaturas, decompõe-se mais facilmente também. Evita a proliferação de microrganismos por reduzir a atividade de água dos alimentos.

A indústria de alimentos prioriza a utilização de frutos e principalmente em produtos como sorvetes e gelados em geral, devido ao seu elevado poder edulcorante e por seu sabor doce ser rapidamente percebido.

Edulcorantes de baixa caloria

Aspartame

O aspartame é o éster metílico de dois aminoácidos, a fenilalanina e o ácido glutâmico, ou seja, éster metílico de L-aspartil-L-fenilalanina. A molécula de aspartame é composta de 39,5% de ácido aspártico, 50% de fenilalanina e 10,5% de éster metílico.

Apesar de seu perfil de doçura desenvolver-se mais lentamente e persistir por mais tempo, é o que mais se aproxima da sacarose. Não apresenta sabor residual amargo, químico ou metálico, que são frequentemente associados aos demais edulcorantes. Sua doçura é superior à da sacarose em 120 a 220 vezes.

As preparações à base de frutas, principalmente as frutas ácidas como laranja, limão, maracujá, goiaba e morango, têm sua percepção do sabor prolongada e seu aroma acentuado pela presença do aspartame. Essa intensificação é menos efetiva com sabores artificiais do que com naturais.

São necessárias quantidades mínimas para produzir a doçura desejada devido ao alto poder adoçante, o que reduz a ingestão calórica. Seu valor é de 4 kcal/g; no entanto, o valor calórico por unidade de doçura é de aproximadamente 0,02 kcal/g (assumindo-se sabor doce relativo de 180). Esse valor mostra, relativamente à doçura, uma contribuição desprezível.

O aspartame é pouco solúvel em água (cerca de 1% a 25°C), sendo que à medida que o pH diminui ou que a temperatura aumenta sua solubilidade, também aumenta. A solubilidade é máxima a pH 2,2. Recomenda-se temperatura de 40°C e pH 4 (faixa de 3,0 a 5,0) para um nível ótimo de dissolução.

É insolúvel em óleos e gorduras. O produto é instável em temperaturas elevadas: vários processamentos como UHT (Ultra High Temperature) ou HTSH (High Temperature Short Time) promovem perdas inferiores a 3% na doçura do produto adoçado com aspartame.

Pode ser utilizado em quase todos os tipos de alimentos, incluindo: adoçantes de mesa, assados, misturas em pó, cereais, bebidas, congelados, refrigerados, geléias, gomas de mascar, balas, sobremesas, coberturas, xaropes, produtos lácteos e produtos farmacêuticos.

Até o momento, a única restrição que se faz quanto ao uso do aspartame é para pessoas portadoras de fenilcetonúria, já que o produto contém fenilalanina. O excesso de fenilalanina no sangue desses indivíduos resulta em anormalidades das respostas cerebrais, podendo causar retardamento mental se não houver o controle da ingestão desse aminoácido. De acordo com o que foi estabelecido pela Food and Drug Administration (FDA), a ingestão diária de aspartame não deve ultrapassar 40 mg/kg de peso corpóreo.

Ciclamato

É denominado ácido ciclohexilsulfâmico, podendo existir sob quatro formas químicas: ácido ciclâmico, ciclamato de cálcio, de sódio e de potássio. Embora o sal de cálcio possa também ser empregado em dietas hipossódicas, o sal sódico é o mais utilizado, um produto sintético obtido a partir da sulfonação da ciclohexilamina.

A determinação da exata equivalência de doçura dos ciclamatos em altas concentrações torna-se difícil, pois esses mostram lenta percepção da doçura, com duradouro e desagradável sabor residual doce-azedo.

O ciclamato não apresenta gosto amargo como a sacarina e mostra sinergismo com edulcorantes intensos como sacarina, aspartame, acessulfame-k, sucralose, alitame, estebiosídeo e também com a sacarose. A mistura na proporção de dez partes de ciclamato para uma de sacarina elimina o sabor residual de ambos, contribuindo, cada um, com metade da doçura. A mistura mostra perfil de doçura semelhante ao da sacarose, realça sabores, como o de frutas, e proporciona a sensação de mais corpo a refrigerantes de baixa caloria.

O ciclamato é 30 a 50 vezes mais doce que a sacarose. É estável a frio ou a quente, resistindo à cocção prolongada, e em ampla faixa de pH; também é estável na forma seca, em soluções aquosas e em presença de gases como os contidos nos refrigerantes. É altamente solúvel em água: 19,5 g/100 mL a 20°C. Além disso, tem longa vida de prateleira.

De acordo com suas propriedades, o ciclamato pode ser utilizado em adoçantes de mesa (comprimidos, pós ou líquidos), refrescos em pó artificial, sucos concentrados, refrigerantes, iogurtes, sorvetes, chocolates, bolos, pães, gomas de mascar, gelatinas, pudins, mousses, flans, geléias, doces em massa, compotas, tortas e coberturas.

Segundo alguns autores, estudos demonstraram que, mesmo após animais de laboratório terem ingerido elevadas doses de ciclamato durante toda a vida, o ciclamato não causou câncer. Inúmeros estudos em humanos não revelaram risco de câncer, tendo os indivíduos consumido ciclamato e sacarina por vários anos. E mais de 70 estudos, incorporando, no mínimo, dez diferentes metodologias de testes, demonstraram que o ciclamato não é mutagênico.

Sacarina

Inicialmente, foi utilizada como anti-séptico e como conservante de alimentos. Em decorrência da escassez e racionamento de açúcar comum, ocorrido durante as duas Guerras Mundiais, sua incorporação em alimentos, nesses períodos, aumentou significativamente.

Quimicamente, corresponde a 2,3-dihidro, 3-oxobenzeno iso sulfanazol. A sacarina pode ser comercializada de quatro formas: ácida, sais de sódio, cálcio ou amônia.

A sacarina apresenta alto poder edulcorante – de 200 a 700 vezes superior ao da sacarose; alta solubilidade em água; alta estabilidade; não é cariogênica nem higroscópica e possui poder calórico nulo.

Várias são as características que tornam a sacarina muito próxima do adoçante ideal, entre elas o sinergismo com vários edulcorantes intensos. Este efeito, porém, apresenta-se muito pouco acentuado com acessulfame e esteviosídeo.

Pelo fato de a sacarina produzir um impacto edulcorante bastante lento, o qual vai crescendo gradativamente até atingir intensidade máxima e persistente, seu perfil de doçura é diferente do da sacarose. Estão associados ao dulçor dos sacarinos gosto amargo ou metálico e adstringente, que se intensificam conforme o aumento da concentração.

Devido à sua estabilidade em meio altamente ácido (pH 2 a 3) e às altas temperaturas (inalterável após uma hora a 150ºC), a sacarina pode ser utilizada em produtos assados, temperos para saladas, geléias, gelatinas, enlatados, bebidas carbonatadas, preparados para refresco e outros produtos.

A versatilidade apresentada pela sacarina, como alta estabilidade ao armazenamento e aquecimento, bons resultados ao se combinar com outros edulcorantes e fácil incorporação a misturas líquidas ou secas permitem seu emprego em muitos alimentos, medicamentos e cosméticos.

Extrato de folhas de estévia

Extraído das folhas de Stevia rebaudiana, é um produto notável por sua intensa doçura e ausência de sabor residual. Além disso, por não ser metabolizado, é isento de calorias. A avaliação sensorial indicou que o esteviosídeo é cerca de 300 vezes mais doce que a sacarose.

Acessulfame-k

Quimicamente, o acessulfame-k é o sal potássio de sulfonamida cíclica 6-metil, 1,2,3-oxatiazina-4(3H)-ona-2,2-dióxido. Devido à sua estabilidade térmica (à pasteurização) e ao pH ácido ou alcalino, é utilizado como adoçante de mesa, bem como em bebidas carbonatadas, produtos lácteos, enlatados e produtos de panificação.

UTILIZAÇÃO

O uso correto de condimentos é, sem dúvida, um dos aspectos artísticos marcantes na culinária. Acertar com gostos alheios, introduzir novos sabores, conquistar apreciadores para uma criação culinária, obedecer a certas tradições são tarefas assaz difíceis e exigem tática e personalidade. Daí atribuir-se tal receita ou preparação à cozinha clássica francesa, à típica italiana, à regional baiana, à especial russa, para valorizar seu conteúdo. No entanto, qualquer pessoa realmente interessada pode cultivar a arte culinária e, baseando-se na técnica dietética, criar novas preparações sadias e aceitáveis.

Diz a história que Carlos Magno, argüido pelo teólogo Alcuin sobre o que era uma erva aromática, disse: "É a amiga do médico e o prazer do cozinheiro".

De fato, muitas das especiarias e ervas aromáticas têm um duplo efeito: além de servirem de condimento por seus princípios aromáticos, podem agir sobre o organismo como estimulantes (anis, alcarávia, estragão, mostarda, orégano, manjerona), carminativos (anis, alcarávia, cardamomo, coentro, cominho, erva-doce, hortelã e salva), diuréticos (cerefólio), revulsivos (mostarda), demulcentes (sésamo), vermífugos (estragão ou losna), linimentos (manjerona) e adstringentes (salva).

As sensações gustativas não se baseiam apenas em efeitos de substâncias químicas, mas em elementos físicos também, quais sejam, a temperatura (o calor ressalta o sabor), a dureza, a aspereza e a maciez, que dão sensações táteis diversas a certos alimentos, o ruído do alimento crocante, o adstringente do tanino. A grande variedade de aromas ressalta a apreciação dos alimentos.

Por meio da combinação de condimentos e temperatura (agridoce; ácido--salgado- picante; aromatizante-doce-gelado; extrativo-salgado-aromatizante--quente), pode-se produzir uma gama incalculável de sabores. O necessário é não perder de vista que é melhor conservar as características próprias naturais do alimento, para que ele seja apreciado pelo que é.

Ressaltar o sabor dos alimentos que são insossos justifica-se; no entanto, mascarar-se sistematicamente o sabor dos alimentos com condimentos fortes não nos parece educativo. Somos apologistas da simplificação da arte culinária, reduzindo o trabalho sem prejuízo do valor nutricional do alimento. Deve-se contribuir com a arte culinária modernizada para a formação de hábitos mais condizentes com a saúde alimentar e as exigências da vida atual.

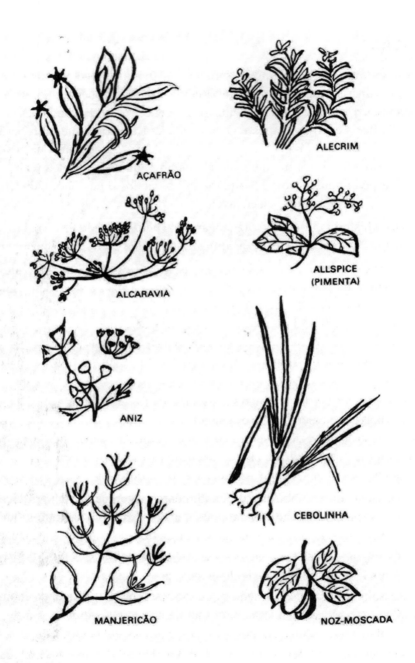

Figura 19 Diferentes condimentos.

Condimentos

Certos alimentos pedem certos condimentos. Assim, não se deve abusar de um condimento nem generalizá-lo para todas as preparações. Um mesmo alimento recebe condimentos diferentes em diferentes receitas; assim, as sugestões que daremos valem para oportunidades diversas, conforme a receita.

A seguir, algumas sugestões de como usar os condimentos com determinados alimentos, combinados ou isoladamente, quando é o elemento que dá o nome à preparação (arroz com curry, galinha com curry):

1) **Arroz:** açafrão, curry, cogumelos, pimentões, colorau, alecrim.
2) **Assado:** alho, louro, cebolinha, açafrão, salva, aipo, manjerona, azeitonas, vinho.
3) **Bacalhau:** cebola, tomate, louro, pimenta-do-reino, alho, limão.
4) **Bolos e biscoitos:** anis, cardomomo, canela.
5) **Carne:** louro, curry, mostarda, orégano, pimenta, vinho, vinagre, cebola, hortelã, salsa.
6) **Carneiro:** menta, manjerona, pimenta-do-reino, cebolinha verde, erva-doce, vinho branco.
7) **Coelho:** alecrim, gengibre, pimenta, salsa, louro, noz-moscada; cravo, vinho branco.
8) **Couve-flor e repolho:** endro.
9) **Doces:** anis, canela, noz-moscada, cravo, baunilha.
10) **Ensopado:** manjerona, manjericão, louro, curry, páprica.
11) **Ervilha:** manjerona, manjericão, menta.
12) **Galantina:** cravo, alho-porro, louro, manjerona, salva, cebola.
13) **Galinha:** cebola, manjerona, salva, curry, pimentão-doce.
14) **Gemada:** noz-moscada, baunilha.
15) **Produtos de salsicharia:** alho, manjerona, tomilho, pimenta-do-reino.
16) **Molho branco:** noz-moscada, alcaparras, limão, creme de leite.
17) **Molho de carne:** louro, mostarda, estragão, pimenta, cebola, salsa.
18) **Molho de salada:** mostarda, limão, vinagre, salsa, pimenta.
19) **Ovos e queijo:** açafrão, pimenta-caiena, alecrim.
20) **Ovos mexidos:** pimenta-do-reino em pó, salsa.
21) **Ovos recheados:** cominho, orégano, salva, salsa, pimentão.
22) **Pães diversos, especiais:** semente de papoula, erva-doce, sésamo, gergelim.
23) **Peixe e camarão:** louro, páprica, alho, coentro, cebola, salsa, limão, pimenta-malagueta, manjericão, alfavaca.

24) **Pizza:** orégano, tomate.
25) **Porco:** alcarávia, cominho, pimenta-do-reino, alho, limão, vinagre, cravo.
26) **Recheio de carne e aves:** tomilho, manjericão, salva, salsa, cebola, alecrim.
27) **Sopas:** aipo, endro, orégano, tomilho, cardamomo, noz-moscada.
28) **Tartaruga:** cebola, salsa, pimenta, alecrim, louro, alho, tomate.
29) **Vatapá:** dendê, cebola, alho, coentro, salsa, cebolinha, gengibre, pimenta-malagueta, leite de coco.

CALDOS, MOLHOS E SOPAS

CALDOS

Conceituação

Os caldos são preparações líquidas, transparentes, resultantes da cocção de alimentos como carnes, aves, peixes e hortaliças. Eles contêm apenas elementos hidrossolúveis (frações de vitaminas, minerais, glicídios e proteínas). O caldo complementa os ingredientes de preparações como molhos, sopas e cozidos.

Preparação e utilização

No preparo de caldos, os alimentos devidamente higienizados e cortados devem ser submetidos à cocção branda em calor úmido a partir de água fria, e, para que haja maior dissolução de elementos nutritivos, geralmente são acrescidos de condimento desde o início da cocção. Os caldos mais utilizados são:

1) **Caldo de carne:** utilizam-se carnes, carnes com osso, assadas ou não, dependendo da coloração que se deseja dar ao caldo. Utilizam-se 150 g de carne ou ossos para 1.000 mL de água e 25 g de temperos, sendo que o caldo consommé é mais concentrado (1.000 g de carne picada para 1.250 mL de água e 100 g de temperos).

2) **Caldo de galinha:** para elaboração deste caldo, utiliza-se osso ou carcaça de frango.

3) **Caldo de peixe:** obtido a partir de aparas dos peixes ou dos pescados. Geralmente, é de consistência gelatinosa.

4) **Caldo de hortaliças ou *fonds* (*Maigre*) *de Racines*:** é caldo apurínico, preparado por cocção de hortaliças variadas, que leva 290 g de vegetais para 500 mL de água.

A clarificação do caldo, geralmente, é realizada por adição de clara de ovo cru em caldo fervente – as impurezas aderem às claras, que, coaguladas, são retiradas facilmente.

A adição de um caldo acentua o sabor e o aroma da preparação (sopas, molhos e consommé), servindo de base para ela.

MOLHOS

Conceituação

Molho é uma preparação de consistência líquida ou cremosa, de sabor suave ou picante, que acompanha as preparações nas mais diversas formas de apresentação.

Existe uma grande variedade de molhos de fabricação industrial que ajudam a condimentação de pratos, quer no ato da cocção, quer diretamente à mesa: molho inglês, ketchup, mostarda, maionese, molho de soja, molho de tomate e molho de pimenta-malagueta.

Há outros molhos que enriquecem os receituários culinários e são preparados de acordo com o cardápio do dia (molho a campanha, molho escabeche).

Um elemento importante para a preparação do molho é a base da qual deriva uma série de preparações (pela adição de ingredientes diversos), aplicáveis a determinadas preparações.

Bases para molhos

A cozinha clássica francesa foi a primeira a adotar uma certa sistematização de métodos e fórmulas para a arte culinária. Nela tem origem a maioria das receitas, hoje de uso generalizado.

Bases extrativas

1) ***Fonds de veau***: é o caldo concentrado que se obtém pela cocção prolongada, por ebulição, de aparas de carnes subdividas e previamente douradas ao forno com condimentos. Pela adição de água e evaporização posterior, as substâncias extrativas se solubilizam e se concentram depois, tomando cor escura e aspecto transparente. Além de carne e ossos de vitela, ele leva na sua confecção um total de 10% de condimentos (cenoura, cebola, salsa, louro, tomilho, sal etc.). Os condimentos são coados antes de concentrar o caldo.

As variantes desta preparação são: fonds de gibier, fonds brun ou estouffade e fonds (maigre) de racines, respectivamente, base extrativa de caça, de estufado e de vegetais.

2) ***Glace de viandre***: é um extrato gelatinoso que se obtém pela cocção, por ebulição, de 10 a 12 horas, das partes gelatinosas de ossos e carnes de vitela ou vaca. Coa-se antes de atingir grande concentração e retira-se a gordura. É uma espécie de gelatina (mocotó).

As variantes são: glace de volaille e de gibier, isto é, de galinha e de caça. Também a gelatina de porco é muito saborosa.

3) ***Fumet de poisson***: obtido pela cocção, de 20 a 30 minutos, de aparas de peixe (cabeça e espinhas) adicionadas de 10% de condimentos (cebolas, alho-porra, pimenta, louro, suco de limão). No final, depois de coado, acrescentam-se 10 mL de vinho branco para cada litro de preparação.

O que caracteriza essas bases é:

☐ a cor pronunciada (fonds de veau) obtida pelo dourado inicial ou tostação dos ingredientes;

☐ o sabor pronunciado devido à concentração de substâncias extrativas e ao acréscimo de condimentos;

☐ o agente de espessamento constituído pelo colágeno e pela gelatina, que se obtém com a hidrólise e dissolução, por cocção prolongada, dos elementos protéicos.

Derivam às bases extrativas vários molhos, usados geralmente com carnes e massas, como o molho italiano, o qual tem como base o fonds de veau, que leva cogumelos, presunto, tomilho, orégano, tomate, cebola, manteiga e um pouco de fécula para aumentar o espessamento.

As bases extrativas são acrescentadas ao meio de cocção de alimentos para fazer sopas, ensopados, braisé, poché etc.

Bases para molhos ligados

1) **Roux:** é uma combinação de manteiga e farinha em partes iguais, em que, derretida a primeira, acrescenta-se a segunda e leva-se ao fogo brando ou ao forno moderado, até que a mistura tome um aspecto semelhante a doce de leite talhado. Nesta fase, obtém-se o roux blanc para molho branco. Com maior tempo e temperatura de cocção, pode-se obter o roux blond ou alourado e o roux brün ou dourado.

O roux é a base de molhos de paladar suave. Quando a ele se acrescenta leite (quente), obtém-se o molho bechamel, e quando se acrescenta caldo de carne, carcaças de aves ou aparas de peixe, obtém-se o molho velouté.

A farinha é o que confere o espessamento ao molho; logo, pode-se variar a consistência dele usando maior ou menor proporção de farinha: de 2,5 a 5% para base de sopas, de 5 a 10% para base de molhos, pudins e suflês, e de 10 a 15% para base de croquetes.

Os molhos derivados do beehamel são:

1) **Molho-creme:** adicionado de creme de leite e suco de limão – para aves, peixes e vegetais cozidos.

2) **Molho capri:** molho-creme adicionado de alcaparras – para peixes.

3) **Molho mornay:** adicionado de queijo gruyére e parmesão – para gratinar pescado, ovos e vegetais.

Os molhos derivados do velouté são:

1) **Molho parisiense:** adicionado de gemas, limão, pimenta e noz-moscada – para ovos poehé, aves e patas de cordeiro cozidas.

2) **Molho supremo:** adicionado de creme de leite e suco de limão – para ovo poehé, aves, vegetais cozidos.

3) **Molho aurora:** é um ve10uté consistente, ao qual se adiciona polpa de tomate. Serve-se com carne de vitela braisé, escalopes, ovos e aves.

Molho de tomate

Caracteriza-se por sua cor vermelha intensa e seu sabor pronunciado de tomate. Consta do extrato de polpa de tomate adicionado de ingredientes diversos: toicinho, cenoura, cebola, louro, tomilho, alho, pimenta, caldo e farinha para engrossar. É usado para massas, croquetes de aves, vegetais e cereais.

1) **Ao sugo:** polpa concentrada de tomate acrescentada de azeite, alho, sal e uma pitadinha de açúcar. Acompanha os mesmos pratos que o molho anteriormente citado.

2) **À bolonhesa:** molho ao sugo com carne moída.

3) **À italiana:** molho ao sugo com carne em cubo.

4) **À genovese:** molho ao sugo com manjericão, bacon, azeite e parmesão.

5) **À calabrês:** molho ao sugo com linguiça calabresa.

Molhos à base de gordura em emulsão e ovo

1) **Molho maionese:** consta de azeite incorporado ao ovo (uma xícara de azeite para cada ovo), adicionado dos condimentos desejados, dando margem a um grande número de variações: a) mousseline; b) noisette (avelãs); c) d'amandes (amêndoas), usados para ovos poché, peixe e hortaliças cozidos.

2) **Molho holandês:** semelhante ao molho maionese, porém se usam gemas cozidas e manteiga derretida como ingredientes básicos.

Molhos não ligados e vinagrete

1) **Manteiga composta:**
   - à *maitre d'hôtel*, com salsicha picada e suco de limão;
   - à *colvert*, quando à preparação mencionada anteriormente se adiciona glace de viande e estragão picado (usado para servir com peixe);
   - à *bercy*;
   - à *baronesa*;
   - à *charon* etc. de acordo com a combinação de condimentos.
2) **Vinagrete:** preparação cujos elementos básicos são azeite, vinagre e sal. As variantes incluem salsa picada, cebolinha branca picada, pimenta, limão etc. Usado para saladas, carnes cozidas.
3) **Molho campanha:** molho à vinagrete com tomate, pimentão, cebola e cheiro-verde.

Molho para massa

1) **À putanesca:** molho à base de tomate com alcaparra, azeitona, salsa, anchova, pimenta vermelha e pimenta do reino.
2) **À carbonara:** molho à base de tomate com bacon e gema de ovo.
3) **Ao pesto:** molho à base de tomate com parmesão, manjericão fresco, castanha de caju, nozes e pickles.
4) **Ao *funghi*:** molho à base de cogumelo seco.
5) **À parisiense:** molho à base de molho branco com frango, presunto, ervilha e parmesão.

Molhos regionais

Diz o adágio popular que "cada roca tem seu fuso, cada terra tem seu uso", o que também é verdade em relação aos molhos. Por isso, não seria possível pretender discutir sobre todos. Para que o capítulo não fique omisso, citaremos apenas alguns dos nossos molhos regionais.

1) **Molho com base extrativa:** molho ferrugem, para carne assada.
2) **Molhos tipo ligado:**
   - **tucupi:** sumo fermentado, obtido pela trituração da mandioca, elemento básico ao qual se acrescentam condimentos vários, obtendo-se o espessamento pela cocção;
   - **tacacá:** iguaria da tapioca temperada com tucupi, camarão, pimenta e alho;

☐ **base para vatapá:** é um tipo de molho ligado em que o elemento de espessamento pode ser farinha de trigo, maisena, creme de arroz, creme de milho, miolo de pão embebido e passado pela peneira etc. Além dos condimentos comuns (alho, cebola, pimenta), leva castanha de caju e amendoim triturados, camarão, leite de coco e azeite. O vatapá pode ser de peixe, bacalhau seco, camarão, carne de porco e galinha.

3) **Molho à base de azeite:** molho de muqueca, cujo elemento indispensável é o azeite (azeite-de-dendê ou azeite-doce). Leva, ainda, cebola, salsa, coentro, alho, limão, pimenta e leite de coco.

4) **Molho tipo vinagrete:**

☐ **molho baiano:** é um molho picante feito com condimentos frescos triturados (pimenta-malagueta e outras, cebola, suco de limão, sal etc.), com rodelas fininhas de cebola por cima. Ele acompanha quase todos os pratos da cozinha baiana;

☐ **molho à camponesa:** é um molho vinagrete composto, levando cebola de cabeça e pimentão picados. Usado para churrasco.

Conhecidos os ingredientes que integram cada molho, é fácil determinar seu valor calórico e nutricional. No entanto, dada a concentração de substâncias extrativas e excitantes que encerram, devem ser usados com moderação.

Molho-doce

1) **Creme de baunilha:** molho preparado com leite, gema, açúcar e baunilha em banho-maria, que pode também ser espessado com amido.
2) **Creme chantilly:** creme de leite aerado, servido com frutas, bolos, sorvetes e infusos.
3) **Molho de chocolate:** molho preparado com chocolate derretido em banho-maria, acrescido de manteiga derretida ou creme de leite.
4) **Molho de geléia:** geléia diluída com açúcar, calda de açúcar, vinho ou licor.
5) **Molho agridoce:** molho à base de vinagre e açúcar caramelizado, existindo uma variação, de acordo com a cultura. Geralmente, é servido com carnes, aves, suínas e em preparações como carne de porco agridoce.

SOPAS

Os caldos, preparações que servem de base aos molhos ligados e às bases extrativas, servem também como elemento fundamental para a preparação de sopas.

O acréscimo de vegetais picados ou em purê, de cereais ou massa, leguminosas e outros ingredientes, às bases citadas, constitui um longo e variado capítulo dos compêndios da arte culinária, intitulado sopas.

Conceituação

Preparações culinárias líquidas ou semi-líquidas, com sabor e valor calórico variáveis, segundo sua composição.

Tipos de sopa

1) **Sopas-cremes:** as mesmas bases usadas para molhos ligados servem para velouté ou bechamel, segundo se acrescente caldo ou leite. O ingrediente que confere o sabor predominante dará o nome à sopa, por exemplo: cremes de hortaliças (aspargo, cebola, couve-flor, espinafre, palmito etc.) de queijo, de carnes (frango, camarão, ostra).

2) **Sopas simples ou mistas de hortaliças:** as bases extrativas servem para um grande número de sopas. O nome deriva do corte empregado para as hortaliças (à juliana, à camponesa).

3) **Sopa de hortaliças com massa ou cereais:** das bases extrativas derivam também as sopas de massa (alfabeti, stellini, capelli d'angelo) ou cereais (arroz, aveia, cevada).

4) **Sopa de leguminosa:** as leguminosas bem cozidas, temperadas e trituradas, dão ótimas sopas, as quais levam o nome do seu principal ingrediente (ervilha, feijão, lentilha, soja).

5) **Sopa de hortaliças com leguminosas ou cereais:** algumas indicam combinações várias de leguminosas com cereais ou massas, que dão preparações agradáveis, como canja (frango, cenoura e arroz) e sopa carioquinha (hortaliça, massa e feijão preto).

6) **Sopa fria:** a sopa é, geralmente, servida bem quente, porém, em alguns países da Europa, existem receitas de sopas de paladar doce que são servidas frias (sopa de suco de uva, de suco de abacaxi, de cerveja, de vinho, às quais se adiciona sagu ou clara em neve batida com açúcar).

Valor nutritivo

O valor nutricional da sopa depende da sua composição, podendo ela ser enriquecida, por exemplo, com uma gema (6 g de gordura e 2 g de proteínas). O acréscimo de soja em grão, farinha ou caseína favorece o teor protéico e o equilíbrio dos aminoácidos nas sopas de hortaliças, massas ou cereais. Para aumentar o valor calórico, pode-se acrescentar azeite (10 mL – 1 colher de sobremesa) ou manteiga (10 g – 1 colher de sopa nivelada).

Aplicação

A sopa, que é uma preparação servida como entrada de cardápios de grandes refeições (como almoço e jantar), é uma forma cômoda de administrar alimentos para clientes em estados diversos (crianças, idosos, enfermos), pois, dada a sua consistência, é de fácil ingestão.

A sopa é também veículo para agregar diversos elementos (leite em pó, caseína, farinhas de misturas nutritivas vegetais, gelatina), principalmente aqueles ricos em proteínas – estas utilizadas para corrigir a dieta básica.

Outra vantagem da sopa é poder formular dietas equilibradas (quanto ao teor de ácidos aminados) de misturas nutritivas (misturas vegetais) para serem servidas em forma de sopa. Cada colherada que o cliente ingere é de alimento balanceado, o que não acontece quando escolhe do prato só o arroz, ou só a batata, ou só o pirão de farinha, e recusa a carne ou ovo.

Para os clientes enfermos em dieta semilíquida e líquida, a sopa deve ser liquidificada e tamisada, podendo a sopa de consistência fluida eventualmente ser administrada por sonda (vias nasais, gástricas, duodenais ou jejunais). Quanto mais homogênea e fluida for, mais fácil é sua assimilação.

Produtos industrializados para sopas

Atualmente existe no mercado uma grande variedade de produtos industriais em pó para sopas (com diferentes sabores e diversos ingredientes), aos quais basta adicionar água ou leite com rápida fervura para se obter uma preparação agradável. Constitui-se em um dos itens de eleição dos "alimentos de conveniência" pela facilidade de preparação de uma refeição ligeira, complementada com um sanduíche, um copo de leite e uma fruta.

PLANEJAMENTO DE CARDÁPIOS

OBJETIVO

O objetivo é aplicar no planejamento dos cardápios todos os conhecimentos discutidos anteriormente neste livro, procurando atender às exigências nutritivas individuais, apresentar os alimentos de forma apetecível, sem prejudicar seu valor nutritivo, obedecer a um critério econômico na escolha dos alimentos e observar certas regras tradicionais de preparo e maneira de servir os alimentos, levando em consideração:

1) **Exigências nutricionais:** apesar de as exigências nutricionais variarem para diferentes sexos, idades, tipos de atividade e situações fisiológicas especiais, todos têm em comum exigências semelhantes de alimentos protetores, isto é, exigências qualitativas. Assim é que, incluindo nos cardápios diários os alimentos protetores, serão servidas quotas maiores ou menores destes, segundo as necessidades de cada indivíduo. Também na hora de servir é que serão distribuídas quantidades maiores ou menores de alimentos suplementares, segundo seja maior ou menor o gasto calórico dos indivíduos.

2) **Condições econômicas:** a escolha dos cardápios deve ajustar-se às condições econômicas da família ou da instituição a que se destinam. Os mesmos nutrientes podem ser obtidos de alimentos diferentes, cujos preços são variáveis. A forma de preparo (receitas complicadas) pode afetar o preço da refeição servida.

Diante da dificuldade de suprir as necessidades nutricionais da população carente de países em desenvolvimento, nos quais são limitadas as disponibilidades alimentares, atualmente se aplica um critério mais preciso para avaliar o nível de adequação da dieta.

É sabido que o aproveitamento de quota protéica utilizável, NPU (*Net Protein Utilization*), decorre de seu valor biológico e da capacidade de aproveitamento do organismo (para fins plásticos e calóricos), segundo a disponibilidade calórica que a acompanha na dieta.

3) **Hábitos alimentares:** a observância de hábitos alimentares no que se refere ao número e horário das refeições, atendendo também às conveniências de trabalho, é ponto importante no planejamento dos cardápios. Ajustado o número de refeições, que pode variar de três a seis, escolhem-se os alimentos que deverão constar de cada refeição. Em nosso país, destina-se para a primeira refeição parte do leite com café, pão com manteiga. No almoço e no jantar é que se servem a carne, as hortaliças, arroz, feijão e sobremesa. Convém, no entanto, reforçar a primeira refeição (desjejum) com um alimento rico em proteínas (ovo e queijo) e servir uma fruta ou um suco de fruta cítrica. É necessário que o organismo esteja amparado para iniciar o trabalho do dia. Aumentando o desjejum, o almoço será menos volumoso, produzindo menos trabalho digestivo e abreviando o tempo em que o indivíduo pode recomeçar o trabalho. Principalmente para os escolares e adolescentes, o desjejum deveria oferecer 1/3 do valor calórico diário, o que se pode obter servindo-se cereais integrais (mingaus de aveia ou de outro cereal) com leite, além dos alimentos habituais.

4) **Variedade e harmonia:** a forma de preparação dos alimentos obedece a receitas preestabelecidas que, quanto mais exatas e claras, mais valiosas são, pois asseguram resultados precisos e constantes.

Um bom cardápio deve obedecer a dois princípios: variedade e harmonia. Variedade dos alimentos, dos sabores predominantes, da consistência, da temperatura, das cores e do equipamento a ser utilizado para o preparo. Imagine-se um cardápio que começasse com sopa de abóbora, seguisse com purê de abóbora e ovo mexido e terminasse com doce de abóbora, ou, então, sopa de arroz, arroz simples e doce de arroz! Seria a monotonia absoluta de alimento, cor, consistência e sabor.

A harmonia é dada pela combinação exata de cores, consistências e sabores, o que exige sentido estético e arte. É necessário desenvolver o aspecto artístico da culinária, experimentando receitas novas, criando combinações inéditas de alimentos, selecionando receitas tradicionais e adaptando-as às exigências da técnica dietética, simplificando-as e modernizando-as, tal como se fez com os trajes.

Existe ainda o aspecto formal, em que certas regras de etiqueta ditam a sequência das preparações no cardápio. De acordo com essas regras, nas refeições principais serve-se primeiro o prato de sopa ou a entrada (constituída de saladas e frios, frios e frutas etc.). Havendo peixe e outras carnes para serem servidas, o pescado precede o prato de carnes de vacum ou porco. O prato de peru é sempre servido por último. Croquetes, pastéis, suflês ou massas são servidos logo após o prato de entrada. Depois dos pratos principais servem-se frutas. Depois das frutas, a sobremesa de doces e, finalmente, o café. As guarnições das preparações das carnes são: batata, farofa, hortaliças e massas. E, como acompanhamento, o arroz e o feijão.

Exemplo de distribuição de alimentos no cardápio diário:

❏ *Desjejum*

Leite..	200 mL
Café...	3g
Açúcar...	15g
Ovo quente...	50g
Pão...	50g
Manteiga ou margarina...	5g
Suco de laranja...	150mL

❏ *Almoço*

Salada mista de hortaliças cruas......................................	100g
Bife à milanesa...	80g
Suflê de cenouras...	50g
Arroz simples...	100g

❏ *Sobremesa*

Banana assada com creme de leite...................................	100 g/15 g

❏ *Lanche*

Leite..	200 mL
Mate ou café...	3g
Torradas ou biscoitos..	50g
Manteiga ou margarina...	5g

❏ *Jantar*

Sopa juliana...	200mL
Filé de peixe ao molho branco..	70g
Purê de batatas...	100g
Arroz simples...	100g

❏ *Sobremesa*

Mamão..	150g
Doce de leite...	50g

5) **Sugestões para cardápios:** a seguir, há exemplos de cardápios para as refeições principais, nos quais estão incluídas diariamente feijão e arroz, que constituem suplemento calórico mais barato e atendem aos hábitos alimentares brasileiros da classe média. Incluímos dieta branda, derivando da geral, porque se aplica à alimentação dos idosos e pessoas que tenham perturbações digestivas leves, ocasionais ou crônicas.

Para cálculo do NDpCal%, atribuímos em média por refeição: 75 g de carne, 100 g de arroz cozido, 50 g de feijão cozido, 100 g de hortaliças e frutas de cada grupo, 50 g de doce e 15 g de gordura. NDpCal% = 7,8.

CONTROLE

A época da informática em que vivemos exige rapidez e destreza em todos os tipos e ramos de atividades. Na Unidade de Alimentação e Nutrição (invadindo até a economia doméstica), o uso do computador bem programado fornece dados precisos para rapidez e controle das operações básicas.

Planejamento de receita

Padronizar as preparações através da Ficha Técnica, em que o controle será realizado obedecendo aos seguintes itens:

1) Especificar qualidade, quantidade e combinação de ingredientes.
2) Padronizar etapas e métodos de preparo.
3) Ajustar volume e cálculo de porções.

Planejamento de cardápios

1) Introduzir novas receitas, criar combinações, estabelecer custos precisos, catalogar, permutar cardápios equivalentes, modificar e recalcular cardápios.
2) Facilitar a pronta obtenção de cardápio impresso.

Controle inventarial

1) Controlar custos de alimentos, estabelecendo níveis máximos e mínimos de preços do fornecedor.
2) Estabelecer custo total de preparação, incluindo ingredientes, custo operacional com mão-de-obra e combustível.
3) Registrar dados para ajustamento automático de custo de receitas e cardápios.
4) Registrar pedidos e entregas relacionados com preço de fornecedores, custo de preparo e preço final ao consumidor.

Análise nutricional

1) Operar cálculo rápido e preciso dos nutrientes contidos nos ingredientes da receita.
2) Facilitar a totalização dos componentes que integram o cardápio, para estabelecer seu valor nutricional.
3) Obter avaliação pronta de perdas por recusa e restos no prato, para cálculo no controle de ingerido ("resto ingesta").

O importante é que o programa esteja atualizado, no sentido de conter informações atualizadas, precisas e confiáveis, para que os resultados obtidos correspondam à exatidão exigida. Dessa forma, o nutricionista é indispensável para reunir as informações e dados que deverão alimentar o arquivo.

A informática é apenas um facilitador do trabalho humano, sem poder eliminar a ação racional, dirigida, do profissional especializado.

CARDÁPIOS

Dieta geral

    Sopa minestrone

    Bife à milanesa

    Purê de batatas

    Cenouras com manteiga e salsa picada

    Salada de repolho

    Feijão e arroz

    Sobremesa: creme de abacate

    Sopa-purê mista de hortaliças

    Pernil de porco

    Polenta

    Couve à mineira ou farofa de couve

    Feijão

    Sobremesa: laranja

    Sopa-purê de ervilhas partidas

    Bife enrolado com toicinho

    Cará ou inhame

Salada de alface e beterraba
Feijão e arroz
Sobremesa: caqui

Sopa de cevadinha
Peixe com manteiga e salsa picadinha
Batatas cozidas ao natural
Cenouras ao molho branco
Salada de agrião e tomate
Feijão e arroz
Sobremesa: bananas

Sopa de farinha de soja
Bife de panela com azeitonas
Suflê de chuchu
Talharim simples (molho de carne)
Feijão e arroz
Sobremesa: melancia

Caldo verde
Galinha ensopada
Arroz
Couve-flor dourada
Salada de palmito e tomate
Feijão
Sobremesa: laranja

Sopa-creme de espinafre
Escaldado de peixe à brasileira
Pirão
Arroz e feijão
Sobremesa: abacaxi

Sopa-creme de cenoura
Iscas de fígado ensopadinhas com tomate

Purê de batatas
Ervilhas ensopadas
Arroz e feijão
Sobremesa: goiabas

Sopa de semolina
Ensopadinho de carne e quiabo
Pirão
Salada de tomate e alface
Arroz e feijão
Sobremesa: laranja

Canja
Salada de batatas com frios
Tomate e alface
Arroz de forno com galinha
Feijão
Sobremesa: mamão

Sopa de arroz e repolho
Filé de peixe à milanesa
Purê de batatas
Jardineira (cenoura e chuchu)
Feijão e arroz
Sobremesa: banana assada

Sopa de fubá com couve
Fatias de carne assada
Purê de ervilha partida
Quibebe de abóbora
Arroz e feijão
Sobremesa: abacaxi

Sopa mista de hortaliças
Rabada completa

Pirão
Berinjela ao natural
Salada de tomate
Arroz e feijão
Sobremesa: manga

Sopa de aletria
Cozido à portuguesa
Pirão
Arroz e feijão
Sobremesa: maçã

Sopa de hortaliças e aveia
Carne grelhada
Farofa
Bolinhos de acelga
Salada de beterraba e couve-flor
Arroz e feijão
Sobremesa: laranja

Sopa de purê de lentilhas
Peixe frito
Purê de batatas
Purê de hortaliças cozidas
Feijão e arroz
Sobremesa: ameixa em calda

Sopa de cebolas
Bife de fígado
Nabos e cenouras ensopados
Feijão e arroz
Sobremesa: doce de abóbora

Sopa-creme de couve-flor
Costelas ou costeletas assadas
Abobrinha ensopada
Farofa de margarina
Salada de agrião
Arroz e feijão
Sobremesa: salada de frutas

Sopa mista de vegetais
Almôndegas ao molho branco
Cenouras com manteiga e salsa
Arroz
Suco de tomate
Sobremesa: creme de abacate

Sopa-purê de hortaliças
Pastelão de batata com carne moída
Purê de acelga
Arroz
Sobremesa: manjar branco com calda queimada

Sopa-purê de ervilhas partidas
Bife de chapa
Purê de beterraba
Arroz
Sobremesa: caqui bem maduro

Sopa de cevadinha (passada na peneira)
Peixe com manteiga e salsa picadinha
Batatas cozidas ao natural
Cenoura ao molho branco
Arroz
Sobremesa: banana assada

Sopa de farinha de soja
Bife de chapa
Suflê de chuchu
Talharim na manteiga
Sobremesa: pudim de leite

Caldo verde
Galinha ensopada
Couve-flor ao molho branco
Arroz
Sobremesa: pudim de laranja

Sopa-creme de espinafre
Escaldado de peixe
Pirão
Arroz
Sobremesa: compota de pêra

Sopa-creme de cenoura
Bife de fígado na grelha
Purê de batatas
Purê de ervilhas
Arroz
Sobremesa: doce de banana

Sopa de semolina
Ensopadinho de carne e batatas
Cenoura e chuchu
Arroz
Suco de tomate
Sobremesa: gelatina

Salada de alface e tomate
Carne assada

Arroz de forno com galinha
Sobremesa: mamão

Sopa de arroz
Filé de peixe grelhado
Purê de batatas
Jardineira (cenoura e chuchu)
Sobremesa: banana assada

Sopa de fubarina
Carne seca com cebola
Quibebe
Arroz e feijão
Sobremesa: compota de pêssego

Sopa mista de hortaliças
Bife de chapa
Batata frita
Arroz
Sobremesa: sorvete de limão

Sopa de aletria
Cozido simples
Pirão
Arroz
Sobremesa: purê de maçã

Sopa de hortaliças e aveia
Bife de grelha
Purê de aipim
Arroz
Sobremesa: pudim de chocolate

Sopa-purê de lentilhas
Peixe ensopado

Creme de espinafre
Arroz
Sobremesa: pavê de morango

Sopa de cebolas
Bife de fígado (na grelha)
Purê misto de hortaliças
Arroz
Sobremesa: doce de abóbora

Salada de abobrinha
Bife de chapa
Purê de batatas
Suco de tomate
Sobremesa: sorvete de frutas

A inclusão de sopa em todos os cardápios sugeridos não quer dizer que seja obrigatória. Visa apenas a atender a eventuais problemas de grupos familiares com pessoas idosas ou crianças. O acréscimo de um ovo, farinha de soja, ou leite em pó à sopa pode resolver a complementação da dieta, em fases de dificuldade na ingestão de alimentos sólidos.

Para os cardápios de rotina, principalmente de almoço, a sopa pode ser substituída por salada de hortaliças ou de frutas frescas. Nos cardápios de luxo, as combinações com presunto, camarão, lagosta, caviar etc. são muito apreciadas, mas este é um outro longo capítulo de arte culinária, do qual nos ocupamos aqui.

No preparo dos alimentos de consumo diário, deve-se empregar o mínimo de gordura e selecionar as que contenham alto teor de ácidos graxos poliinsaturados.

BIBLIOGRAFIA

ABIA/SAPRO. Relação de alimentos industrializados, de alto valor calórico-protéico, não convencionais, de produção nacional, disponíveis para venda industrial, institucional e/ou doméstica. *Boletim Informativo*, n. 26, set. 1976.

AÇÚCAR. Disponível em: <http://www.esecsobreda.rcts.htm>. Acesso em: 20 set. 2005.

AGROMIL. Cultura do feijão. Disponível em: <http://www.agromil.com.br/ culturafeijao.htm>. Acesso em: 5 jun. 2005.

ALDRICH, P. J. Tailor made recipes. *J.A.D.A.*, USA, v. 31, n. 8, 1955.

ALI-BAB. *Gastrononie pratique*. Paris: Ernest Flammarion, Editeur, 1928.

ALIMENTOS Orgânicos. Disponível em: <http://www.geocities.com/quackwatch/ organico>. Acesso em: 10 jul. 2005.

ALONSO, M.; FIMN, E. J. *Física*: um curso universitário. São Paulo: Edgard Blücher, 1992, v. 1.

AMALDI, U. *Imagens da física*: as idéias e as experiências. Do Pêndulo aos Quartis. São Paulo: Scipione, 1995.

AMATO, G. W.; SILVEIRA FILHO, S. *Parboilização do arroz no Brasil*. Porto Alegre: Cientec, 1991. 91p.

AMBUS, J. L. et al. Effect of galactose and sugar substitutes on blood insulin levels in normal and obese individuals. *J. Med.* (7)(6):429-438, 1976.

ARROZ: o trivial fica bastante variado. *Nutrinews,* V. 15, n.173, p. 14-16,2001. ARRUDA, G. A. Manual de boas práticas. 2. ed. São Paulo: Ponto Crítico, 1996, v. 1.

ASPARTAME backgrounder. Atlanta: Calorie Control Council, 1993. 5p.

AYLWARD, Francis. Nutricional aspects of food processing. *Nutrition*, London, v. IX, n. 4, 1955.

BAER, E. F. et al. Microbiological quality of frozen breaded fish and shellfish products. *Appl. Environ. Microbiol.*, 31 (3):337-341, 1976.

BARBOSA, J. J. *Introdução à tecnologia de alimentos*. Rio de Janeiro: Kosmos, 1976.

BARRETO, J. L. Industrialização e conservação do leite. *Abia* 13:25, 35 jul. 1974.

BATISTA, Vicente. *Vitaminas*. São Paulo: Mário M. Ponzini & Cia., 1942.

BECHTEL, D. B. Tasty food prepared eletronically. *J.A.D.A.*, USA, v. 35, n. 3, 1959.

BERGHS, Olive Van Den. The development of the new margarine. *Nutrition*, London, V. IX, n. 1, 1955.

BIENVENIDO, O. J.; BECHTEL, D. B. The rice grain and its composition. 2. ed. In: *Rice*: chemistry and technology. St. Paul: The American Association of Cereal Chemists, 1994.

BLAKER, G. S. et al. *J.A.D.A.*, USA, v. 35, n. 12, 1959.

BLOETYS, M. K.; GOTTLIB. Layout efficiencyin the kitchen. *J.A.D.A.*, USA, v. 34, n. 8, 1955.

BOBBIO, F. O.; BOBBIO, P. A. *Introdução à química de alimentos*. 2. ed. São Paulo: Livraria Varela, 1995. 223p.

BOND, R.C.; STAUFFER, L. Sanitation & or the infection process. *J.A.D.A.*, USA, v. 31, n. 10, 1955.

BORGES, P.; SIQUEIRA, R; SILVA, W. A realidade alimentar brasileira. *Serv. Doc. de M.T.I.C.*, Rio de Janeiro, 1957.

BORZANI, W. Proteínas de origem microbiana. Abia/Sapro. *Boletim Informativo*, n. 18, maio 1975.

BRACKETT, R. E. Microbiological spoilage and pathogens in minimally processed refrigerated fruits & vegetables. In: WILEY, R C. *Minimally processed refrigerated fruits & vegetables*. New York: Chapman & Hall, 1994.

BRASIL. Ministério da Saúde. Agência Nacional de Vigilância Sanitária. Decreto n. 3.871, de 18 de julho de 2001. *Diários oficiais da República Federativa do Brasil*. Brasília, DF, 19 de abril de 2001.

BRASIL. Portaria SVS/MS n. 31, de 13 de janeiro de 1998. Regulamento técnico para fixação de identidade e qualidade de alimentos adicionados de nutrientes essenciais. *Diário Oficial da República Federativa do Brasil*. Brasília, DF, 16 outubro de 1998, p. 6.

BRASIL. Ministério da Agricultura do Abastecimento e Reforma Agrária. Portaria n. 65, de 16 de fevereiro de 1993. Aprova a norma de identidade, qualidade, embalagem, marcação e apresentação do alpiste, da ervilha, da lentilha, do girassol e da mamona. *Diário de Oficial da República Federativa do Brasil*. Brasília, DF, 19 de fevereiro de 1993.

BRASIL. Ministério da Agricultura e do Abastecimento. Regulamento da Inspeção Industrial e Sanitária de Produtos de Origem Animal. Decreto n. 30.691, de 29 de março de 1952, alterado. Brasília: MAA, 1997.

BRASIL. Ministério da Saúde. Agência Nacional de Vigilância Sanitária. Portaria n. 27, de 13 de janeiro de 1998. Regulamento técnico referente à informação nutricional complementar. *Diário Oficial de República Federativa do Brasil*. Brasília, DF, 13 de janeiro de 1998.

BRASIL. Ministério da Saúde. Agência Nacional de Vigilância Sanitária. Portaria n. 29, de 13 de janeiro de 1998. Regulamento técnico para fixação de identidade e qualidade de alimentos para fins especiais. *Diário Oficial de República Federativa do Brasil*. Brasília, DF, 13 de janeiro de 1998.

BRASIL. Ministério da Saúde. Agência Nacional de Vigilância Sanitária. Portaria n. 33, de 13 de janeiro de 1998. Ingestão diária recomendada (IDR) de vitaminas minerais e proteínas. *Diário Oficial de República Federativa do Brasil*. Brasília, DF, 13 de janeiro de 1998.

BRASIL. Ministério da Saúde. Agência Nacional de Vigilância Sanitária. Decreto n. 3.871, de 18 de julho de 2001. Disciplina a rotulagem de alimentos embalados que contenham ou sejam produzidos com organismos geneticamente modificados, e dá outras providências. *Diário Oficial da República Federativa do Brasil*. Brasília, DF, 19 de abril de 2001. Seção I-E, p. 1.

BRASIL. Ministério da Saúde. Agência Nacional de Vigilância Sanitária. Portaria n. 379, de 26 de abril de 1999. Regulamento técnico referente a gelados comestíveis, preparados, pós para preparo e qualidade de alimentos para fins especiais. *Diário Oficial de República Federativa do Brasil*. Brasília, DF, 26 de abril de 1999.

BRASIL. Ministério da Saúde. Agência Nacional de Vigilância Sanitária. Portaria n. 38, de 13 de janeiro. Regulamento técnico referente a adoçantes de mesa. *Diário Oficial de República Federativa do Brasil*. Brasília, DF, 13 de janeiro 1998.

BROWN, D. Joe - ÍNDIA - Biblioteca Universal de Life en Español, 1961.

BUREAU OF HUMAN NUTRITION & HOME ECONOMIC - Agriculture Hand - book n. 34, Food Composition of Fast Eastern Countries, Department of Agriculture (USA), 1952.

BUREAU OF HUMAN NUTRITION & HOME ECONOMICS - Agriculture Hand - book n. 8, Composition of Foods, Department of Agriculture (USA), 1950.

BURUFFALDI, R; OLIVEIRA, M. N. *Fundamentos de tecnologia de alimentos*. São Paulo: Atheneu, 1998, v.,3. CALENDÁRIO AGRÍCOLA DO BRASIL. Ministério da Agricultura, São Paulo, 1953.

CALENDÁRIO AGRÍCOLA DO BRASIL. Ministério da Agricultura, Distrito Federal, 1954. CAMARGO, R. Produtos de alimentos derivados da soja por via microbiana. Abia/Sapro. *Boletim Informativo*, n. 16, jan. 1975.

CAMPANHA NACIONAL DA MERENDA ESCOLAR. Publicações - MEC, Rio de Janeiro.

CAMPBELL, Carol L. et al. Conventional vs electronic cooking. *J.A.D.A.*, USA, v. 34, n. 4, 1958.

CAMPOS, M. A. Pourchet. A ciência dos alimentos. Rio de Janeiro: Irmãos Pongetti, 1957.

CÂNDIDO, L. M. B.; CAMPOS, A. M. Alimentos para fins especiais: dietéticos. São Paulo: Livraria Varela, 1995.

CANTWELL, M. I.; SUSLOW, T. V. Postharvest handling systems: fresh-cut fruits and vegetables. In: KADER, A. A. (Ed.). *Postharvest technology of horticultural crops*. 3th ed. Califórnia: S. ed., 2002.

CARPER, J. *Alimentos*: o melhor remédio para a boa saúde. Como os alimentos podem prevenir e curar mais de 100 sintomas e problemas. Com base em mais de 10.000 estudos científicos. 6. ed. Rio de Janeiro: Campus, 1995. 596p.

CARVALHO, P. R N. *Enriquecimento de alimentos*. Campinas: Instituto de Tecnologia de alimentos, 1995. 7p.

CASTRO, Josué de. *Fisiologia dos tabus*. Rio de Janeiro: Oficina Gráfica Mauá, 1941.

CASTRO, Josué de. *Geografia da fome*. Rio de Janeiro, 1948.

CEAGEPE. *Hort&frut qualidade*. Disponível em: <http://www.ceagepe.com.br>. Acesso em: 9 ago. 2005.

CEFRI (Centrais de Estocagem Frigorificada) - Abia/Sapro, n. 32, p. 81, 1977.

CHAVES, N. *Nutrição básica e aplicada*. Rio de Janeiro: Guanabara Koogan, 1978.

CHIAPPINI, C. C. J.; KAJISHIMA, S.; VERRUMA-BERNARDI, M. R *Apostila de teoria e prática em técnica dietética*. Faculdade de Nutrição/UFF. S.d.

CHIRIBOSA, C. C. y col. Desarrolo de una mezcla de proteinas vegetales de alto valor biologico y de bajo costo. *Arch. Nutr. del Peru*, v. I, .1964.

CHITARRA, M. I. F. *Processamento mínimo de frutos e hortaliças*. Lavras: UFLA/FAEPE, 2000. 113p.

CHURCH, C. F. *Food value of portions commonly used.* USA: A. P. Bowes, 1948.

CIACCO, C. F.; CRUZ, R. *Fabricação de amido e sua utilização.* Secretaria de Indústria, Comércio e Tecnologia. Estado de São Paulo, 1982.

CIACO, C. F. Trigo - Enriquecimento. *Alimentos e Tecnologia*, V. II, n. 9, p. 28, 1986.

CNA (Comissão Nacional de Alimentação). *Aditivos químicos alimentares.* Rio de Janeiro: Ministério da Saúde, 1962.

COBAL. Política de alimentação. *Alimentos e Tecnologia*, v. I, n. 2, 1985.

COELHO, T. *Alimentos*: propriedades físico-químicas. 2. ed. Rio de Janeiro: Cultura Médica, 2001. 240p.

COENDERS, A. *Química culinária.* Zaragosa: Acribia, 1996.

COMITÊ MIXTO FAO/OIEA/OMS DE EXPERTOS. La comestibilidad de los alimentos irradiados. Ginebra: Organización Mundial de la Salud, 1977.

CONSELHO COORDENADOR DO ABASTECIMENTO. Setor de Higiene, Educação e Assistência Alimentar. Publicações - Preso Pres. Rep. Rio de Janeiro, 1958.

COOPER. D. F. ET AL. *Nutrition In Health & Disease.* USA: J. B. Lippincott Comp., 1959.

COSTA, Dante. Alimentação do escolar. *Serv. Doc. do MEC*, Rio de Janeiro.

COSTA, Dante. *Bases da alimentação racional.* São Paulo: Cia. Editora Nacional, 1949.

COSTA, Dante; PINTO LIMA, J.; HOESCHL, Lieselotte. A criança, atividades agrícolas e a alimentação. *Serv. Doc. Minist. Agricultura*, Rio de Janeiro, 1945.

COSTA, Dante. *Tratado de nutrição.* Rio de Janeiro: Guanabara, 1947.

COSTA, Leite, Edy; AUTURI, Silvia; JUNQUEIRA, Lygia. *A boa cozinha.* Rio de Janeiro: Tecnoprint Gráfica S.A.

COSTA, Maria Fernanda de Albuquerque. *A certificação de alimentos orgânicos no Brasil.* Disponível em: <http://www.planetaorganico.com.brltrabfern2.htm>. Acesso em: 20 ago. 2005.

COSTA, O. P.; LUSTOZA, D. C. Aspectos tecnológicos envolvidos na fabricação de sorvete. *Sorveteria Brasileira*, p. 40-46, mar.abr./2002.

COUTINHO, A. O. N. Política de controle de alimentos. *Alimentos e Tecnologia*, V. II, n. 6, p. 60, 1986.

COUTINHO, Rui. *Valor social da alimentação.* Rio de Janeiro: Agir, 1949.

COVER, S. Effects of metal skewers on cooking time & tenderness of beef. *Food Research*, 6:233 (USA), 1941.

CRAWFORD, A. M. D. *Alimentos*: seleção e preparo. 2. ed. Rio de Janeiro: Record, 1985. 383p.

CRAWFORD, McDowell A. *Alimentos*. Rio de Janeiro: Distribuidores Record de Serviços de Imprensa Ltda., 1966.

CRUZ, M. A. *Come-se o que se planta.* Disponível em: <http://www.unicamp.br/ unicamp/ unicamp>. Acesso em: 5 set. 2005.

CTNBio (Comissão Técnica Nacional de Biossegurança). Disponível em: <http:// www.ctnbio.gov.br/ctnbio/Sistema/LIBERACOESogm.asp>. Acesso em: 6 jun. 2005.

D'ARCE, M. A. B. R. *Grão e óleo vegetais*: matérias-primas. Disponível em: <http:// www.esalq.usp.br/departamento/lan>. Acesso em: 20 set. 2005.

DAROLT, M. R. *A qualidade dos alimentos orgânicos*. Disponível em: <http:// www.planetaorganico.com.br/daroltqualid.htm>. Acesso em: 18 set. 2005.

DE EDS. *Floyd* - chemicals in foods - *J.A.D.A.*, USA, v. 35, n. 1, 1959.

DELLA MODESTA, R. C. *Manual de análise sensorial de alimentos e bebidas*: seleção e treinamento de provadores da equipe sensorial. Rio de Janeiro: Embrapa - CTAA, 1994. 78p.

DESCARTES, de Garcia Paula. *Alimentos*. Rio de Janeiro: Casa do Estudante do Brasil, v. I e II.

DESCARTES, de Garcia Paula. La complexité chimique et les propriétés physiologiques du mate - bull. Sté. *Chim. Biol*, Paris, 36:6, 7.

DESUEL Jr., Harry. Why fat is needed in the diet. *Nutrition*, London, v. X, n. 2, 1956.

DICKERSON, M. The art of preparing good food. *J.A.D.A.*, USA, v. 32, n. 3, 1956.

DREW, F. C. Cia. Inc. Óleos e Gorduras - Tabela de Propriedades Físicas e Composição, Divisão de Agricultura, New York, 10, NY.

EBBS, Jone C. New food products & processes. *J.A.D.A.*, USA, v. 34, n. 2, 1958.

EISBERG, R. M.; LERNER, L. M. *Física*: fundamentos e aplicação. São Paulo: McGraw-Hill, 1992, v. 1.

EMBRAPA. Arroz e feijão 2002. Disponível em: <http://www.cnpaf.embrapa.br>. Acessso em: 3 abr. 2002.

ENOSHITA, L. *Extrato de levedura*, II, n. 11, p. 70, 1986.

ERICKSON, B. E. Detecting genetically modified products in food. *Analytical Chemistry*, v.72, p.454-459, 2000.

ESCARDÓ, F.; WEISSMANN, M. *Los alimentos del niño pequeno*. Buenos Aires: EL Ateneo, 1947.

ESCUDERO, Pedro. *Alimentação*. Tradução brasileira. Rio de Janeiro: Científica, 1943.

ESCUDERO, Pedro. *Tablas de la composición química de los alimentos*. Buenos Aires: Publicaciones Inst. Nac. de la Nutrición, 1945.

EVANGELISTA, J. *Tecnologia de alimentos*. Rio de Janeiro: Atheneu, 1987.

EVERSON, G. L.; SONDERS, H. J. Nutritive Value of Eggs. *J.A.D.A.*, USA, v. 33, n. 12, 1957.

EXLER J. et al. Comprehensive evaluation of fatty acids in foods. *J. AM. Dietetic. Assoc.*, 69 (3):243-248, 1976.

FANCHINI, C. Recursos marinhos na alimentação escolar. Abia/Sapro. *Boletim Informativo*, n. 16, jan. 1975.

FAO. Rice & rice diets. Publicações (Roma) 1952.

FAO/OMS. Manual sobre necessidades nutriconales del hombre. *Estudios sobre Nutrición*, n. 28 - OMS: Série de Monografias, n. 61, Ginebra, 1975.

FAO/WHO, JOINT COMMITTEE. Energy and protein requirements. *Tech*, Série 522, Geneva, WHO - 1973.

FAVIER, J. C. et al. *Repertório geral dos alimentos*: tabela de composição. 2. ed. São Paulo: Roca, 1999. 895p.

FELLOWS, Peter. *Tecnologia del processado de los alimentos*: princípios y práticas. Zaragosa: Acribia, 1994. 549p.

FELT, S. A. et al. Instabulity of meringued pies. *J.A.D.A.*, USA, v. 32, n. 8, 1956.

FENNEMA, O. R. *Química de los alimentos*. Zaragosa: Acribia, 1993.

FERMENTAÇÃO. Disponível em: <http://www.profcupido.hpg.ig.com.br>. Acesso em: 7 ago. 2005.

FERNANDES, G. M. B.; FILHO, B. F. S. *Armazenamento de sementes de feijão na pequena propriedade*. Rio de Janeiro: Pesagro, 2001. 5p.

FERNANDES, M. S. Valor nutricional de conservas de frutas. Abia/Sapro. *Boletim Informativo*, n. 21, novo 1975.

FLETCHER, D. C. Microwave radiation effects on vitamins in foods remains unknown. *The J. of the AM. Med. Assoc.*, n. 238, Oct. 1977.

FONSECA, H. L et al. Arroz parboilizado. In: *Arroz*: produção, pré-processamento e transformação agroindustrial. São Paulo: Secretaria da Indústria, Comércio, Ciência e Tecnologia - Coordenadoria da Indústria e Comércio, 1985, p. 53-63.

FORSYTH, J. S. Is it worthwhile breast feeding? *Eur. J. Clin. Nutr.*, V. 46, (Suppl 1), p. 19925, 1992.

FOSTER, M. George. As culturas tradicionais e o impacto da tecnologia. Fundo de Cultura, 1962.

FRANCIS, G. A; THOMAS, C.; O'BEIRNE, D. The microbiological safety of minimally processed vegetable. *International Journal of Food Science and Technology*, v. 34, p. 1122, 1999.

FRANCO, Guilherme. *Tabela de composição química de alimentos* - SAPS (Rio).

FRANCO, Guilherme. *Tabela do teor vitamínico dos alimentos* - SAPS (Rio).

FUNDAÇÃO GETÚLIO VARGAS. *Dietas de custo mínimo*. Instituto Brasileiro de Economia, 1978.

FUNELLI, M. J. *Computerized dietary analysis by food groups and by nutrients food groups*, V. 86, n. 2, p. 212.

GAP (Grupo Assessor para Proteína). O potencial dos concentrados de proteínas de peixe no que diz respeito aos países em desenvolvimento. Abia/Sapro. *Boletim Informaativo*, n. 7, jul. 1973.

GAVA, A. J. Controvérsia sobre aditivos. *Alimentos e Tecnologia*, v. II, n. 13, p. 28,1987.

GERMANI, R. et al. *Curso de controle de qualidade tecnológica do grão e de farinha de trigo*. Rio de Janeiro: Embrapa-CTAA, 1997. 60p.

GLICKMAN, M. Utilização de hidrocolóides marinhos na indústria de alimentos. *Alimentos e Tecnologia*, v. II, n. 13, p. 58, 1987.

GOMEX BRITO L. et AL. Algunos efectos de la cera tag en la maduracion postcosecha de mangos. *Arch. Latinoam. Nutr.*, 24 (4):513-525, 1974.

GOULD, G.; GOULD, B. *Parrot preservation society*. Scottsdale: <http://www.parrotpro.com/egg.jpg>. Acesso em: 20 ago. 2003.

GRAHAM, D. M. Caffeine - its identity, dietary sources, intake and biological effects. *Nutr. Review*, n. 36, Apr. 1978.

GRARY, Alice. The preservation of fruits and vegetables. *Nutrition*, London, v. VIII, n. 3, 1954.

HALLIDAY, D. R.; MERRILL, J. R. *Fundamentos de física 2*. Gravitação, ondas e termodinâmica. 2. ed. Rio de Janeiro: Livros Técnicos e Científicos, 1993.

HANSON, Helen L. Prepared frozen foods. *J.A.D.A.*, USA, v. 36, n. 6, 1960.

HARDINGE; GROOKS. Fatty acid composition of food fats. *J.A.D.A.*, USA, v. 34, n. 10, 1958.

HARPER, A. E. Recommended dietary allowances: are they what we think they are? *J. Am. Dietet. A.*, 66:13, 1975.

HARVEST PLUS. *Breeding crops for bettes nutrition*. Disponível em: <http:// www.harvestplus.org>. Acesso em: 7 jun. 2005.

HAUN, Paul. The art of dietetics. *J.A.D.A.*, USA, v. 35, n. 10, 1959.

HEADLEY, M. E.; JACOBSON, M. Electronic vs conventional roasting of lamb. *J.A.D.A.*, USA, v. 36, n. 4, 1960.

HENRY, B. Nelson. *Educação comunitária*. Rio de Janeiro: USAID (Centro de Publicações Técnicas), 1965.

HINMAN, W. F. e col. The nutritive value of canned foods. VII. Effect of small seale preparation on ascorbic acid, thiamine, and riboflavin contend of commercially canned vegetables. *J.A.D.A.*, USA, 2:7, Jan. 1945.

HISTÓRIA do arroz. Disponível em: <http://juriti.com.br>. Acesso em: 6 fev. 2002.

HOFFMAN, C.; ZABIK, M. Effect of microwave cooking/reheating on nutrients and food system. *J. AM. Dit. Assoc.*, v. 85, n. 8, p. 922.

HOLLIDAY, E. G.; NOBLE, I. T. *Hows & whys of cooking*. USA: Univ. of Chicago Press, 1946.

HOOVER, W. J. E. GOERMELY, P. J. Avaliação preliminar do potencial da farinha de trigo reforçada com soja para a melhoria da nutrição. Abia/Sapro, 17, mar. 1975.

HORTALIÇAS e frutas. Disponível em: <http://www.sensibilidadeesabor.com.br>. Acesso em: 15 abr. 2005.

HORTALIÇAS e frutas. Disponível em: <http://www.unb.br/fs/ost-vit.htm>. Acesso em: 6 jun. 2005.

HORTALIÇAS. Disponível em: <http://www.agrofloresta.net/fotos/farinha>. Acesso em: 22 jul. 2005.

HOSENEY, R. Carl. *Princípios de ciencia y tecnologia de los cereales*. Zaragosa, Acribia, 1991. 321p.

HUENEMANN, Ruth, I. Combating food misinformation. *J.A.D.A.*, USA, v. 32, n. 7, 1956.

HUGHES, R. E. Fruit flavonoids: some nutricional implications. *J. of Human Nutrition*, n. 32, Feb. 1978.

HUGUES, Osee. *Foods*. USA: The Mac Millan Comp. N.Y., 1950.

IFPA. *International fresh-cut produce association*. Disponível em: <http://www.freshhcuts.org>. Acesso em: 25 fev. 2003.

ANVISA/MS. *Informe Técnico n. 9,* 21 de maio de 2004. Disponível em: <http:// www.codeagro.sp.gov.br/soc/soc.php?pg=5>. Acesso em: 7 jul. 2005.

INSTITUTO ACQUA. Alimentos hidropônicos beneficiam a saúde e o meio ambiente. Disponível em: <http://www.institutoacqua.org.br>. Acessado em: 9 maio 2005.

INSTITUTO NACIONAL DE LA NUTRICIÓN. Publicaciones - Tablas del valor vitamínico de los alimentos, Buenos Aires, 1957.

IVES, Margaret. Laboratory testing of food packing materials. *J.A.D.A.*, USA, v. 33, n. 4, 1957.

JAY, J. *Microbiologia moderna de los alimentos*. 3. ed. Zaragoza: Acribia, 1994.

JOHNSON, Doris. *Modern dietetics*. USA: G. P. Putnman's Son, 1951.

JORGE, N.; LOPES, M. R. V. Determinação de compostos polares totais em óleos e gorduras de frituras. *Higiene Alimentar*, v. 19, n. 131, p. 46-50, 2005.

JUDD, E. Judith. Century-old dietary taboos in 20th century Japan. *J.A.D.A.*, USA, v. 33, n. 5, 1957.

JUSTIN, RUST, VAIL. *Alimentos*. Rio de Janeiro: USAID (Centro de Publicações Técnicas), 1966.

JUZWIAK, C. R. *Entenda nutrição*: alimentos funcionais. Disponível em: <http:// www.unimonte.br/news/845.asp>. Acesso em: 7 set. 2005.

KAIMOTO, A. M.; FERREIRA, S. M. R. Perfil da qualidade do arroz parboilizado adquirido num sistema de alimentação coletiva. *Higiene Alimentar*, v. 15, n. 89, p. 79-89, 200l.

KENTON, R.; CESERANI, R.; FOSKETT, D. *Enciclopédia de Serviços de Alimentação*. Tradução de A. T. Gioval. 1 ed. Português/ 8 ed. Inglesa. São Paulo: Livraria Varela, 1998. 703p.

KNUTSON, L. Alguns aspectos da relação mútua entre proteína e energia. Abia/Sapro. *Boletim Informativo*, n. 18, maio 1975.

KON, S. K. La leche y los productos lácteos em la nutrición humana. *Estúdios sobre Nutrición*, Roma, FAO, n. 27, 1972.

KORCH, G. C. Sodium content of potable water. Distary significance. *J. AM. Dit. Assoc.*, v. 86, n. 1, p. 80.

KOROLCOLVAS, A. *Dicionário terapêutico*. São Paulo: Guanabara Koogan, 1996-1997.

KOTSONIS, F. N. et al. Food toxicology. In: KLAASSEN, C. D. (Ed.). *Cassarett and Doull's toxicology*: the basic science of poisons. 5. ed. New York, MacGraw-Hill, 1996. 1.111p.

KRITCHEVSKY, D. Diet and atherosclerosis. *AM. J. Pathol.*, 84 (3):615-32, 1976.

L'ART CULINAIRE FRANÇAIS (Par nos Grands Maitres de la Cuisine). Flamarion, France, 1950.

LAJOLO, F. M.; NUTTI, M. R. *Transgênicos*: bases científicas da sua segurança. São Paulo: SBAN 2003.

LAJOLOF, M. et al. Estudo bromatológico de concentrados protéicos obtidos a partir de Sardinella Aurita e da Tilápia Melanopleura – I ensaio das proteínas. *Arch. Latinoam. Nutr.*, 25 (1):67-78, mar. 1975.

LANCELOTTI, S. Queijos, queijos. *Alimentos e Tecnologia*, v. II, n. 10, p. 60, 1986.

LARSON, R. E. Drip losses in thawing fronzen poultry. *J.A.D.A*, USA, v. 32, n. 8, 1956.

LAYRISSE, M. et al. Sugar as a vehicle for iron fortification. *Amer. J. Clin. Nutr.* 29 (1):8-18, 1976.

LEDERLE LABORATORIES, Inc. - Vitaminas - Publicações (Rio) 1944.

LEITÃO, M. F. Controle sanitário na indústria de alimentos. Abia/Sapro, *Boletim Informativo*, n. 28, jan. 1977.

LEITE, J. G. Proteína concentrada de peixe - pesquisas brasileiras. Abia/Sapro. *Boletim Informativo*, n. 8, set. 1973.

LENNER, R. A. Specially designed sweeteners and food for diabetics: a real need? *AM. J. Nutr.* 29 (7):726-33, 1976.

LEVERTON, Ruth, M. Distorting facts into fads. *J.A.D.A.*, USA, v. 33, n. 8, 1957.

LEWIS, M. J. *Propriedades físicas de los alimentos y de los sistemas de procesado.* Zaragosa: Acribia, 1993.

LONDAHL, Mr. G. Estocagem de alimentos congelados. Abia/Sapro. *Boletim Informativo*, n. 36, maio 1978.

LONGREE, K. et al. Time & temperature in making custards. *J.A.D.A.*, USA, v. 38, n. 1 e n. 2, 1961.

LOWE, Belle. *Experimental cookery*. USA: John Willey & Sons Inc., 1943.

MAC CANCE; WIDDOWSON. *Chemical composition of foods*. London, His Majesty's Stationary Office, 1946.

MAC COLLUN, E. V. The never knowledge of nutrition. USA: The MacMillan Comp.

MAC COLLUN, E. V.; BECKER, J. E. *Alimentos, nutrição e saúde*. Tradução do SESP. Rio de Janeiro, 1953.

MANDIOCA. Disponível em: <http://uvnt.universidadevirtual. br/ ciencias/ atualidades/ mandioca.htm>. Acesso em: 20 jul. 2005.

MARSHALL N. et al. Cooking top round beef roast. *J.A.D.A.*, USA, v. 36, n. 4 e v. 35, n. 6, 1960 e 1959.

MARTINS, F. de O. *Alimentos funcionais*. Disponível em: <http://www.aesetorial. com.br/ glossario>. Acesso em: 12 jul. 2005.

MATIOLA. Disponível em: <http://www.matiola.com.br>. Acesso em: 15 abr. 2002. Acesso em: 23 jun. 2005.

Mc CULLONGH, Norway. Epidemiology of Salmonellosis. *J.A.D.A.*, USA, v. 34, n. 3, 1958.

McDOWALL, R. J. S. *Physiology & biochemistry*. Canadá: The Biakiston Comp. 41 Edt., 1951.

McGARY, Virginia et al. Acceptability of irradiated foods. *J.A.D.A.*, USA, v. 32, n. 11, 1956.

McLESTER, J. S. *Nutrition & diet in health & disease*. USA: Saunders Comp., 1949.

MELLO, A. Silva. *Alimentação humana e realidade brasileira* – SAPS (Rio) 1946.

MELLO, A. Silva. *Alimentação, instinto e cultura*. Rio de Janeiro: José Olympio, 1943.

MENDEZ, M. H. M. et al. *Tabela de composição de alimentos*. Rio de Janeiro: Ed. Universitária (EDUFF), 1992. 40p.

MERRIL, O. A. et al. Computerized dietary analysis systems. *J. AM. Diet Assoc.* 83:4, 421, 1984.

MIAN, S. M. Microondas na técnica de cozimento. *Alimentos e Tecnologia*, v. 11, n. 10, p. 65, 1986.

MICHELA, P. LORENZ, K. The vitamins of triticale, wheat and rye. *Cereal Chemistry*, n. 53, Nov.-Dec. 1976.

MILTON, R. F. Dehydrated food. *Nutrition*, London, Winter 1951.

MITCHELL, H. S. et al. *Nutrição*. Tradução e adaptação da 16.ª edição do original. – Rio de Janeiro: Editora Interamericana Ltda., 1978.

MONTEDONIO, J. M. Hábitos alimentares no Brasil. Níveis de consumo dos principais alimentos, níveis de renda e poder de compras das diversas camadas sociais. *Boletim Informativo*, Assoc. Bras. Inds. Alimentação (6):48-60, maio 1973.

MOORE, M. C. et al. Dietary atherosclerosis study on deceasedp. Relation of selected dietary components to raised coronary lesions. *J. AM. Diet. Assoc.*, 68 (3):216-23, 1976.

MORETTO, E. et al. *Introdução à ciência de alimentos*. Florianópolis: Ed. UFSC, 2002. 255p.

MOURA CAMPOS, F. A. O complexo da mandioca como traço de influência ameríndia na alimentação brasileira. *O Hospital*, jun. 1951.

MOURA CAMPOS, F. A. *Problemas brasileiros de alimentação*. Rio de Janeiro, 1949.

MRAK, Emil. New and improving food products. *J.A.D.A.*, USA, v. 36, n. 6, 1960.

NAHAS, E. *Papel dos alimentos fermentados*. Abia, n. 29, p. 30, mar. 1977.

NATIONAL LIFE STOCKS & MEAT BOARD. Meat merchandising – Department of Home Economics, USA, 1952.

NATIONAL LIVE STOCK & MEAT BOARD. Ten lessons on meat – Department of Home Economics, USA, 1950.

NAZARIO, G. Aditivos para alimentos. *Alimentos e Tecnologia*, v. II, n. 11, p. 74, 1986.

NOBLE I; GOMES, L. B vitamin in roast beef. *J.A.D.A.*, USA, V. 36, n. 1, 1960.

NORRIS, Thelma. *Dietary surveys, techniques & interpretation*. Roma: FAO, 1949.

NUNES, M. U. C. *Alimento hidropônico, alimento convencional, alimento orgânico*. Disponível em: <http://www.cpatc.embrapa.br>. Acesso em: 17 jul. 2005.

OLIVEIRA, E. C. *Algas*, v. II, n. 10, p. 40, 1986.

OLIVEIRA, N. Aromatizantes. *Alimentos e Tecnologia*, v. II, n. 12, p. 66, 1986.

OLSON, Roberts. Research, fads and practical dietetics. *J.A.D.A.*, USA, v. 31, n. 8, 1955.

OMS (ORGANIZAÇÃO MUNDIAL DE SAÚDE). Necessidades de energia e de proteínas. Ginebra, 1973 (OMS, Série de Informes Técnicos 522).

OMS (ORGANIZAÇÃO MUNDIAL DE SAÚDE). Nutrition: activités de l'OMS (1948-1964) – 2, *Chronique*, v. 9, n. 11, 1965.

OMS/OPS. Terminologia sobre alimentos y nutricion; definicion de algunos terminos y expresiones de uso corriente, Washington, 1976.

ORNELLAS, L. H. Alimentos supergelados. *Boletim da Associação Brasileira de Nutricionistas*, v. II, n. 16, 1968.

ORNELLAS, L. H. Etapas evolutivas do uso de alimento. *Alimentos e Tecnologia*, v. II, n. 11 e 46, 1986.

PALLOCK, H. Wholesomeness of irradiated food. *J.A.D.A.*, USA, v. 35, n. 3, 1959.

PARRY, Morley, T. Food hygiene. *Nutrition*, London, v. IX, n. 2, 1955.

PECHNIK, Emília; GUIMARÃES, L. B.; CHAVES, J. M. Simpósio sobre alimentos da Amazônia – CNA (Comissão Nacional de Alimentação), M.S., Rio de Janeiro, 1963.

PENNA, E. W.; WEINACKER B., K. Aspectos tecnologicos de los edulcorantes. *Alimenntos*. Santiago de Chile, v. 15, n. 2, p. 49-58, 1990.

PENNY, C. *Sweetness with function*. Food Ingredients & Processing International. Rickmasworth, p. 7-11, 1992.

PHILIPPI, S. T. *Nutrição e técnica dietética*. São Paulo: Manole, 2003. 390p.

PHILLIPS Leceta et al. Eletronic cooking of chicken. *J.A.D.A.*, USA, v. 37, n. 5, 1960.

PRENTICE, E. Parmalee. *El hambre en la História*. Buenos Aires: Espasacalpe Argentina, 1946.

QUALIDADE dos alimentos orgânicos. Disponível em: <http://www.planeta organico.com.br>. Acesso em: 9 out. 2005.

QUINTAES, K. Utensílios para alimentos e implicações nutricionais. *Revista de Nutrição da PUCCAMP*, v. 13, n. 3, p. 151-156, 2000.

QUINTELA, Medina, T. Desidratação de alimentos. *Arq. Bras. Medicina Naval*, Rio de Janeiro, n. 66, 1957.

QUISENBERRY, Karl, S. New plants for human use. *J.A.D.A.*, USA, v. 32, n. 5, 1956.

RAMALHO, F. J.; FERRARO, N. G.; SOARES, P. A. T. *Os fundamentos da física*. 7. ed. São Paulo: Moderna, 2000, v. 2.

REIS, K. C. et AL. *Aplicação de lactato de cálcio e ácido ascórbico na conservação de minimilho*. Alimentos minimamente processados. Disponível em: <http:// www.editora.ufla.br/revista/29_2/art10>. Acesso em: 7 jul. 2005.

REISER, R. Oversimplification of diet: coronary heart disease relationship and exaggerated diet recommendations. *The AM. J. of Clin. Nutr.*, n. 31, May 1978.

RENNER, H. D. *The origin of food habits*. London: Faber & Faber.

RESURRECCION, A. P. et al. Fatty acid composition of rice dils. *J. SCI. Food Agric*. 26 (4):437-39, 1975.

RIBEIRO, A. José. *Fabricação de queijos*. Rio de Janeiro: SIA (Serviço de Informação Agrícola), Ministério da Agricultura, 1961.

RIBEIRO, Fonseca. *Vitaminas*. Universidade de São Paulo, 1942.

RITCHIE, Jean A. S. *Pour une alimentation meilleure*. Roma: FAO, 1951.

ROCHE. *As vitaminas*. Rio de Janeiro: Lab. Serviço Científico, 1948.

ROSA E SILVA, G. J. Alimentação e subdesenvolvimento no Brasil. *Revista Brasileira de Geografia*, n. 3, ano XXVI, 1964.

ROSA, O. *Microbiota associada a produtos hortícolas minimamente processados comercializados em supermercados*. 2002. 120p. Tese (Doutorado) – Universidade Federal Lavas, Lavras.

ROTHMAN, Boris. *Apontamentos do curso de técnica dietética*. Buenos Aires: Inst. Nac. de la Nutrición, 1940.

SÁ, Carlos. *Higiene e Educação da Saúde*. Rio de Janeiro: Serv. Nac. de Educação Sanitária, 1957.

SALAZAR DE BUCKLE. Contribuição da tecnologia à obediência dos padrões nutricionais em países em desenvolvimento. Abia/Sapro. *Boletim Informativo*, 24, maio 1976.

SALGADO, E. M. P.; KAJISHIMA, S. Estudo da influência do calor no fator térmico, fator antinutricional e elaboração de tabela de fator térmico. In: SEMANA DE MONITORIA/ UFF, 2001, Niterói, 23p.

SALINAS, R. D. *Alimentos e nutrição* – introdução à bromatologia. 3. ed. Tradução de Murad F. Porto Alegre: Artmed, 2002.

SATTER, Ellyn. *How to get your kid to eat*. Califórnia: Bull Publishing Company, Palo Alto, 1987.

SCALA, J. *Prescription for longevity*. USA: Plume Book, 1994.

SCHULTZ, H. N. Chemicals in foods. *J.A.D.A.*, USA, v. 34, n. 5, 1958.

SELLING; FERRARO. The psychology of diet & nutrition. *J, L. The Bodly Head*, London, 1947.

SGARBIERI, V. C. *Proteínas em alimentos protéicos*. São Paulo: Livraria Varela, 1996.

SHELTON, Jr. L. R. Sanitation in fronzen precooked foods. *J.A.D.A.*, USA, v. 38, n. 2, 1961.

SHERMAN, H. C. *Chemistry of food and nutrition*. 8th ed. USA: The MacMillan Comp., 1952.

SHERMAN, H. C. *Food products*. USA: The Mac Millan Comp., 1948.

SILVA Jr. E. A. *Manual de controle higiênico-sanitário em alimentos*. Campinas: Livraria Varela, 1995.

SIMMONDS, Rose. *Manual of nutrition*. London: Cassel & Comp. Ltda., 1945.

SIQUEIRA, Rubens. *Alimentação*. Rio de Janeiro, 1940.

SMITH, Blackwell, R. Chemical additives in foods. *J.A.D.A.*, USA, V. 32, n. 8, 1956.

SNYDER, Clara S. *Through silken sieve* – wheat flour. USA: Inst. Chicago, 1950.

SOMERS, Ira J.; REED, Jones. Development in food preservation. *J.A.D.A.*, USA, v. 35, n. 3, 1959.

STERN, France. *Apllied dietetics*. USA, 1936.

STEWART, C. P. What do we want from our food? *Nutrition*, London, v. VII, n. 1, 1953.

SWARTZ, Rose. *The foundation of nutrition*. USA: The MacMillan Comp. N.Y., 1956.

SWEENEY, J. P. Effects of cooking on fronzen broccoli. *J.A.D.A.*, USA, v. 36, n. 2, 1960.

SWEET functionality. *Food ingredients & analysis international*. Rickmansworth, p. 10-18. 1995.

SWEETMAN, M. D. *Food selection and preparation*. USA: John Wiley & Sons Inc. N.Y., 1943.

TANTEERATARM, K.; NELSON, A. L; WEI, L. S. Manufacturing of bland soymilk. In: WILLIAMS, S. W. (Ed.). *Soybean Processing for food uses*. Urbana: INTSOY, 1999.

TAYLOR, C. M.; MACLEOD, G. *Rose's laboratory handbook*. USA: The MacMillan Comp. N.Y., 1949.

TECNOLOGIA de vegetais. Disponível em: <http://www.geocities.com/tulio200l/ tecnologias/vegetais.htm>. Acesso em: 5 jun. 2005,

TEICHER. O uso de fosfatos na indústria alimentícia. *Alimentos e Tecnologia*, v. II, n. 11, p. 26, 1986.

TEICHMANN, I. M. *Cardápios* - técnicas e criatividade. 4. ed. Caxias do Sul: EDUCS, 1987. 232p.

TEIXEIRA, S. M. F. et al. *Administração aplicada às unidades de alimentação e nutrição*. Rio de Janeiro: Atheneu, 1990.

TEPLY; DERSE. Nutrients in cooked fronzen vegetables. *J.A.D.A.*, USA, v. 34, n. 8, 1958.

THOMAS, I. G. *Dietary in health & disease*. Lea Febiger, Philadelphia, USA.

THOMAS, M. H.; CALLOWAY. Vitamin losses. *J.A.D.A.*, USA, v. 33, n. 10, 1957.

TIPLER, P. *Gravitação, ondas e termodinâmica*. 3. ed. São Paulo: Guanabara Koogan, 1994, v. 2.

TOLEDO, M. C. Considerações sobre avaliação toxicológica de aditivos. *Alimentos e Tecnologia*, v. II, n. 12, 1986.

TOSELLO, A. Alimentos básicos: cereais, alimentos privilegiados da natureza. *Boletim Informativo*, Assoc. Bras. Inds. Alimentação (21):17-32, Nov. 1975.

TRIGO, C. V. "C. B." Contaminantes em ovos. Abia/Sapro. *Boletim Informativo*, n. 31, jun. 1977.

TURNER, Dorothea. *Deit therapy*. 3th ed. USA: The Univ. of Chicago Press, 1959.

UNICAMP. A vaca mecânica. *Alimentos e Tecnologia*, v. I, n. 6, 1985.

VAGHEFI, S. B. et al. Availability of iron in an enrichment mixture added to bread. *J. AM. Diet. Assoc.* 65 (3):27580, 1974.

VARGAS, E. et al. Complementacion y suplementacion de mezclas vegetales a base de arroz y frijol. *Archivos Latinoamericanos de Nutricion*, v. 32, n. 3, p. 579-600, 1982.

VASCONCELLOS. Os alimentos congelados estão voltando. *Alimentação & Nutrição*, v. IV, n. 11, p. 14-25, 1983.

VELOSO, Cleto S. A gastrotécnica na alimentação brasileira. *Jornal do Commercio*, Rio de Janeiro, 1941.

VERRUMA-BERNARDI, M. R. V.; KAJISHIMA, S.; CHIAPPINI, C. C. J. Tabelas de fator de correção, *per capita* e medidas caseiras (apostila). Niterói: Universidade Federal Fluminense, 2000.

VEZZANI. *Novos ligantes substituem nas frituras. Alimentos e Tecnologia*, v. II, n. 11, p. 21, 1986.

VIEIRA, N. R. de A. *A cultura de arroz no Brasil*. 21. ed. Goiás: Embrapa, 1999. 633p.

VITAMINAS e minerais. Disponível em: <http://www.asreceitas.hpg.ig.com.br/ vitaminas. htm>. Acesso em: 10 ago. 2005.

VITAMINAS. Disponível em: <http://www.unb.br/fs/ost>. Acesso em: 23 jun. 2005.

VITAMINAS. Disponível em: <http://www.sespa.pa.gov.br/educacao/vitamina>. Acessso em: 10 ago. 2005.

WALKER, R. G.; POTGIETER, M. Ascorbic acid in cooked cabbage. *J.A.D.A.*, USA, v. 32, n. 9, 1956.

WEBBER, E. R. New food for an expanding population. *Nutrition*, London, v. IX, n. 3, 1955.

WEIHRAUCH, J. L. et al. Fatty acids in cereal products. *J. AM. Dietetic Assoc.* 68 (4):335-339, 1976.

WERTHEIM, E. JESKEY, H. *Organic chemistry, with certain chapters of biochemistry*. 3. ed. McGraw-Hill Book Company, Inc.

WEST; WOOD. *Food service in institutions*. USA: John Wiley & Sons Inc., 1959.

WHEELER, E. H. et al. Soybeans, thiamine contents & palatability. *J.A.D.A.*, USA, v. 37, n. 4, 1960.

WHO – Microbiological aspects of food hygiene (Technical Report Series), 598, Geneva, 1976.

WHO – Toxicological evaluation of some food colours, enzymes, flavour enhancers, thickening agents, and certain other food additives (Food Additives Series), n. 6, Geneva, 1975.

WIKIPEDIA. *Microondas*. Disponível em: <http://pt..org/wiki/microonda>. Acesso em: 7 jun. 2005.

WILEY, R. C. *Minimally processed refrigerated fruits & vegetables*. New York: Chapman & Hall, 1994. 368p.

WINDHAM, C. T. et al. Cluster analysis to improve food classifications within commodity groups. *J. AM. Dit. Assoc.*, v. 85, n. 10, p. 1.306.

WITSCHI, J. *Tipo de embalagem para leite em pó*. Abia 13:36-44, jul. 1974.

WOGAN, G. N. Toxic food contaminants. *J.A.D.A.*, USA, v. 49, n. 2, 1966.

WOHL, M. G. *Dietoterapy*. USA: Saunders Comp. Philadelphia, 1945.

WRIGHT, E. G. et al. Study of spicies for therapeutic diets. *J.A.D.A.*, USA, v. 33, n. 9, 1957.

YEARBOOK OF AGRICULTURE. *Foods*. The U.S. Depart. of Agriculture, Washington D.C. (USA) 1959.

YUDKIN, John. Fighting Food Faddism. *Nutrition*, London, v. VII, n. 4, 1953.b